现代临床口腔科疾病诊断与治疗

主编 王聪聪 耿 华 刘彩云 黄其云

薛立伟 常菊花 李中孝

黑龙江科学技术出版社
HEILONGJIANG SCIENCE AND TECHNOLOGY PRESS

图书在版编目（CIP）数据

现代临床口腔科疾病诊断与治疗 / 王聪聪等主编
. -- 哈尔滨：黑龙江科学技术出版社，2024.1
ISBN 978-7-5719-2225-2

Ⅰ．①现… Ⅱ．①王… Ⅲ．①口腔疾病－诊疗 Ⅳ．
①R78

中国国家版本馆CIP数据核字（2024）第034194号

现代临床口腔科疾病诊断与治疗
XIANDAI LINCHUANG KOUQIANGKE JIBING ZHENDUAN YU ZHILIAO

主　　编　王聪聪　耿　华　刘彩云　黄其云　薛立伟　常菊花　李中孝
责任编辑　陈兆红
封面设计　宗　宁
出　　版　黑龙江科学技术出版社
　　　　　地址：哈尔滨市南岗区公安街70-2号　邮编：150007
　　　　　电话：（0451）53642106　传真：（0451）53642143
　　　　　网址：www.lkcbs.cn
发　　行　全国新华书店
印　　刷　山东麦德森文化传媒有限公司
开　　本　787 mm×1092 mm　1/16
印　　张　18.75
字　　数　515千字
版　　次　2024年1月第1版
印　　次　2024年1月第1次印刷
书　　号　ISBN 978-7-5719-2225-2
定　　价　198.00元

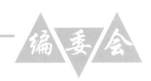

前　言
FOREWORD

　　口腔医学主要研究口腔及颌面部疾病的诊断、治疗、预防等方面的基本知识和技能，从而进行口腔常见病与多发病的诊疗、修复和预防保健等工作。全球最普遍和最严重的口腔疾病包括龋齿、牙周病、牙齿脱落、唇癌与口腔癌。根据调查显示，我国儿童患龋情况呈现上升趋势，而成年人和老年人群体则出现了严重的牙周问题，我国居民口腔健康状况亟待改善。口腔健康不仅影响患者的全身健康，还影响着患者的心理健康及家庭功能的正常发挥。基于当前的健康形势，作为口腔医学工作者，必须坚持"以患者为中心"的理念，关注口腔疾病患者的心理、社会需求，为患者提供更多的人文关怀，推动缩小口腔健康差距和改善医患关系。为此，我们特邀请多位口腔医学方面的专家，结合各自临床诊疗经验共同编写了《现代临床口腔科疾病诊断与治疗》一书。

　　本书通过结合现行的口腔疾病治疗规范及众多国内外文献，先介绍了口腔医学绪论、口腔颌面部的组织学、口腔疾病常见症状等内容，后以口腔解剖部位为分类依据，系统地阐述了牙体硬组织疾病、牙髓与根尖周疾病、牙周疾病、口腔黏膜疾病、口腔颌面部损伤、口腔正畸等，针对以上这些口腔颌面部的常见病与多发病的病因、临床表现、诊断及治疗原则进行了重点讲解。本书在编写过程中着重介绍了一些新理论、新观念与新技术，具有结构严谨、层次分明、专业度高、实用性强的特点，可以为口腔医学工作者提供新的临床诊疗思路，从而提高口腔疾病的诊断率与治愈率，是一本具有一定参考价值的口腔医学类书籍，适合口腔及相关专业工作者参考与学习。

目前,口腔医学尚处于发展阶段,知识理论也处于不断更新当中,加之编者编写时间仓促,书中存在的疏漏与错误之处,还请广大读者批评指正,以便将来再版时予以补充和完善。

《现代临床口腔科疾病诊断与治疗》编委会
2023 年 7 月

目 录
CONTENTS

第一章　口腔医学绪论

第一节　口腔医学的历史发展

一、古代

口腔医学的发展，从巫医不分的时代，经过对疾病观察与治疗实践的不断深入，而发展到建立在生物科学和理工学的现代口腔医学时代。

在欧洲，有一个"牙痛之神"的故事，流传很久，直到现在还有"牙痛之神"的彩色画像流传。"牙痛之神"原名圣阿波罗，是一位女基督教徒。她为了不改变信仰，被强迫拔掉全部牙齿，并被撕裂皮肤，最后被活活烧死。后人为表示对她的尊崇乃称其为"牙痛之神"。13世纪，在米兰发行铸有圣阿波罗像的铜币，以此纪念圣阿波罗受难，并以此希望所有的人从牙痛与头痛中解救出来。当然这只是人们美好的愿望。

在古代的医学著作中有不少关于口腔疾病及其治疗方法的记载。印度公元前6世纪妙闻的著作中列举了65种口腔疾病，并有关于切开拔牙的记载。古埃及文献中记载有用薄荷、乳香、没药、莨菪等治疗牙痛。我国汉代张仲景著《金匮要略》中记载用雄黄治疗龋齿，雄黄是硫化砷，这是世界上最早记载用砷剂治疗龋齿痛的方法。我国古代有关口腔疾病论著大多数合并在医学著作之中，如隋代的《巢氏病源总论》、唐代的《外台秘要》和《备急千金方》、宋代的《圣惠方》和《圣济总录》、明代的《直指方》和《证治准绳》、清代的《图书集成》等。作为口齿方面的专著不多，张仲景著有《口齿论》已佚失，唐代邵英俊著《口齿论》一卷、《排玉集》三卷亦均佚失。明代薛己著有《口齿类要》，但只是一本小册子，内容不丰富。

二、15世纪后半叶

欧洲文艺复兴，科学技术蓬勃发展，英才辈出。恩格斯说："这是一个人类前所未有的最伟大的进步的革命。"在牙科医学方面最能反映当时成就的要首推法国人福夏尔。他是一个具有丰富医学知识的牙科医师。他积累了20多年的牙科治疗经验，于1728年完成了外科牙医学两卷巨著，内容包括牙体解剖生理及胚胎、口腔病理及甚为完备的临床病例。全书列举了103种牙病与口腔病，为口腔医学史上树立了一座里程碑。18世纪正值科学的黄金时代，当时解剖学已很发达，关于头、颌、牙的解剖知识已很精确，工具器械有了很大的改进，药物学也有所发展，在这种科学和工业发达的基础上,牙病的治疗乃从理发外科医师之手转移到外科牙医之手。这在医学科学上是一次大的迈进。福夏尔另一重大贡献是把牙科医学从大外科中分化独立出来,成为一种独立的学科,并把从事这个专业的人称为牙外科医师。所以,在欧洲他被称作"近世牙科医学之父"。

三、19 世纪

19 世纪的牙科医学,有许多发明创作。牙科医师对麻醉学做出了重大贡献。1844 年,牙科医师韦尔斯用氧化亚氮麻醉拔牙。1846 年,他的学生莫顿用乙醚麻醉拔牙。从此氧化亚氮和乙醚广泛应用到外科手术中。1905 年,普鲁卡因问世,局部麻醉得到极大的发展,使拔牙全然无痛。1895 年,伦琴发现 X 线,成为牙科医学不能离开的诊断手段。这里还应当特别提到 19 世纪两位贡献很大的美国牙科医师,一位是米勒,他的大半生在德国 Koch 研究所进行口腔细菌学的研究,找出多种与龋齿有关的细菌,并且提出细菌发酵成酸导致龋齿发生的"化学细菌学说",也就是"酸源学说";另一位是美国著名牙科医师布莱克,他既是研究者,又是教育家,他提出了"窝洞制备原则",把牙齿治疗方法提高到科学技术原理上,建立了牙体手术学科。

四、近代工业时期

近代工业的发展给牙科医学的发展创造了条件。19 世纪,英国机械工业发达。1864 年,脚踏机产生,用来带动牙钻。20 世纪上半叶,发展了电机。20 世纪下半叶,使牙科医学最为改观的超速涡轮钻机产生,它一分钟的转速在 30 万次以上,极大地提高了治疗效率,并减轻了患者磨牙时的痛苦。一个现代化的诊室,有符合人体工学的设备、得心应手的器材、集中冷光的照明、超速涡轮牙钻及超声波洁牙机等。这一切,全是半个世纪以来工业发达带来的实惠。

真正、大范围的牙科医学和口腔医学的发展,是从口腔医学专业队伍的建立开始的。近代学院式的口腔医学教育始于 19 世纪。第一个牙科医学校是创建于 1839 年的美国巴尔迪摩牙医学院,创办人是 Hayden 和 Harris。他们从医学院中独立出来时规模很小,第一期毕业生只有两个人。后来英、法、德、日相继成立牙科医学院校。1917 年,我国成立了华西协合医科大学牙医学院,后来改名为华西医科大学口腔医学院,现在称四川大学华西口腔医学院;1934 年,上海震旦大学内设立牙医学校,1952 年,与上海牙医专科学校合并,后来改名上海第二医科大学口腔医学院,现在称上海交通大学口腔医学院;1935 年,在南京中央大学内设立牙医专科学校,新中国成立后改为第四军医大学口腔医学院;1943 年,北京大学医学院内设牙医学系,后来改名为北京医科大学口腔医学院,现在称北京大学口腔医学院。早在这几个学校成立之前已经有些牙医专科学校或培训班,像 1911 年设立的哈尔滨俄立牙医专科学校和 1914 年设立的北平同仁医院牙医专科学校等,但均未能继续下来。20 世纪下半叶,统计各国牙科医师人数与人口的比例,在北欧是 1∶(600～1 000),在美、日约为 1∶2 000,而我国约为 1∶50 000。这说明我国口腔医学仍存在较大的供需矛盾。

五、现代口腔医学

目前我国口腔医学事业正处在发展最快的时期。呈现出以下特点。

(一)口腔医师大幅度增加

据可查到的资料显示,1914 年,全国口腔医师约有 400 人,按全国 4 亿人口计,口腔医师与总人口比为1∶1 000 000。1949年,全国口腔医师约为500人,即新中国成立前在近40年间,中国的口腔医师几乎没有增加。这一方面说明中国牙科教育十分落后,另一方面说明广大中国人民生活在饥饿线上,谈不上口腔医疗保健问题。而同期日本牙科医师人口比为1∶36 808,美国为1∶20 000。旧中国和这些国家间的差距十分巨大。新中国成立后,我国口腔医学事业发展很快,反映在口腔医师数量上也成倍增长。

新中国成立后,中国口腔医师出现三个增长高峰。第一个高峰出现在新中国成立后,20世纪50年代初到20世纪60年代初的十年间,口腔医师增加4倍多;第二个高峰出现在改革开放后到20世纪末的20年间,口腔医师又增加了6倍;第三个高峰出现在近年,口腔医师现已增至27.8万余人。

(二)口腔医学院、系数量快速增加

新中国成立初期,培养口腔医师的院系全国仅有5所。半个多世纪来,口腔医学院、系也出现三个增长高峰。第一个高峰时期是新中国成立初期到改革开放初期的20年间,口腔医学院系从5所增至30所;第二个高峰时期是改革开放初期到20世纪末的20年间,从30所发展到36所;第三个高峰时期是21世纪20年来,从36所增加到129所。据报道,目前,口腔医学院已近百所,除此之外还有各大学开设的口腔专业班几十个。这样的发展速度在世界上罕见,在中国历史上也是首次(这些院、系中有些师资、设备条件很差,有待整顿改善)。

(三)口腔专科医院明显增多

口腔专科医院明显增多从20世纪90年代初到20世纪末10年间口腔专科医院从62所增加到89所,而近年来又从89所增加到196所。一个国家在短短的三年就新增加100余所口腔医院,也是前所未有的。

(四)民营口腔诊所迅速发展

新中国成立后几十年间,政府不允许私人开设诊所。20世纪80年代,中央政策开始允许私人开设诊所。民营口腔诊所开始发展缓慢,但近几年来发展迅速。根据调查报告显示,现在全国民营口腔诊所约6万余所,目前正处于高速发展阶段。

(李中孝)

第二节　现代口腔医学的成就

一、龋齿发病率有下降趋势

在工业发达国家,如北欧、美、日等,龋齿患病率曾一度达到极为猖獗的状态,目前已有下降趋势。这主要由于:①建立了健全的口腔医疗保健制度;②在儿童及人群中进行了口腔卫生教育;③多种方式使用氟化物防龋,包括氟化水源、牙膏含氟等。这是预防龋齿取得的重大成就。但是,在发展中国家,龋齿还有继续上升的趋势,其原因主要是糖消费量的增加和缺乏对牙齿进行有力的保护措施,例如,清除菌斑和使用氟化物。要进行大面积防治牙病,重要的一件事是"兴氟利,除氟害"。我国高氟区很多,现已查明有三种类型的氟中毒,即饮水型、煤烟污染型和天然食物型。其中最重要的是水源含氟过高,超过0.8 mg/L,氟斑牙即急剧上升。经对全国13万余名儿童的调查,我国水氟含量以 0.5～0.8 mg/L 最为适宜,既有防龋效能又能防治氟斑牙的发生。

二、保存天然牙齿

一个世纪以来,牙髓和根管治疗学不断发展,几乎能够保存患有各种牙髓及根尖炎症的牙齿,牙齿龋坏就要拔掉的时代已经过去了。超速涡轮牙钻能在数十秒完成开髓和备洞工作,是划时代的进展。牙髓生物学及病理学的发展,使能针对各个不同阶段的牙髓根尖病选择恰当的治疗方法,包括盖髓、断髓、拔髓、牙髓塑化、根管治疗、根尖切除等,使大量龋坏牙得以保存,并恢复其功能和外观。再加上高铜银汞合金、复合树脂、光敏树脂等材料的应用,能使充填体坚固美观。以此达到了保存牙体病的患牙和牙周病的患牙。细菌学和免疫学的研究查明了牙周炎是由一些厌氧菌所引起的,因此,有针对性地选择治疗药物,并用"缓释"法,保留在牙龈沟内使其达到一定的浓度,这样能够取得较好的效果。同时也更明确了严格的口腔卫生、控制菌斑是完全能够控制龈炎,预防牙周病的发生与发展的。

三、口腔颌面外科

口腔肿瘤、成形、颞下颌关节病、创伤、正颌外科等外科学近年发展很快。在基础研究方面,发现了多种口腔及唾液腺癌的癌株,开展了分子生物学的研究;在临床方面,发展了肿瘤保存器官的手术并结合使用放射治疗(简称放疗)、化学治疗(简称化疗)、激光等手段提高了治疗效率,减少了颌面部的伤残。还开展了显微外科血管吻合术、游离皮瓣及人工种植体的应用,使口腔肿瘤切除后的功能性修复及颌骱重建有了很大的发展。明显改善了术后患者的生活质量。由于牙、骱、颌、面在解剖生理上是一个系统,任何颌面部的手术离不开骱关系的恢复与改善。所以口腔颌面外科必须与口腔修复及正畸科密切合作,并且利用 X 线头影测量和术后面影预测等临床基础研究手段。没有骱学的充分知识,是不能很好完成口腔颌面外科手术的。

四、口腔修复学

牙齿缺失后的修复,虽然有较长的历史,但是一个符合解剖生理要求、质地优良而美观的修复体,也不过是半个多世纪以来的事。早在 20 世纪 30 年代之前,义齿的牙托还是用硫化橡胶制作的,既笨重又颜色不佳。口腔修复学的发展主要是以生物力学和咀嚼生理学作为理论基础,以此理论对义齿进行合理的设计。再就是材料学的发展,要有性能良好的金属和高分子塑料,像目前使用的钴铬合金支架及卡环、丙烯酸树脂牙托、光固化树脂及烤瓷等修复前牙能使色泽逼真。现在修复体的种类很多,几乎能适应于各种情况的需要,包括嵌体、固定义齿、局部可摘义齿及全口义齿等。修复学的发展使义齿能够"以假乱真",在今后很长的一个历史阶段牙列修复理论、材料和技术还会不断发展。只有当预防工作更完善,人们能够保留天然的牙体和牙列时,修复工作才能减少。

五、正畸学

19 世纪,美国医师金斯利设计了腭裂阻塞器及牙间夹板,被认为是现代正畸学的创始人。19 世纪末至 20 世纪初,Angle 致力于错骱矫治的研究,最早使用方丝弓固定矫治器,发展了正畸学科,他的错骱畸形分类法一直沿用到现在。毛燮均教授既是口腔教育学家又是正畸学家,他根据牙量与骨量比例,对错殆畸形所做的分类,被认为是具有科学基础而又有实际意义的分类法。目前,矫正牙齿主要采用方丝弓和 Begg 细丝技术,这种矫治器有较高的效能,能使牙齿进行整体移动,并能克服矫治器支抗欠佳的缺点。为了带矫治器期间,矫治器不暴露,近年来又发展了舌侧矫治技术。

六、牙种植学

牙种植是使用非人体材料植入颌骨内作为人工牙根以支持修复缺失的牙齿。20 世纪 60 年代,Brānemark 教授创立的骨结合理论奠定了现代牙种植学的生物学基础。牙种植学是近年来在口腔医学中发展起来的一个新的分支学科,是口腔修复学、口腔外科学、牙周病学、口腔组织病理学、口腔材料学、口腔生物学、殆学、生物力学、口腔放射学及机械工艺学等众多学科交叉综合发展的结果。它是继高速涡轮手机、全景 X 线机、高分子黏固材料问世后牙科领域中又一重大突破,是口腔修复治疗技术中的一场革命。在欧美等西方发达国家,越来越多的牙列缺失及无牙殆患者已接受了成功的种植义齿修复,使患者的咀嚼功能恢复水平从传统义齿修复的 20% 左右提高到接近自然牙列的 80% 左右,从而被誉为"人类的第三副牙齿"。在我国牙种植技术,近10 年来也得到了很大发展,在条件好的口腔医院还设立了口腔种植科。一系列种植新技术不断涌现,使牙种植适应证不断扩大,牙种植技术作为修复技术越来越被广大缺牙患者所接受。

(刘加敏)

第二章 口腔颌面部的组织学

第一节 牙体组织

牙体组织由釉质、牙本质、牙骨质和牙髓构成。釉质为特化的上皮组织，而牙本质、牙骨质和牙髓则属于结缔组织。

一、釉质

釉质为覆盖于牙冠部表面的一层硬组织。在切牙的切缘处厚 2 mm，磨牙的牙尖处厚 2.5 mm，向牙颈部则逐渐变薄。釉质外观呈乳白色或淡黄色，矿化程度越高，釉质越透明，其深部牙本质的黄色易透过而呈淡黄色；矿化程度低，则釉质透明度差，牙本质颜色不能透过而呈乳白色。乳牙釉质矿化程度比恒牙低，故呈乳白色。

(一)理化特性
釉质是人体中最硬的组织。

釉质中无机物占总重量的 $96\%\sim97\%$，主要由含钙离子(Ca^{2+})、磷离子(P^{3+})的磷灰石晶体和少量的其他磷酸盐晶体等组成。釉质晶体相似于羟基磷灰石$[Ca_{10}(PO_4)_6(OH)_2]$晶体，是含有较多 HCO_3^- 的生物磷灰石晶体。釉质中还含有一些 Cl^-、Na^+、Mg^{2+}、Sr^{2+}、Zn^{2+}、Pb^{2+} 等杂质元素，并存在 Ca^{2+} 空位，使釉质的磷灰石晶体结构变得不稳定。而 F^- 的存在，使磷灰石晶体内的钙三角结构变得紧凑，稳定性加强，因而增强了对酸的抵抗能力。

釉质中的有机物占总重量的 1% 以下。釉质细胞外基质蛋白主要有釉原蛋白、非釉原蛋白和蛋白酶三大类。

釉原蛋白在晶体成核、晶体生长方向和速度调控上发挥重要作用，在釉质发育分泌期达 90%，主要分布于晶体间隙，成熟釉质中基本消失。

非釉原蛋白包括釉蛋白、成釉蛋白和釉丛蛋白等，与羟基磷灰石有很强的亲和性，存在于釉质分泌早期至成熟后期的柱鞘、釉丛等部位，具有促进晶体成核、调控晶体生长的作用。

釉基质蛋白酶包括金属蛋白酶和丝氨酸蛋白酶等。主要参与釉原蛋白和非釉原蛋白分泌后的修饰与剪接，而丝氨酸蛋白酶主要分解釉质成熟期晶体之间的釉原蛋白，为釉质晶体的进一步生长提供空间。

(二)组织学特点

1.釉柱

釉柱是细长的柱状结构,起自釉质牙本质界,贯穿釉质全层而达牙表面。在窝沟处,釉柱由釉质牙本质界向窝沟底部集中,呈放射状;近牙颈部,釉柱排列几乎呈水平状。釉柱近表面 1/3 较直,而内 2/3 弯曲,在牙切缘及牙尖处绞绕、弯曲更为明显,称为绞釉。

釉柱直径平均为 4～6 μm。纵剖面可见有规律间隔的横纹,横纹之间的距离为 4 μm,与釉质发育期间基质节律性的沉积有关。横剖面呈鱼鳞状,电镜观察呈球拍样,有一个近圆形、较大的头部和一个较细长的尾部。头部朝咬合面方向,尾部朝牙颈方向。相邻釉柱以头尾相嵌的形式排列。

电镜观察,釉柱由呈一定排列方向的扁六棱柱形晶体组成。晶体宽 40～90 nm,厚 20～30 nm,长度 160～1 000 nm。这些晶体在釉柱头部互相平行排列。它们的长轴(C 轴)平行于釉柱的长轴,而从颈部向尾部移动时,晶体长轴的取向逐渐与长轴成一角度,至尾部已与釉柱长轴呈 65°～70°的倾斜。在一个釉柱尾部与相邻釉柱头部的两组晶体相交处呈现参差不齐的增宽了的间隙,称为釉柱间隙,构成了釉柱头部清晰、弧形的边界,即所谓的釉柱鞘。

2.施雷格线

用落射光观察牙纵向磨片时,可见宽度不等的明暗相间带,分布在釉质的内 4/5 处,改变入射光角度可使明暗带发生变化,这些明暗带称为施雷格线。这是由于规则性的釉柱排列方向改变而产生的折光现象。

3.无釉柱釉质

近釉质牙本质界最先形成的釉质、多数乳牙和恒牙表层 30 μm 厚的釉质均看不到釉柱结构,晶体相互平行排列,称为无釉柱釉质。位于釉质牙本质界处者,可能是成釉细胞在最初分泌釉质时托姆斯突尚未形成;而表层的无釉柱釉质可能是成釉细胞分泌活动停止及托姆斯突退缩所致。

4.釉质生长线

釉质生长线又称芮氏线,低倍镜观察釉质磨片时,此线呈深褐色。在纵向磨片中的牙尖部呈环形排列包绕牙尖,近牙颈处渐呈斜行线。在横磨片中,生长线呈同心环状排列。为釉质周期性的生长速率改变所形成的间歇线。其宽度和间距因发育状况变化而不等。

乳牙和第一恒磨牙的磨片上,常见一条加重的生长线。这是由于乳牙和第一恒磨牙的釉质部分形成于胎儿期,部分形成于小儿出生以后。当小儿出生后,由于环境及营养的变化,该部位的釉质发育一度受到干扰,特称其为新生线。

5.釉板

釉板是一薄层板状结构,垂直于牙面,或停止在釉质内,或达釉质牙本质界,甚至伸到牙本质内,磨片观察呈裂隙状结构。可能是在釉质发育时期,某些釉柱排列急剧变化或矿化差异而发生应力改变的结果。该处的基质钙化不全,并含有大量釉质蛋白。

釉板内含有较多有机物,可成为致病菌侵入的途径。特别是在窝沟底部及牙邻面的釉板,是龋发展的有利通道。但绝大多数釉板是无害的,而且也可以因唾液中矿物盐的沉积而发生再矿化。

6.釉丛

釉丛起自釉质牙本质界,向牙表面方向散开,呈草丛状,其高度为釉质厚度的 1/5～1/4。釉丛是一部分矿化较差而蛋白含量相对较高的釉柱在不同平面及不同方向重叠投射形成的丛状影像。

7.釉梭

釉梭是位于釉质牙本质交界处的纺锤状结构,在牙尖部较多见。其形成与成牙本质细胞胞质突的末端膨大穿过釉质牙本质界包埋在釉质中有关。

8.釉质牙本质界

釉质和牙本质的交界不是一条直线,而是由许多小弧形线相连而成。从三维的角度来看,釉质牙本质界是由许许多多紧挨着的圆弧形小凹构成,小凹突向牙本质,而凹面与成釉细胞托姆斯突的形态相吻合。

(三)临床意义

随着年龄的增长,有机物等进入釉质使其颜色变深而通透性下降,釉质代谢减缓。如牙髓发生坏死,釉质的代谢将进一步受到影响,釉质失去正常的光泽,变为灰黑色,质变脆,易碎裂。

临床上常用氟化物来预防釉质龋的发生。这是因为氟离子进入磷灰石晶体中,将与 HCO_3^- 和 OH^- 等发生置换,使釉质的晶体结构变得更为稳定,从而可增强釉质的抗龋能力。

在釉质的咬合面,有小的点隙和狭长的裂隙。剖面观,这些裂隙形状不一,大多窄而长。有的较浅,开放呈漏斗状或口小底大,深度可达釉质深部。裂隙的直径或宽度一般为 $15\sim75\ \mu m$,探针不能探入。由于点隙裂沟内细菌和食物残渣较易滞留而不易清洁,故常成为龋的始发部位。且一旦发生龋,则很快向深部扩展,因此早期封闭这些点隙裂沟,对龋的预防有一定帮助。随着年龄的增长,点隙裂沟可逐渐磨平,该部位龋的发生率也趋于下降。

绞釉的排列方式可增强釉质的抗剪切强度,咀嚼时不易被劈裂。手术时如需劈裂釉质,施力方向必须尽量与釉柱排列方向一致。在治疗龋齿制备洞形时,不宜保留失去牙本质支持的悬空釉柱,否则,充填后当牙受到压力时,这种薄而悬空的釉质易碎裂,使窝洞边缘产生裂缝,引起继发龋。

釉质表面酸蚀是临床上进行树脂修复、点隙裂沟封闭或矫正时带环粘固前的重要步骤。通过酸蚀使釉质无机磷灰石部分溶解而形成蜂窝状的粗糙表面,以增加固位力。釉质表面的溶解与釉柱和晶体的排列方向有关,因此,在对无釉柱釉质,尤其是乳牙进行酸蚀处理时,应适当延长酸蚀时间。

二、牙本质

牙本质是构成牙主体的硬组织,冠部表面覆盖釉质,而根部覆盖牙骨质。牙本质围成的腔隙充满牙髓组织。牙本质和牙髓由其胚胎发生和功能上的密切关系,常合称为牙髓-牙本质复合体。

(一)理化特性

牙本质的硬度比釉质低,比骨组织稍高。牙本质具有一定的弹性,因而为硬而易碎的釉质提供了良好的缓冲环境。由于牙本质组织结构的多孔性,因而具有良好的渗透能力,组织液和局部微环境中的许多液体和离子可渗入牙本质。其无机物占重量的 70%,有机物为 20%,水为 10%。无机物主要为磷灰石晶体,但比釉质中的小,而与骨和牙骨质中的相似。有机物中,胶原蛋白(主要为 I 型胶原蛋白)占 18%,此外还有牙本质涎磷蛋白(包含牙本质磷蛋白和牙本质涎蛋白)、牙本质基质蛋白 1 以及氨基多糖等。

（二）组织学特点

1.牙本质小管

牙本质小管为贯通牙本质全层的管状结构，充满组织液和成牙本质细胞突起。牙本质小管自牙髓表面向釉质牙本质界呈放射状排列。在牙尖部及根尖部小管较直，而在牙颈部则弯曲呈"～"形，近牙髓端凸出，弯向根尖方向。小管近牙髓一端较粗，直径为 $3\sim4\ \mu m$，近表面处为 $1\ \mu m$，且排列稀疏。因此，牙本质在近髓侧和近表面侧每单位面积内小管数目之比为 $4:1$。

牙本质小管自牙髓端伸向表面，沿途分出许多侧支，并与邻近小管的侧支互相吻合。牙根部牙本质小管的分支数目比冠部者多。

2.成牙本质细胞突起

成牙本质细胞突起是成牙本质细胞的原浆突，细胞体位于髓腔的近牙本质侧，呈整齐的单层排列。成牙本质细胞突起伸入牙本质小管内，整个行程中分出细的小支伸入小管的分支内，并与邻近的突起分支相联系。

细胞质突的内含物很少，主要有微管（直径 $20\sim25\ nm$）、微丝（直径 $5\sim7\ nm$）及一些致密体，偶见线粒体和小泡，而无核糖体和内质网。

成牙本质细胞突起和牙本质小管之间有一小的空隙，称为成牙本质细胞突周间隙。间隙内含组织液和少量有机物，是牙本质物质交换的主要场所。

牙本质小管的内壁衬有一层薄的有机膜，称为限制板，含有较高的氨基多糖，可调节和阻止牙本质小管矿化。

3.细胞间质

牙本质的细胞间质大部分为矿化的间质，其中有细小的胶原纤维，主要为Ⅰ型胶原。纤维的排列大部分与牙本质小管垂直而与牙表面平行，彼此交织成网状。

细胞间质中的磷灰石晶体比釉质中的小，长 $20\sim100\ nm$，宽 $2\sim35\ nm$，呈针状或板状。沉积于基质内，其长轴与胶原纤维平行。

牙本质的矿化并不是均匀的，在不同区域因其矿化差异而有着特定的名称。

（1）管周牙本质：光镜观察牙本质的横剖磨片时，可清楚地见到围绕成牙本质细胞突起的间质与其余部分不同，呈环形的透明带，称为管周牙本质，它构成牙本质小管的壁。管周牙本质矿化程度高，含胶原纤维极少。

（2）管间牙本质：位于管周牙本质之间。其内胶原纤维较多，基本上为Ⅰ型胶原蛋白，围绕小管呈网状交织排列，并与小管垂直，其矿化较管周牙本质低。

（3）球间牙本质：牙本质的钙化主要是球形钙化，由很多钙质小球融合而成。在牙本质钙化不良时，钙质小球之间遗留一些未被钙化的间质，此未钙化的区域称为球间牙本质。其中仍有牙本质小管通过，但没有管周牙本质结构。主要见于牙冠部近釉质牙本质界处，沿牙的生长线分布，大小、形态不规则，其边缘呈凹形，很像许多相接球体之间的空隙。

（4）生长线：是一些与牙本质小管垂直的间歇线纹。它表示牙本质的发育和形成速率是周期性变化的。牙本质的形成从牙尖的釉质牙本质界开始，有规律地成层进行。生长线有节律性的间隔即为每天牙本质沉积的厚度，为 $4\sim8\ \mu m$。如发育期间遇到障碍，则形成加重的生长线，特称为欧文线。在乳牙和第一恒磨牙，其牙本质因部分形成于出生前，部分形成于出生后，两者之间有一条明显的生长线，即新生线。

（5）托姆斯颗粒层：在牙纵剖磨片中，根部牙本质透明层的内侧有一层颗粒状的未矿化区，称托姆斯颗粒层。有人认为是成牙本质细胞突起末端的膨大,或为末端扭曲所致;也有人认为是矿化不全所致。

(6)前期牙本质:牙本质的形成是一有序的过程,即成牙本质细胞分泌基质并进一步发生矿化。由于牙本质在一生中始终在形成,因此,在成牙本质细胞和矿化牙本质之间总是有一层尚未矿化的牙本质存在,称为前期牙本质。前期牙本质一般厚 $10\sim12~\mu m$。发育完成的牙较正在发育的牙其牙本质形成慢,所以前者的前期牙本质较后者薄。

在生理情况下,按牙本质形成时期的不同,可将其分为原发性牙本质和继发性牙本质。

原发性牙本质是指牙发育过程中形成的牙本质,它构成了牙本质的主体。最先形成的紧靠釉质和牙骨质的一层原发性牙本质,其基质胶原纤维主要为未完全分化的成牙本质细胞分泌的科尔夫纤维,胶原纤维的排列与小管平行,镜下呈现不同的外观。在冠部者称罩牙本质,厚 $15\sim20~\mu m$;在根部者称透明层,厚 $5\sim10~\mu m$。在罩牙本质和透明层内侧的牙本质称为髓周牙本质。

继发性牙本质是指牙发育至根尖孔形成后,一生中仍继续不断形成的牙本质。继发性牙本质在本质上是一种牙本质的增龄性改变,其形成的速度较慢。由于髓周牙本质不断增厚,髓腔缩小,使成牙本质细胞和突起的轴心位置发生轻度偏斜,结果形成的继发性牙本质小管方向稍呈水平,使其与牙发育期所形成的原发性牙本质之间有一明显的分界线。继发性牙本质形成于牙本质的整个髓腔表面,但在各个部位其分布并不均匀。在磨牙和前磨牙中,髓腔顶和底部的继发性牙本质比侧壁的厚。

(三)牙本质的反应性变化

咀嚼、刷牙等机械性摩擦常可造成牙本质组织的缺损,称为磨损,主要见于恒牙牙尖及切缘、邻面接触点和唇侧牙颈部。因牙颈部的磨损呈楔形,故特称为楔状缺损。发生于牙硬组织的龋,也可造成牙本质结构的破坏。牙髓-牙本质复合体内存在牙本质的母体细胞,因此可形成一系列防御和/或反应性变化。这类变化首先导致修复性牙本质的形成,并可引起牙本质小管和牙本质基质的一系列改变。

1.修复性牙本质

修复性牙本质也称第三期牙本质或反应性牙本质。当釉质表面因磨损、酸蚀、龋等遭受破坏时,其深部牙本质暴露,成牙本质细胞受到程度不等的刺激,并部分发生变性。牙髓深层的未分化细胞可移向该处,取代变性细胞而分化为成牙本质细胞,并与尚有功能的成牙本质细胞共同分泌牙质基质,继而矿化,形成修复性牙本质。修复性牙本质中牙本质小管的数目大大减少,同时小管明显弯曲,甚至仅含少数小管或不含小管。由于刺激沿着牙本质小管传导,修复性牙本质仅沉积在受刺激牙本质小管相对应的髓腔侧。修复性牙本质与原发性牙本质或继发性牙本质之间常由一条着色较深的线所分隔。

在修复性牙本质形成过程中,成牙本质细胞常包埋在形成很快的间质中,以后这些细胞变性,在该处遗留一空隙,很像骨组织,故又称之为骨样牙本质。

2.透明牙本质

透明牙本质又称为硬化性牙本质,牙本质在受到磨损和较缓慢发展的龋刺激后,除了形成修复性牙本质外,还可引起牙本质小管内成牙本质细胞突起发生变性,变性后有矿物盐沉着而矿化封闭小管,这样可阻止外界的刺激传入牙髓,同时,其管周的胶原纤维也可发生变性。其小管和周围间质的折光率没有明显差异,故在磨片上呈透明状而称之为透明牙本质。

3.死区

死区是牙因磨损、酸蚀或龋等较重的刺激,使小管内的成牙本质细胞突起逐渐变性、分解,小管内充满空气所致。光镜下观察,这部分牙本质呈黑色,称为死区。此区的敏感度减低,常见于狭窄的髓角,因该处成牙本质细胞拥挤。死区的周缘常有透明牙本质围绕,其近髓端则可见修复性牙本质。

(四)神经分布及感觉

牙本质对外界机械、温度和化学等刺激有明显的反应,特别是在釉质牙本质界和近髓处尤为敏感。由于组织学研究方法上的限制,目前对牙本质中的神经分布意见尚未统一。肯定的是,在前期牙本质和靠近牙髓的矿化牙本质中成牙本质细胞突起周围的间隙有神经纤维存在。关于牙本质痛觉的传递有下列学说。

1.神经传导学说

认为刺激直接作用于牙本质小管内的神经末梢并传导至中枢。

2.转导学说

认为成牙本质细胞是一个受体,感觉可以从釉质牙本质界通过成牙本质细胞突起至细胞体部,细胞体与神经末梢紧密相连,得以传导至中枢。

3.流体动力学说

认为牙本质小管内有液体,这种液体对外来的刺激有机械性反应。当牙本质内的液体受到冷刺激时,由内向外流,而受到热刺激时则由外向内流,这种液体的流动引起了成牙本质细胞及其突起的舒张或压缩,从而影响其周围的神经末梢。

三、牙骨质

牙骨质是覆盖于牙根表面的一层硬结缔组织,色淡黄。牙骨质在近牙颈部较薄,为 $20\sim50~\mu m$,在根尖和磨牙根分叉处较厚,为 $150\sim200~\mu m$。牙骨质是维系牙和牙周组织联系的重要结构。

(一)理化特性

牙骨质与骨组织的组成相类似,但其硬度较骨和牙本质低,所含无机盐占其重量的 $45\%\sim50\%$,有机物和水占 $50\%\sim55\%$。无机盐与釉质、牙本质中的一样,以钙、磷离子为主,并主要以磷灰石的形式存在。此外,牙骨质中含有多种微量元素,氟的含量较其他矿化组织多,并以表面为著,且随着年龄增长而增高。有机物主要为胶原和蛋白多糖。

(二)组织学特点

牙骨质的组织学结构与骨密质相似,由细胞和矿化的细胞间质组成。细胞位于陷窝内,并有增生沉积线。但不同于骨的是牙骨质中无哈弗管,也无血管和神经。

根据牙骨质间质中有无细胞,一般将牙骨质组织分为无细胞牙骨质和细胞牙骨质。无细胞牙骨质紧贴于牙本质表面,主要由牙骨质层板构成而无细胞,分布于自牙颈部至近根尖 1/3 处,牙颈部往往全部由无细胞牙骨质所占据。细胞牙骨质常位于无细胞牙骨质的表面,但在根尖部 1/3 可以全部为细胞牙骨质。细胞牙骨质和无细胞牙骨质也可以交替排列。

1.细胞

参与牙骨质组成的细胞称为牙骨质细胞,位于牙骨质基质内。细胞体积较小,表面有许多细小的细胞质突起向牙周膜方向伸展,借以从牙周膜吸取营养,邻近的牙骨质细胞突起可相互吻

11

合。细胞在间质中占据的空间称为陷窝,突起占据的空隙称小管。在磨片中由于细胞破坏、消失,故镜下所见为陷窝与小管。更深部的细胞则因营养吸收困难而明显变性或消失,陷窝也可变泡。

2.细胞间质

(1)纤维:主要由成牙骨质细胞和牙周膜成纤维细胞产生的胶原纤维所构成。前者纤维排列与牙根表面平行,后者又称为穿通纤维或沙比纤维,与牙根表面垂直并穿插于其中。细胞牙骨质内的纤维多半由成牙骨质细胞分泌,而无细胞牙骨质的纤维则主要由成纤维细胞产生。

(2)基质:主要由蛋白多糖和矿物质组成,后者以磷灰石晶体的形式沉积在胶原纤维上,形成钙化的基质。由于牙骨质的形成是持续而有节律性的,故呈现层板状结构,层板之间为生长线间隔。牙骨质表面有一层刚形成尚未钙化的牙骨质,即类牙骨质。

3.釉质牙骨质界

釉质和牙骨质在牙颈部相接,其相接处有 3 种不同情况:有 60% 是牙骨质少许覆盖在釉质表面;30% 是釉质和牙骨质端-端相接;还有 10% 是两者不相接,该处牙本质暴露,为牙龈所覆盖。

4.牙本质牙骨质界

牙本质和牙骨质是紧密结合的,光镜下呈现一较平坦的界限,但电镜下可见该处牙本质和牙骨质的胶原纤维互相缠绕。

(三)生物学特性及功能

生理情况下,牙骨质不像骨组织可以不断地改建和重塑,且牙骨质较固有牙槽骨具有更强的抗吸收能力,这些是临床正畸治疗时牙移动的基础。当牙周膜纤维因适应牙功能的需要而发生改变和更替时,牙骨质则通过不断的增生沉积而形成继发性牙骨质,从而使新的牙周膜纤维重新附着于牙根。当牙的切缘与咬合面受到磨损时,也可通过根尖部继发性牙骨质的形成而得到一定补偿。当牙根表面有小范围的病理性吸收或牙骨质折裂时,均可由于继发性牙骨质沉积而得到修复。在牙髓和根尖周病治疗后,牙骨质能新生并覆盖根尖孔,重建牙体与牙周的连接关系。在新形成的牙骨质与原有吸收区的牙骨质之间有一深染的分界线。在生理及病理情况下,如乳恒牙交替或根尖有炎症和创伤时,可导致牙骨质吸收,这种吸收甚至还可波及牙本质。

四、牙髓

(一)组织学特点

牙髓是来源于外胚层间叶组织的一种疏松结缔组织,它包含有细胞(成牙本质细胞、成纤维细胞、未分化的间叶细胞等)、纤维、神经、血管、淋巴管和其他细胞外基质。组织学上,牙髓可分为 4 层:①靠近牙本质的成牙本质细胞层;②紧接着成牙本质细胞层、细胞相对较少的无细胞层,或称 Weil 层,此层在牙冠部较明显;③无细胞层内侧细胞密集,称多细胞层;④牙髓中央区细胞分布比较均匀,称为髓核,含丰富的血管和神经。

1.细胞

(1)成牙本质细胞:是位于牙髓周围紧接前期牙本质排列的一层细胞,呈柱状。核卵圆形,位于细胞基底部。细胞顶端有一细长的突起伸入牙本质小管内。牙髓中成牙本质细胞的形状并不完全一致,在冠部为较高的柱状细胞,反映了细胞的高活性状态;在牙根中部逐渐变为立方形细胞;接近根尖部的成牙本质细胞为扁平状,呈现相对休止状态。

电镜观察：在靠近细胞核的基底部有粗面内质网和高尔基复合体,而顶部细胞质内粗面内质网丰富。在牙本质形成活跃期,细胞内高尔基复合体显著,粗面内质网丰富,线粒体遍布于细胞质内。成牙本质细胞体之间有缝隙连接、紧密连接和中间连接等结构。

(2)成纤维细胞:是牙髓中的主要细胞,故又称为牙髓细胞,呈星形,有胞质突起互相连接,核染色深,细胞质淡染、均匀。电镜观察见有丰富的粗面内质网和线粒体以及发达的高尔基复合体等,说明它有活跃的合成胶原的功能。随着年龄的增长,牙髓成纤维细胞数量减少,形态呈扁平梭形,细胞器减少,表现为合成和分泌功能下降。幼稚的成纤维细胞受到某些刺激后可分化为成牙本质细胞。

(3)组织细胞和未分化间充质细胞:这些细胞通常位于小血管及毛细血管周围。组织细胞或吞噬细胞的形态不规则,有短而钝的突起,细胞核小而圆,染色深。在活体染色中,可见其细胞质内有染料颗粒。

未分化的间充质细胞比成纤维细胞小,但形态相似,有不明显的细胞质突。在受到刺激时,它可分化成结缔组织中任何一种类型的细胞。在炎症时它可形成巨噬细胞。当成牙本质细胞消失时,它可以移向牙本质壁,分化为成牙本质细胞,形成修复性牙本质。

2.纤维

主要是胶原纤维和嗜银纤维,而弹性纤维仅存在于较大的血管壁。牙髓中的胶原纤维主要由Ⅰ型和Ⅲ型纤维以 55%∶45% 的比例所组成,交织成网状。随着年龄的增加,胶原纤维的量逐渐增加,但其构成比则基本保持不变。嗜银纤维即网状纤维,为纤细的纤维,主要构成也是Ⅲ型胶原蛋白,分布于牙髓细胞之间。在通常的 HE 染色中不能显示,只有在应用银染色时才能显示黑色。

3.基质

基质是致密的胶样物,呈颗粒状和细丝状,主要成分是蛋白多糖复合物和糖蛋白。前者的多糖部分主要为氨基多糖,在发育早期还含有丰富的硫酸软骨素 A、软骨素 B 和透明质酸。而后者则主要为纤维粘连蛋白和细胞外粘连蛋白等。

4.血管

血管来自牙槽动脉的分支,经根尖孔进入牙髓后称为牙髓动脉,沿牙髓中轴前进,途中分出小支,最后在成牙本质细胞层下方形成一稠密的毛细血管丛。然后,毛细血管后静脉汇成牙髓静脉,与牙髓动脉伴行,出根尖孔转为牙槽静脉。牙髓和牙周膜的血管除通过根尖孔交通外,尚可通过一些副根管相通。

5.神经

神经来自牙槽神经的分支,伴同名血管自根尖孔进入牙髓,并逐渐分成很多更细的分支。髓室内神经纤维分散呈放射状,近多细胞层处形成神经网,称为神经壁层或 Raschkow 丛。自此层神经轴突通过多细胞层、无细胞层和成牙本质细胞层,止于牙髓牙本质交界处的成牙本质细胞突起之间或牙本质小管内。神经末梢呈圆形或椭圆形膨大,与成牙本质细胞紧密相接,具有感受器的功能。牙髓内的神经大多数是有髓神经,传导痛觉;少数为无髓神经,系交感神经,可调节血管的收缩和舒张。

(二)临床意义

在牙发育完成,即根尖孔形成以后,随着年龄的增长和生理或病理性刺激,继发性牙本质和/或修复性牙本质等不断形成,可使髓腔逐渐缩小。同时,牙髓组织中的细胞成分逐渐减少,纤维成分增多,牙髓活力降低,出现退行性改变。

牙髓借成牙本质细胞突起与外界有着密切的联系。任何物理和化学的刺激加到牙本质表面时,与该部位相应的牙髓组织必然发生反应。慢性、较弱的刺激可引起修复性牙本质形成,并可部分造成牙髓组织的各类退行性变;刺激强烈可导致炎症反应。当牙髓发生炎症时,由于牙髓内的血管壁薄,易于扩张、充血及渗出,使髓腔内压力增大,而四周又为坚硬的牙本质壁所包围,无法相应扩张以减轻压力,牙髓神经末梢受压而产生剧烈疼痛。

牙髓内的神经在受到外界刺激后,常反映为痛觉,而不能区分冷、热、压力及化学变化等不同感受。原因是牙髓缺乏对这些刺激的感受器。此外,牙髓神经还缺乏定位能力,故牙髓炎患者往往不能准确指出牙痛的部位。

牙髓是结缔组织,有修复再生的能力。但由于牙髓的解剖条件所限,其修复再生能力是有限的。当牙髓受到非感染性的较轻损伤时,修复一般是良好的。对于新鲜暴露的牙髓,经适当临床治疗后,可形成牙本质桥。当牙髓由于感染而发生炎症时,完全的修复性再生是困难的。

(王聪聪)

第二节 牙 周 组 织

一、牙龈

牙龈是口腔黏膜的一部分,由上皮层和固有层构成,无黏膜下层。

(一)各部位上皮的组织学特点

1.牙龈上皮

牙龈上皮是暴露于口腔的部分,为复层扁平上皮,表面多为不全角化。上皮钉突多而细长,较深地插入固有层中,使上皮与深层组织牢固连接。上皮基底细胞生长活跃,偶见黑色素细胞,或含有黑色素颗粒,所以牙龈有时出现黑色斑块。

2.龈沟上皮

牙龈上皮在游离龈的边缘,转向内侧覆盖龈沟壁,形成龈沟上皮。为复层扁平上皮,无角化,有上皮钉突,与结合上皮有明显分界。龈沟上皮易受外力而破裂。上皮下结缔组织中常见不同程度的白细胞浸润。

3.结合上皮

结合上皮是牙龈上皮附着在牙表面的一条带状上皮,从龈沟底开始,向根尖方向附着在釉质或牙骨质的表面。结合上皮是无角化的鳞状上皮,在龈沟底部含15～30层细胞,向根尖方向逐渐变薄,含3～4层细胞。无上皮钉突。但如受到刺激,可见上皮钉突增生,伸入结缔组织中。

电镜观察:结合上皮细胞质中张力细丝较少,细胞间的桥粒比牙龈其他区域的上皮细胞少,细胞外间隙增大。能使牙龈结缔组织中的炎细胞、单核细胞、大分子物质和整个细胞移动到龈沟中。在龈沟底部的细胞中溶酶体较多,显示磷酸酶的活力较强。

结合上皮细胞在牙表面产生一种基板样物质(包括透明板和密板),并通过半桥粒附着在这些物质上,使结合上皮紧密附着在牙面上。

结合上皮紧密附着于牙表面,任何手术,例如,牙周洁治或制作修复体等,都不应损伤结合上皮,以免上皮与牙的附着关系被破坏。

(二)牙龈固有层的组织学特点

牙龈固有层由致密结缔组织构成。高而长的结缔组织乳头使局部上皮隆起,隆起部分之间的凹陷处,相当于细长的上皮钉突,上皮钉突的表面形成浅凹,即为点彩。

固有层含有丰富的胶原纤维,并直接附着于牙槽骨和牙颈部,使牙龈与深部组织稳固贴附。只有少量的弹性纤维分布在血管壁。其中胶原纤维束呈各种方向排列。

1.龈牙组

自牙颈部牙骨质向牙冠方向散开,止于游离龈和附着龈的固有层,广泛分布于牙龈固有层中,是牙龈纤维中最多的一组。主要是牵引牙龈使其与牙紧密结合。

2.牙槽龈组

自牙槽嵴向牙冠方向展开,穿过固有层止于游离龈和附着龈的固有层中。

3.环行组

位于牙颈周围的游离龈中,呈环行排列。纤维比其他组的细,常与邻近的其他纤维束缠绕在一起,有助于游离龈附着在牙上。

4.牙骨膜组

自牙颈部的牙骨质越过牙槽突外侧皮质骨骨膜,进入牙槽突、前庭肌和口底。

5.越隔组

横跨牙槽中隔,连接相邻两牙的纤维,只存在于牙邻面,起于结合上皮根方的牙骨质,呈水平方向越过牙槽嵴,止于邻牙相同部位。保持牙弓上相邻两牙的接触,阻止其分离。

牙龈没有黏膜下层,固有层含有多种细胞成分,主要是成纤维细胞,还有少量淋巴细胞、浆细胞和巨噬细胞等。

二、牙周膜

牙周膜由致密的结缔组织构成,环绕牙根,位于牙根和牙槽骨之间。牙周膜厚度为 0.15～0.38 mm,在根中 1/3 处最薄。牙周膜由细胞、基质和纤维组成,大量的胶原纤维将牙固定在牙槽窝内,并能抵抗和调节牙所承受的咀嚼压力,具有悬韧带的作用,又称牙周韧带。

(一)牙周膜中纤维的分布与功能

1.主纤维

牙周膜的纤维主要由胶原纤维和耐酸水解性纤维组成,其中胶原纤维数量最多,构成牙周膜的主要成分,主要是Ⅰ型胶原,少部分为Ⅲ型胶原。牙周膜中的胶原汇集成较大的纤维束,并有一定的排列方向,称为主纤维。主纤维束之间为疏松的纤维组织,称为间隙纤维,牙周膜血管和神经穿行其间。

主纤维分布在整个牙周间隙内,其一端埋入牙骨质,另一端埋入牙槽骨。埋在牙骨质和牙槽骨中的纤维称为穿通纤维或沙比纤维。

由于主纤维所在的部位和功能不同,其排列方向也不同。自牙颈向根尖可分为下列几组。

(1)牙槽嵴组:纤维起于牙槽嵴顶,呈放射状向牙冠方向走行,止于釉质牙骨质界下方的牙骨质。主要分布在牙的唇(颊)、舌(腭)侧,在邻面无此纤维。其功能是将牙向牙槽窝内牵引,对抗侧方力,保持牙直立。

(2)水平组：在牙槽嵴纤维的根方，呈水平方向分布，与牙弓的殆平面大致平行。一端埋入牙骨质，另一端埋入牙槽骨中，是维持牙直立的主要力量，并与牙槽嵴纤维共同对抗侧方力，防止牙侧方移动。

(3)斜行组：斜行组是牙周膜中数量最多、力量最强的一组纤维。纤维方向向根方倾斜45°，埋入牙槽骨的一端近牙颈部，附着牙骨质一端近根尖部，将牙悬吊在牙槽窝内。这种结构可将牙承受的咀嚼压力转变为牵引力，均匀地分散到牙槽骨上。在水平切面上，斜纤维的排列呈交织状，而不是直的放射状，这可限制牙的转动。

(4)根尖组：起于根尖区牙骨质，呈放射状止于根尖周围的牙槽骨，具有固定牙根尖的作用，保护进出根尖孔的血管和神经。

(5)根间组：只存在于多根牙，起自根分叉处的牙根间骨隔顶，止于根分叉区牙骨质，有防止牙根向冠方移动的作用。

当牙承受垂直压力时，除根尖区外，几乎全部纤维呈紧张状态，可担负较大殆力，而侧向压力仅使部分纤维呈紧张状态，这时易造成牙周纤维的损伤。

2.弹性纤维

在牙周膜中无成熟的弹性蛋白，但有两种不成熟的弹力纤维，即 Oxytalan 和 Eluanin 纤维。Oxytalan 纤维是一种耐酸纤维，仅能用组织化学染色方法显示出来。纤维止于根尖区的动、静脉和淋巴管壁，与神经也有关系。推测该纤维在咀嚼压力下可保持血流通畅。另外，在担负较大殆力的牙中，纤维粗大、数量多，可能还具有支持功能。

(二)牙周膜中细胞的种类、分布及功能

1.成纤维细胞

成纤维细胞是牙周膜中最多、功能最重要的细胞。光镜下观察，细胞核大，细胞质嗜碱性，细胞排列方向与纤维束的长轴平行。胶原纤维能被成纤维细胞吞噬进入小泡中，然后细胞质的溶酶体与小泡融合，产生胶原酶降解被吞噬的纤维。成纤维细胞也有发育很好的细胞骨架，主要是肌动蛋白，能使细胞移动和形状发生变化，以适应功能的需要。牙周膜中胶原纤维不断的改建是由成纤维细胞合成胶原和降解胶原来实现的。任何对成纤维细胞功能的破坏，都将导致牙支持组织的丧失。

2.成牙骨质细胞

分布在邻近牙骨质的牙周膜中，细胞扁平，细胞核圆或卵圆形。细胞平铺在根面上，在牙骨质形成时近似立方状。

3.上皮剩余

在牙周膜中，邻近牙根表面的纤维间隙中可见到小的上皮条索或上皮团，与牙根表面平行排列，也称 Malassez 上皮剩余。这是牙根发育期上皮根鞘残留下来的上皮细胞。光镜下观察，细胞较小，立方或卵圆形，细胞质少，嗜碱染色。平时上皮剩余呈静止状态，受到炎症刺激时可增殖，成为颌骨囊肿和牙源性肿瘤的来源。

4.成骨细胞和破骨细胞

在骨形成时，邻近牙槽骨表面有许多成骨细胞。形态立方状，细胞核大，核仁明显，细胞质嗜碱性，静止期的成骨细胞为梭形。牙槽骨发生吸收时，在骨吸收处出现蚕食状凹陷，称为Howship陷窝。破骨细胞是多核巨细胞，直径可达 $50~\mu m$ 以上，细胞核数目不等，细胞质嗜酸性，位于吸收陷窝内。骨吸收停止时，破骨细胞即消失。当牙骨质吸收时，在吸收处也可见破骨

细胞,亦称为破牙骨质细胞。

5.未分化间充质细胞

位于血管周围 5 μm 内的区域,是牙周膜中新生细胞的来源,这些细胞可进一步分化为成纤维细胞、成骨细胞和成牙骨质细胞。在牙周膜中,新生的细胞必须与死亡的或移动到牙周膜外的细胞保持平衡。

(三)血管、神经的分布

牙周膜含有丰富的血管,主要有三方面来源:①来自牙龈的血管;②来自上、下牙槽动脉分支进入牙槽骨,再通过筛状板进入牙周膜;③来自上、下牙槽动脉进入根尖孔前的分支。在牙颈区,牙周膜血管分支与邻近的牙龈血管分支吻合形成血管网。多方面来源的血管在牙周膜中互相吻合,形成树枝状的血管丛。因此在根尖切除或牙龈切除时不会影响牙周膜的血液供给。

牙周膜有丰富的神经,来自根尖区神经纤维,沿牙周膜向牙龈方向走行;来自牙槽骨内神经,穿过牙槽窝骨壁进入牙周膜后分为两支,分别向根尖和牙龈方向走行,并与来自根尖的神经纤维混合。在人的牙周膜中有 4 种神经末梢。①游离末梢:呈树枝样分支,沿牙根有规律地间隔分布,可延伸到成牙骨质细胞层中。每一末梢支配各自的区域,属于伤害感受器和机械感受器。②Ruffini末梢:为分布在根尖周围的神经末梢,类似 Ruffini 小体,呈树突状,末端伸入牙周膜纤维束中,属于机械感受器。③环状末梢:分布在牙周膜中央区,功能不清。④梭形末梢:与根尖有联系并由纤维膜包被。丰富的感受器使牙周膜感觉敏感,加于牙冠的轻微压力都可感觉到强度和方向,并能明确其牙位。

三、牙槽骨

牙槽骨是上、下颌骨包围和支持牙根的部分,又称牙槽突。容纳牙根的窝称为牙槽窝,牙槽窝在冠方的游离端称为牙槽嵴,两牙之间的牙槽突部分称牙槽中隔。牙槽骨的生长发育依赖于牙的功能性刺激,如果牙脱落,牙槽骨也就随之而萎缩。

(一)组织学特点

1.固有牙槽骨

固有牙槽骨衬于牙槽窝内壁,包绕牙根,与牙周膜相邻,在牙槽嵴处与外骨板相连。它是一层多孔的骨板,又称筛状板。牙周膜的血管和神经纤维穿过小孔进入骨髓腔。固有牙槽骨很薄,无骨小梁结构,在 X 线片上表现为围绕牙周膜外侧的一条白色阻射线,称为硬骨板。牙周膜发生炎症和外伤时,硬骨板首先消失。

组织学上,固有牙槽骨属于束骨,由含有粗大纤维的编织骨构成,其中包埋了大量的穿通纤维。邻近牙周膜侧,束骨呈板层排列,与牙槽窝壁平行,穿通纤维与骨板垂直。邻近骨髓侧,骨板由哈弗系统构成,其外周有几层骨板呈同心圆排列,内有神经和血管通过。

2.密质骨

密质骨是牙槽骨的外表部分,即颌骨内、外骨板延伸的部分。密质骨的厚度颇不一致,上颌牙槽骨的唇面,尤其前牙区密质骨很薄,有许多血管和神经穿过的滋养管,而舌侧增厚。在下颌骨则相反,密质骨比上颌厚而致密,小孔很少,所以施行局部麻醉时,在上颌前牙用局部浸润麻醉的效果比下颌好。通常下颌的密质骨,其舌(腭)侧骨板比颊侧骨板厚,但在磨牙区由于担负较大的咀嚼力,磨牙颊侧骨板也增厚。

密质骨表面为平行骨板,深部有致密的不同厚度的哈弗系统。

3.松质骨

松质骨由骨小梁和骨髓组成,位于密质骨和固有牙槽骨之间。由含细纤维的膜性骨组成,呈板层排列伴有哈弗系统,形成大的骨小梁。前牙区松质骨含量少,有时几乎仅有两层密质骨,甚至牙根唇面由于骨部分缺失而形成裂隙。后牙支持骨量多,骨小梁的粗细、数量和排列方向与所承担的咀嚼力密切相关。承受较大咀嚼力的区域,支持骨量增多,骨小梁粗大致密,骨髓间隙小;而无功能的牙或咀嚼力小的牙,则骨小梁细小,骨髓间隙大。骨小梁的排列方向一般与咬合力相适应,以最有效的排列方向抵抗外来的压力。如两牙间的骨小梁呈水平排列,而根尖周围的骨小梁为放射状排列,故能从各个方向支持牙。而无功能牙的周围,骨小梁排列无规律。松质骨中的骨髓在幼年时有造血功能,称为红骨髓;成年时含脂肪多,为黄骨髓。

(二)生物学特性

牙槽骨是高度可塑性组织。它不但随着牙的生长发育、脱落替换和咀嚼压力而变动,而且也随着牙的移动而不断地改建。牙槽骨具有受压吸收、受牵引增生的特性。一般情况下牙槽骨的吸收与新生保持动态平衡。临床上利用此特性可使错𬌗畸形的牙得到矫正治疗。

在骨质新生时,成骨细胞排列在新骨周围。新骨的表面有一层刚形成尚未钙化的骨基质,称为类骨质。在骨吸收区,骨表面有蚕食状凹陷,凹陷处可见破骨细胞。

1.牙生理移动时牙槽骨的改建

牙为补偿𬌗面磨损而不断向𬌗面方向移动,并为补偿牙冠邻面磨损向近中方向移动,以此来维持上、下牙列及相邻牙的正常邻接关系和颌间距离。当牙在生理性移动时,牙槽骨不断进行吸收和增生,以此达到改建。

有的牙在失去对𬌗牙时,常发生显著的咬合移动。牙槽突也发生失用性萎缩,甚至成为牙周病的因素。为了防止邻牙倾斜和对颌牙伸长,缺失的牙应该及时修补。

2.牙槽骨的增龄变化

随着年龄的增长,牙槽嵴的高度减少,与身体其他骨一样可出现生理性的骨质疏松,骨密度逐渐减低,骨的吸收活动大于骨的形成。骨髓被脂肪代替,由红骨髓变为黄骨髓。光镜下见牙槽窝骨壁由光滑、含有丰富的细胞变为锯齿状,细胞数量减少,成骨能力明显降低,埋入的穿通纤维不均匀。

(王聪聪)

第三节 口腔黏膜

一、口腔黏膜的基本结构

口腔黏膜的组织结构与皮肤相似,由上皮和固有层构成,其中,上皮相当于皮肤的表皮,固有层相当于皮肤的真皮;不同的是口腔黏膜无皮肤附属器。上皮借基膜与固有层相连,部分黏膜深部还有黏膜下层。

口腔黏膜上皮由角质形成细胞和非角质形成细胞组成,以角质形成细胞为主,为复层鳞状上皮。根据所在部位及功能的不同,可为角化或非角化鳞状上皮。

(一)角质形成细胞

有角化的鳞状上皮由 4 层细胞构成。

1.角化层

位于最表层,由数层排列紧密的细胞构成。细胞扁平,体积大。细胞器及细胞核消失,细胞质内充满角蛋白,HE 染色为均质嗜酸性物。细胞间桥消失。这种角化称正角化,如在硬腭;如果上述细胞中含有浓缩的未消失的细胞核,则称不全角化,如在牙龈。

2.粒层

位于角化层深面,由 2～3 层细胞组成。细胞质内含嗜碱性透明角质颗粒,染色深。细胞核浓缩。

3.棘层

位于粒层深部,由体积较大的多边形细胞组成,是上皮中层次最多的细胞,细胞核圆形或卵圆形,位于细胞中央,含 1～2 个核仁,细胞质常伸出许多小的棘刺状突起与相邻细胞相接,此突起称为细胞间桥。细胞间桥之间为迂回的细胞间腔隙,此腔隙在牙龈和硬腭上皮更大些,所以细胞间桥更明显。电镜下见细胞间桥的突起相接处为桥粒。此层细胞内蛋白质合成最活跃。

4.基底层

位于上皮的最深面,是一层立方形或矮柱状细胞,借基膜与固有层结缔组织相连。电镜下基底细胞与结缔组织相连接处形成半桥粒,附着在基板上。光镜下见细胞核呈圆形,染色深。基底细胞和邻近的棘层细胞有增殖能力,因此称为生发层。

非角化上皮由基底层、中间层和表层构成。基底细胞形态同角化上皮;中间层细胞相当于角化上皮的棘层,但细胞体积大,细胞间桥不明显,细胞质中张力细丝不成束;表层细胞扁平,有细胞核,细胞质含糖原,染色浅,张力细丝分散,细胞器少。

生发层细胞分裂增殖并不断向上皮表面移动,在移动过程中不断分化并发生形态变化,最后达到上皮表面并脱落于口腔中。在口腔黏膜上皮,细胞从基底层移动至角化层的时间为 10～14 天。正常情况下脱落的细胞数量与新生的细胞数量保持平衡,如果此平衡被打破,将产生上皮增生或萎缩性病变。在细胞从基底层向表面移动的过程中,细胞内不断合成蛋白质,其中很重要的一种是中间丝角蛋白,也称细胞角蛋白,是主要的细胞骨架蛋白,对维持细胞的形态起重要作用。

(二)非角质形成细胞

口腔黏膜上皮内还分布一些不参与上皮细胞增生和分化的非角质形成细胞,包括黑色素细胞、朗格汉斯细胞和梅克尔细胞。常规染色,它们的细胞质不着色,因此称为透明细胞。

1.黑色素细胞

位于口腔黏膜上皮的基底层。来自神经嵴细胞。光镜下细胞质透明,细胞核圆形或卵圆形。特殊染色见细胞质有树枝状突起伸入基底细胞或棘细胞之间。细胞质内含黑色素颗粒,并且经细胞突起排出,再进入邻近的角质形成细胞内。对银染色、多巴染色、S100 蛋白染色呈阳性反应。临床上,牙龈、硬腭、颊和舌常见黑色素沉着,也是黑色素性病变的好发部位。

2.朗格汉斯细胞

朗格汉斯细胞也是一种有树枝状突起的细胞。主要位于棘层、基底层,来自造血组织。常规染色细胞质透明,核深染,对多巴染色呈阴性反应。电镜下细胞质内有特殊的棒状或球拍样颗粒,称朗格汉斯颗粒或 Birbeck 颗粒,有单位膜包绕。此细胞与黏膜的免疫功能有关。

3.梅克尔细胞

梅克尔细胞位于基底层,常成群分布,可能来自神经嵴或上皮细胞。HE 染色着色较角质形成细胞浅。电镜下一般无树枝状突起,细胞质内可见发达的高尔基复合体和小而圆的电子致密性膜被小泡,内含神经递质。这种细胞是一种压力或触觉感受细胞。

(三)上皮与结缔组织交界

口腔黏膜上皮与其深面的固有层结缔组织紧密结合。它们之间的交界面并不是一条直线,而是固有层结缔组织形成许多乳头状突起,上皮深面形成许多上皮嵴,两者紧密镶嵌在一起。

光镜下上皮和固有层之间有一膜状结构,称基底膜,厚 $1\sim4~\mu m$,PAS 染色阳性。电镜下见基底膜由三部分组成。

1.透明板

厚 45 nm,紧邻上皮基底细胞,为电子密度小的板状结构。与基底细胞半桥粒相对应的区域电子密度较高。

2.密板

厚 50 nm,位于透明板深面,为颗粒状或细丝状物质。电子密度较高。

3.网板

较透明板和密板厚。紧邻固有层,电子密度较密板低。由相对纤细的半环形纤维构成,半环形纤维的两端埋入密板中,此纤维称为锚纤维。固有层的胶原纤维穿过锚纤维形成的环状空隙与密板紧密连接。

透明板和密板来自上皮细胞,统称基板,其主要成分是Ⅳ型胶原蛋白和层粘连蛋白;网板来自固有层,主要成分是Ⅶ型胶原蛋白。在类天疱疮,上皮和结缔组织在透明板处分离而形成上皮下疱。在癌前病变时,基底膜中的Ⅳ型胶原蛋白等成分也会发生改变,有利于癌变细胞向结缔组织浸润。

固有层由致密的结缔组织组成。其中伸入上皮部分的乳头称为乳头层,其余部分称为网状层。乳头层胶原纤维较细,排列疏松,乳头的长短依所在部位有所不同,在咀嚼黏膜较长,在被覆黏膜网状层较发达。血管和神经纤维通过网状层进入乳头层,形成毛细血管网和神经末梢,部分神经末梢可进入上皮内。固有层深面可有与之过渡的黏膜下层,或直接附着在骨膜上。固有层的基本细胞成分是成纤维细胞,有合成和更新纤维及基质的功能。除此之外还有组织细胞、未分化的间充质细胞、肥大细胞等。固有层的纤维主要是Ⅰ型胶原纤维,此外还有弹性纤维。基质为无定型物,主要成分是透明质酸、蛋白多糖和血清蛋白等。固有层对上皮细胞的分化具有调控作用。

二、口腔黏膜的分类及结构特点

口腔黏膜根据所在的部位和功能分为咀嚼黏膜、被覆黏膜和特殊黏膜。

(一)咀嚼黏膜

咀嚼黏膜包括牙龈和硬腭黏膜,在咀嚼时承受压力和摩擦。咀嚼黏膜的上皮有角化,正角化时有明显的粒层,不全角化时粒层不明显。棘层细胞间桥明显。固有层厚,乳头多而长,与上皮嵴呈指状镶嵌。胶原纤维束粗大并排列紧密。固有层深部或直接附着在骨膜上形成黏骨膜,或借黏膜下层与骨膜相连。咀嚼黏膜与深部组织附着牢固,不能移动。

腭由两部分组成,前 2/3 为硬腭,后 1/3 为软腭。硬腭黏膜呈浅粉红色。表面角化层较厚,以正角化为主。固有层具有上述咀嚼黏膜的特征。根据有无黏膜下层可将其分为牙龈区、中间区、脂肪区和腺区。牙龈区和中间区无黏膜下层,固有层与骨膜紧密相连,脂肪区和腺区有黏膜下层,其中有很多胶原纤维将脂肪和腺体分成若干大小不一、形状各异的小隔。腺区内的腺体与软腭的腺体连为一体,为纯黏液腺。

硬腭前方正中有切牙乳头。乳头的上皮下为致密的结缔组织,其中有退化的鼻腭管的口腔部分。这是一条盲管,长度不定,内衬假复层柱状上皮。上皮内还有许多杯状细胞,并有黏液腺开口于此管腔内。硬腭前方侧部有黏膜皱襞,称腭皱襞,其隆起部分由致密的结缔组织固有层组成。在中间区即腭中缝的固有层内有时可见上皮珠,在切牙乳头处更常见,细胞呈同心圆状排列,中央常发生角化,是腭突胚胎融合时留下的上皮残余。

硬腭黏膜与软腭黏膜相延续,两者有明显的分界。软腭黏膜无角化,固有层乳头少而短,黏膜下层疏松,含腭腺。

(二)被覆黏膜

口腔黏膜中除咀嚼黏膜和舌背黏膜以外者均称被覆黏膜。表面平滑,粉红色,无角化。固有层含胶原纤维、弹性纤维和网状纤维。胶原纤维束不如咀嚼黏膜者粗大,上皮与结缔组织交界比较平坦,结缔组织乳头较短粗。有较疏松的黏膜下层,被覆黏膜富有弹性,有一定的活动度。

1.唇

分为外侧的皮肤、内侧的黏膜及两者之间的移行部唇红。

唇黏膜上皮为无角化复层扁平上皮,中间层较厚,固有层为致密的结缔组织。其乳头短而不规则。黏膜下层较厚,与固有层无明显界限,含小唾液腺、脂肪,深部附着于口轮匝肌。唇红的上皮有角化,细胞中含较多的角蛋白;固有层乳头狭长,几乎达上皮表面,乳头中含许多毛细血管祥,血色可透过表面上皮使唇部呈朱红色。当贫血或缺氧时,唇红表现为苍白或发绀。唇红部黏膜下层无小唾液腺及皮脂腺,故易干裂。

2.颊黏膜

组织结构与唇黏膜相似。上皮无角化,固有层结缔组织较致密,黏膜下层较厚,脂肪较多,有较多的小唾液腺称为颊腺。颊黏膜借黏膜下层附着于颊肌上,有一定张力,在咀嚼活动中不出现皱褶。在口角后方的颊黏膜咬合线区,有时可出现成簇的粟粒状淡黄色小颗粒,为异位皮脂腺,称福代斯斑。

3.口底和舌腹黏膜

口底黏膜较薄,松弛地附着于深层组织上。固有层乳头短,黏膜下层含脂肪组织。在舌下皱襞处有舌下腺。口底黏膜与下颌舌侧牙龈相连,两者有明显的界线,向后与舌腹黏膜相延续。

舌腹黏膜光滑而薄,上皮无角化,结缔组织乳头多而短。黏膜下层不明显,黏膜紧接舌肌束周围的结缔组织。

4.软腭黏膜

与硬腭黏膜相延续,色较硬腭深。固有层血管较多,固有层与黏膜下层之间有弹力纤维分隔。黏膜下层含黏液腺。

(三)特殊黏膜

特殊黏膜即舌背黏膜。尽管它在功能上属于咀嚼黏膜,但又具有一定的延伸度,属于被覆黏膜的特点。此外,舌背黏膜表面具有许多不同类型的乳头。黏膜上皮内还有味觉感受器,即味蕾。

舌背黏膜呈粉红色。上皮为复层扁平上皮,无黏膜下层,有许多舌肌纤维分布于固有层,故舌背黏膜牢固地附着于舌肌而不易滑动。舌体部的舌背黏膜表面有许多小突起,称舌乳头。根据其形态、大小和分布位置可分为丝状乳头、菌状乳头、轮廓乳头和叶状乳头。每一个乳头内部都有一个由固有层形成的轴心,称为初级乳头。初级乳头的固有层继续向上皮伸入,形成许多大小不等、数目不定的更小的突起,称为次级乳头。固有层内有丰富的血管、胶原纤维和弹性纤维。

1.丝状乳头

遍布于舌背,舌尖部最多。高1～3 mm,尖端多向后方倾斜,末端具有毛刷样突起。乳头表面有透明角化上皮细胞。上皮的浅层细胞经常有角化和剥落现象。如角化上皮剥落延迟,同时与食物残渣、唾液、细菌等混杂,附着于乳头表面即形成舌苔。舌苔的色泽、分布、厚薄、干腻等变化可反映一些全身状况的改变。当丝状乳头萎缩时,舌面光秃。如舌苔剥脱,舌背呈地图样时称地图舌。丝状乳头在青年时期最发达,至老年渐变平滑。

2.菌状乳头

数目较少,分散于丝状乳头之间,位于舌尖和舌侧缘,呈圆形,头大颈细,高0.7～1.5 mm,直径0.4～1.0 mm,上皮较薄,表层无角化,固有层血管丰富,因而呈红色。

有的菌状乳头上皮内可见少数味蕾,有味觉感受作用。当多个菌状乳头增生、肿胀、充血时,舌表面似草莓状,称为草莓舌。当菌状乳头、丝状乳头均萎缩,致使舌乳头消失呈光滑的片状、平如镜面时,称为光滑舌或镜面舌。

3.轮廓乳头

体积最大,数目最少,8～12个,沿界沟前方排成一列。该乳头呈矮柱状,高1.0～1.5 mm,直径1～3 mm,每个乳头的四周均有轮廓沟环绕,轮廓沟外的舌黏膜稍隆起,形成乳头的轮廓结构。表面上皮有角化,但轮廓沟壁上皮无角化,其上皮内有许多染色浅的卵圆形小体,称为味蕾。在轮廓沟底附近的舌肌纤维束间有较多纯浆液腺,即味腺或称埃伯纳腺。导管开口于轮廓沟底,其分泌物的冲洗作用可清除食物残屑,溶解食物,有助于味觉感受器发挥味觉感受作用。

4.叶状乳头

叶状乳头位于舌侧缘后部,在人类,此乳头退化,呈5～8条平行排列的皱襞。正常时不明显,炎症时往往肿大,且伴疼痛。

5.味蕾

味蕾是味觉感受器,为位于上皮内的卵圆形小体,长80 μm,厚40 μm。主要分布于轮廓乳头靠近轮廓沟的侧壁上皮、菌状乳头、软腭、会厌等,是上皮分化成的特殊器官。其基底部位于基底膜之上,表面由角质形成细胞覆盖,中央形成圆孔(即味孔)通于口腔。光镜下,可见构成味蕾的细胞有两种,即亮细胞和暗细胞。前者较粗大,后者较细长。细胞长轴与上皮表面垂直。近味孔处的细胞顶部有指状细胞质突起称味毛。其中舌体的菌状乳头主要感受甜味和咸味,叶状乳头处味蕾主要感受酸味;轮廓乳头、软腭及会厌处味蕾主要感受苦味。

舌根黏膜表面,被覆非角化鳞状上皮。黏膜表面可见圆形或卵圆形小突起,称舌滤泡。光镜下见每个滤泡含1个或1个以上的淋巴小结,含生发中心。多数舌滤泡的中心都有一个小凹陷,称为舌隐窝,隐窝内衬复层扁平上皮,含小唾液腺的开口。舌根部的舌滤泡统称舌扁桃体,与腭扁桃体和咽扁桃体一起构成口咽部的淋巴环。

（耿　华）

第四节 唾 液 腺

唾液腺是外分泌腺,其分泌物入口腔,即唾液。除腮腺、下颌下腺、舌下腺三对大唾液腺外,还有很多小唾液腺分布于口腔黏膜和黏膜下层,按其所在解剖部位而命名,如唇腺、颊腺、腭腺、舌腺、磨牙后腺等。据统计,90%的唾液来自腮腺和下颌下腺,5%来自舌下腺,5%~10%来自小唾液腺。唾液有湿润黏膜,溶解食物和促进消化的作用。

一、唾液腺的基本结构

唾液腺由实质和间质两部分组成。实质即由腺上皮细胞形成的腺泡与导管,间质即由纤维结缔组织形成的被膜与叶间或小叶间隔,其中有血管、淋巴管和神经出入。

(一)腺泡的基本结构及种类

腺泡连接于导管末端,由单层腺上皮细胞组成。腺泡外周有一层薄的基底膜包绕,在腺细胞和基底膜间,有肌上皮细胞附于腺细胞上。根据腺泡的形态、结构和分泌物性质的不同,可分为3种类型。

1.浆液性腺泡

呈球状,由浆液细胞组成。分泌物稀薄,呈水样,含唾液淀粉酶和少量黏液。因此更准确的名称应为浆黏液细胞。

光镜下,细胞呈锥体形,基底部较宽,紧附于基底膜上,顶端向着腔内。细胞核呈圆形,位于基底部1/3处。细胞质嗜碱性,含PAS阳性的分泌颗粒,称酶原颗粒,直径1 μm。当细胞分泌时,分泌颗粒减少,同时细胞体积变小,细胞核增大,核仁明显。

电镜下,浆液细胞具有合成、贮存和分泌蛋白质细胞的特征,表现为粗面内质网发育良好,平行排列在细胞核底部和侧方。其间有许多棒状线粒体。高尔基复合体显著,通常位于核的上方。细胞内还散在分布游离核糖体、溶酶体、含过氧化酶微体以及微丝、微管和张力细丝等。相邻细胞间可见连接复合体,如紧密连接、中间连接和桥粒。细胞顶端游离面上有微绒毛。腺腔常延伸到细胞之间,成为细胞间小管,此管有时深达基底膜。

2.黏液性腺泡

呈管状,由黏液细胞组成。酶成分较少,蛋白质与大量糖类结合,形成黏液,故其分泌物较黏稠。光镜下,黏液细胞呈锥体形。分泌产物少时细胞核较大,色浅;分泌产物多时细胞核扁平,位于细胞底部,染色较深。因细胞质内含丰富的黏原颗粒,在固定及染色过程中,黏原颗粒常被破坏,故细胞质透明呈网状结构。

电镜下,细胞内高尔基复合体较明显,表明糖类合成较旺盛。粗面内质网和线粒体等细胞器不如浆液细胞显著,主要集中在底部和侧面。细胞内充满电子透明的分泌颗粒,这些颗粒比浆液细胞大,且形状不规则。此颗粒在分泌过程中往往呈滴状离开细胞,或呈团块状由顶部破裂的膜排入腔内。

3.混合性腺泡

由黏液细胞和浆液细胞组成。前者组成腺泡之大部分,紧接闰管;后者呈新月状覆盖于腺泡的盲端表面,又名半月板。浆液细胞的分泌物由细胞间小管通入腺泡内。

肌上皮细胞位于腺泡和小导管的腺上皮与基底膜之间。光镜下,细胞体小,形扁平,发出4~8支分支状突起呈放射状包绕着腺泡表面,形似篮子,故又称篮细胞。细胞核大而扁,几乎占据整个细胞。电镜下,仅见散在分布的线粒体与粗面内质网,高尔基复合体通常位于核周部分,微吞噬小泡位于细胞膜内侧,有时可见脂滴。在细胞突起内充满着纵形排列的细丝,称为肌微丝,直径6 nm,常聚合成致密小体,与平滑肌细胞相类似。免疫荧光、免疫组织化学研究证实肌上皮细胞内有肌动蛋白。腺泡及闰管的外表面,公认有肌上皮细胞存在。

(二)导管系统的结构

唾液腺的导管系统分为闰管、分泌管、排泄管三段。前两者均位于小叶内,后者穿行于小叶间结缔组织。管径由细变粗,细胞由扁平变为柱状,由单层变为复层,最后汇集成总排泄管,将分泌物排入口腔,混合形成唾液。

1.闰管

连接腺泡与分泌管。其长短不一。若黏液细胞多,则闰管较短;反之,黏液细胞少,则闰管较长。光镜下,管壁上皮细胞为矮立方形,细胞质较少,染色较淡,细胞核位于细胞中央。电镜下,闰管细胞有浆液细胞的某些特点。在基底膜与细胞间有肌上皮细胞。

2.分泌管

与闰管相延续。管径较粗,管壁由单层柱状细胞所组成。核圆形,位于细胞中央或近基底部。细胞质丰富,呈强嗜酸性。在基底部有垂直于基底面的纵纹,所以又称纹管。电镜下,在上皮细胞基底面,细胞膜向内折,形成许多垂直的皱褶,其间夹有呈纵形排列的线粒体,构成光学显微镜下所见的纵纹。当腺泡分泌物流经分泌管时,上皮细胞能主动吸收钠,排出钾,并转运水,改变唾液的量和渗透压。此管的吸收与排泌功能受肾上腺皮质分泌的醛固酮等激素的调节,而细胞底部的折叠与密集的线粒体则起着明显的"钠泵"作用。

3.排泄管

起始于小叶内,与分泌管相延续。管壁细胞呈柱状,细胞质淡染。出小叶后穿行于小叶间结缔组织中,称小叶间导管。此时管径变粗,管壁细胞变为复层或假复层柱状上皮,此上皮除含有类似分泌管(纹管)的柱状细胞外,还含有许多小的基底样细胞,即所谓储备细胞,亦可能发挥干细胞的作用。最后,各小叶间导管汇集成更大的总排泄管,开口于口腔,其上皮逐渐变为复层鳞状上皮,并与口腔黏膜上皮融合。在黏液聚集、慢性炎症,尤其在有结石的情况下,大导管上皮可化生为柱状纤毛上皮和复层鳞状上皮。

二、唾液腺的分布及其组织学特点

(一)大唾液腺

1.腮腺

腮腺是唾液腺中最大者,全部由浆液腺泡组成,属纯浆液腺,但在新生儿腮腺中可见少量黏液细胞。腮腺闰管长,有分支;分泌管多,染色浅,与深色的腺泡形成鲜明的对照。在腺泡上皮的分泌颗粒中,除含有均质而致密的基质外,尚含有单个球形核,偏心位,电子密度明显高于基质。

正常腮腺组织内,尤其近表面部分经常出现小的淋巴结,此淋巴结结构正常。其中5%~

10％的淋巴结髓质内出现导管和腺泡样结构;有时淋巴组织呈壳样包绕在腮腺腺叶外围。颈上区淋巴结虽与腮腺组织有明显分隔,但其髓质内亦可含有唾液腺组织。以上是形成唾液腺良性淋巴上皮病变、腺淋巴瘤以至恶性淋巴瘤的组织学基础。

在腮腺闰管与分泌管交接处,可见典型的皮脂腺结构或含脂肪的导管上皮细胞团;在大导管上皮内亦见有少数含黏液的杯状细胞,此细胞可因腺体慢性炎症而增多。

晶样体多出现在腮腺导管中,呈针状、指状或板状,嗜伊红着色。它既可引起周围组织的炎症,又可形成结石中心的核。

2.下颌下腺

下颌下腺是混合腺,以浆液性腺泡为主,并有少数黏液性腺泡和混合性腺泡。在混合性腺泡外围所覆盖的新月形浆液细胞比较小而少。电镜下,下颌下腺浆液性细胞较腮腺者小,底部和侧面胞膜上有许多折叠,与相邻细胞的折叠呈指状交叉。其分泌颗粒在结构上也有明显的不同,该颗粒除核大于腮腺、舌下腺者外,尚有新月形结构位于颗粒周边部,并紧贴于颗粒膜。此外,闰管比腮腺短,难以辨认,分泌管则较腮腺者长。在下颌下腺导管周围常伴有弥散的淋巴组织。皮脂腺亦见于下颌下腺,但较腮腺者少。

3.舌下腺

舌下腺由一对较大和若干个较小的腺体组成,也是一种混合腺,黏液性腺泡占主要部分,纯浆液细胞是很少的,只见于混合性腺泡的新月形细胞群中。这些细胞的分泌颗粒也与腮腺、下颌下腺者不同,不仅其颗粒基质明显少于腮腺和下颌下腺,且核的电子密度中等,有时形成单个团块,偏心位;有时形成若干碎块,分散于颗粒基质中。这些结构上的不同可能反映其各自分泌物性质间的差异,闰管和分泌管发育不良,腺泡可直接连接于排泄管的远侧小管。

(二)小唾液腺

小唾液腺包括唇腺、颊腺、舌腺、腭腺、舌腭腺和磨牙后腺等,位于黏膜下层。其中唇腺、颊腺、磨牙后腺均属混合性腺体,但以黏液性腺泡为主。电镜下唇腺仅见有黏液细胞,其间有细胞间小管,闰管长度各异,小叶间导管也很短,细胞基底部有纹。在唇腺纤维结缔组织中,浆细胞分泌 IgA,并与腺细胞分泌的分泌片结合形成分泌型 IgA,排入口腔,具有免疫作用。唇腺是唾液分泌型 IgA 的主要来源,其浓度比腮腺高 4 倍。唇腺活检是诊断舍格伦综合征的一种简便方法。

舌腭腺、腭腺均属纯黏液腺。前者位于舌腭皱褶的咽部,但也可从舌下腺后部延伸至软腭;腭腺位于硬腭的腺区、软腭和腭垂(悬雍垂)。

舌腺可分成几组。舌前腺位于舌腹面舌系带两侧近舌尖处黏膜下,以黏液性腺泡为主,仅有少数混合性腺泡;舌根部和舌边缘区有舌后腺,是纯黏液腺;轮廓乳头环沟下方的味腺是浆液腺,向沟内开口。

唇、颊、磨牙后区、腭、舌等处是小唾液腺的主要分布部位,因此,这些部位也是黏液囊肿和唾液腺肿瘤的好发部位。

(耿　华)

第五节 颞下颌关节

一、髁突

(一)纤维软骨

成年人下颌骨髁突表面被覆着纤维软骨,根据软骨的结构不同,从表层至深层可分为4个带。

1.关节表面带

由致密的无血管的纤维组织构成,其中有成纤维细胞,胶原纤维为 I 型胶原,排列大致与髁突关节面平行。此带一般为 10 列纤维细胞,位于增殖带表面。随年龄增长,此带的细胞成分逐渐减少。

2.增殖带

此带在发育期由许多密集的小细胞组成,可见有丝分裂象。此带的细胞可分化出肥大带内的成软骨细胞和软骨细胞,还能分化出成纤维细胞。增殖带是髁突软骨生长活动的部位。因此,它是髁突软骨的生长和形成中心,在关节面的改建和修复中也起重要作用。

3.肥大带

肥大带是一层富有胶原纤维的软骨带,含有软骨细胞,一般 4~5 列。

4.钙化软骨带

该层为髁突覆盖组织和骨之间的联系,常有钙化。

(二)骨组织

髁突的表面纤维软骨下方为骨组织,由骨密质和骨松质构成。骨密质为一薄层骨板覆盖在骨松质的外面;下方为骨松质,骨小梁的排列方向和骨密质垂直,因此有较大的支持力。年幼者骨密质较薄,骨小梁细。随着年龄的增长,骨小梁逐渐增粗,骨髓腔变小,红骨髓逐渐为脂肪组织所代替,骨密质增厚。

二、关节盘

关节盘从前到后分为前带、中带、后带及双板区。双板区构成关节盘的后附着。

(一)前带

为增厚的胶原纤维,位于髁突之前,并分为两个板。上板的纤维与关节囊和关节结节前斜面的骨膜相连,下板向下附着在髁突颈前部,两者末端与关节囊或翼外肌上头肌纤维相连,其中有血管和神经分布,其前面及下面均有滑膜衬里。前带的内侧弹性纤维较为丰富。

(二)中带

由前后方向排列的胶原纤维和弹性纤维组成,无血管、神经分布。位于髁突的前斜面与关节结节后斜面之间。

(三)后带

由胶原纤维和弹性纤维组成,但胶原纤维排列方向不定,无血管、神经分布,位于髁突与关节窝底之间。

（四）双板区

后带的后方为双板区，有上、下两个板。上板由胶原纤维和粗大的弹性纤维组成，与关节囊融合止于颞鳞缝处。下板由胶原纤维组成，有少量弹性纤维。下板向下与髁突颈部骨膜相融合。两板之间的空隙为含有大量血管和神经的疏松结缔组织及脂肪组织。

出生时关节盘及髁突表面软骨中均有血管分布，至 3～5 岁时，髁突软骨面、关节盘的中带及后带中的血管均消失，因此关节盘的修复能力是有限的。

（耿 华）

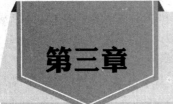

第三章 口腔疾病常见症状

第一节 牙 痛

牙痛是口腔科临床上最常见的症状,也是患者就医的主要原因。可由牙齿本身的疾病、牙周组织及颌骨的某些疾病,甚至神经疾病和某些全身性疾病所引起。对以牙痛为主诉的患者,必须先仔细询问病史,如疼痛起始时间及可能的原因、病程长短及变化情况、既往治疗史及疗效等。必要时还应询问工作性质、饮食习惯、有无不良习惯(如夜磨牙和咬硬物等)、全身健康状况及家族史等。关于牙痛本身,应询问牙痛的部位、性质、程度和发作时间。疼痛是尖锐剧烈的还是钝痛、酸痛;是自发痛还是激发痛、咬合时痛,自发痛是阵发的或是持续不断;有无夜间痛;疼痛部位是局限的或放散的,能否明确指出痛牙等。根据症状可得出一至数种初步印象,便于做进一步检查。应记住,疼痛是一种主观症状,由于不同个体对疼痛的敏感性和耐受性有所不同,而且有些其他部位的疾病也可表现为牵涉性牙痛。因此,对患者的主观症状应与客观检查所见、全身情况及实验室和放射学检查等结果结合起来分析,以做出正确的诊断。

一、引起牙痛的原因

(1)牙齿本身的疾病,如深龋、牙髓充血、各型急性牙髓炎、慢性牙髓炎、逆行性牙髓炎,由龋齿、外伤、化学药品等引起的急性根尖周炎、牙槽脓肿,微裂,牙根折裂,髓石,牙本质过敏,流电作用等。

(2)牙周组织的疾病,如牙周脓肿、急性龈乳头炎、冠周炎、坏死性溃疡性龈炎、干槽症等。

(3)牙齿附近组织的疾病所引起的牵涉痛:急性化脓性上颌窦炎和急性化脓性颌骨骨髓炎时,由于神经末梢受到炎症的侵犯,使该神经所支配的牙齿发生牵涉性痛。颌骨内或上颌窦内的肿物、埋伏牙等可压迫附近的牙根发生吸收,如有继发感染,可出现牙髓炎导致疼痛。急性化脓性中耳炎、咀嚼肌群的痉挛等均可出现牵涉性牙痛。

(4)神经系统疾病,如三叉神经痛患者常以牙痛为主诉。颞下窝肿物在早期可出现三叉神经第三支分布区的疼痛,翼腭窝肿物的早期由于压迫蝶腭神经节,可出现三叉神经第二支分布区的疼痛。

(5)有些全身性疾病,如流感、癔症、神经衰弱、月经期和绝经期等可诉有牙痛。高空飞行时,牙髓内压力增高,可引起航空性牙痛。有的心绞痛患者可反射性地引起牙痛。

二、诊断步骤

(一)问清病史及症状特点

1.尖锐自发痛

尖锐自发痛最常见的为急性牙髓炎(浆液性、化脓性、坏疽性)、急性根尖周炎(浆液性、化脓性)。其他,如急性牙周脓肿、髓石、冠周炎、急性龈乳头炎、三叉神经痛、急性上颌窦炎等。

2.自发钝痛

自发钝痛常见为慢性龈乳头炎,创伤𬌗等。在机体抵抗力降低时,如疲劳、感冒、月经期等,可有轻度自发钝痛、胀痛。坏死性龈炎时牙齿可有撑离感和咬合痛。

3.激发痛

牙本质过敏和Ⅱ～Ⅲ龋齿或楔状缺损等,牙髓尚未受侵犯或仅有牙髓充血时,无自发痛,仅在敏感处或病损处遇到物理、化学刺激时才发生疼痛,刺激去除后疼痛即消失。慢性牙髓炎一般无自发痛而主要表现为激发痛,但当刺激去除后疼痛仍持续一至数分钟。咬合创伤引起牙髓充血时也可有对冷、热刺激敏感。

4.咬合痛

牙隐裂和牙根纵裂时,常表现为某一牙尖受力而产生水平分力时引起尖锐的疼痛。牙外伤、急性根尖周炎、急性牙周脓肿等均有明显的咬合痛和叩痛,牙齿挺出感。口腔内不同金属修复体之间产生的流电作用也可使患牙在轻咬时疼痛或与金属器械相接触时发生短暂的电击样刺痛。

以上疼痛除急性牙髓炎患者常不能自行明确定位外,一般都能明确指出痛牙。急性牙髓炎的疼痛常沿三叉神经向同侧对颌或同颌其他牙齿放散,但不会越过中线放散到对侧牙。

(二)初步检查

1.牙体疾病

牙体疾病最常见为龋齿。应注意邻面龋、潜在龋、隐蔽部位的龋齿、充填物下方的继发龋等。此外,如牙隐裂、牙根纵裂、畸形中央尖、楔状缺损、重度磨损、未垫底的深龋充填体、外伤露髓牙、牙冠变色或陈旧的牙冠折断等,均可为病源牙。

叩诊对识别患牙有一定帮助。急性根尖周炎和急性牙周脓肿时有明显叩痛,患牙松动。慢性牙髓炎、急性全部性牙髓炎和慢性根尖周炎、边缘性牙周膜炎、创伤性根周膜炎等,均可有轻至中度叩痛。存在多个可疑病源牙时,叩诊反应常能有助于确定患牙。

2.牙周及附近组织疾病

急性龈乳头炎时可见牙间乳头红肿,触痛,多有食物嵌塞、异物刺激等局部因素。冠周炎多见于下颌第三磨牙阻生,远中及颊舌侧龈瓣红肿,可溢脓。牙周脓肿和逆行性牙髓炎时可探到深牙周袋,后者袋深接近根尖,牙齿大多松动。干槽症可见拔牙窝内有污秽坏死物,骨面暴露,腐臭,触之疼痛。反复急性发作的慢性根尖周炎可在牙龈或面部发现窦道。

急性牙槽脓肿、牙周脓肿、冠周炎等,炎症范围扩大时,牙龈及龈颊沟处肿胀变平,可有波动。面部可出现副性水肿,局部淋巴结肿大、压痛。若治疗不及时,可发展为蜂窝织炎、颌骨骨髓炎等。上颌窦炎引起的牙痛,常伴有前壁的压痛和脓性鼻涕、头痛等。上颌窦肿瘤局部多有膨隆,可有血性鼻涕、多个牙齿松动等。

（三）辅助检查

1.牙髓活力测验

根据对冷、热温度的反应，以及刺激除去后疼痛持续的时间，可以帮助诊断和确定患牙。也可用电流强度测试来判断牙髓的活力和反应性。

2.X线检查

X线检查可帮助发现隐蔽部位的龋齿。髓石在没有揭开髓室顶之前，只能凭X线片发现。慢性根尖周炎可见根尖周围有不同类型和大小的透射区。颌骨内或上颌窦内肿物、埋伏牙、牙根纵裂等也需靠X线检查来确诊。

（晏　燕）

第二节　牙齿松动

正常情况下，牙齿只有极轻微的生理性动度。这种动度几乎不可觉察，且随不同牙位和一天内的不同时间而变动。一般在晨起时动度最大，这是因为夜间睡眠时，牙齿无颌接触，略从牙槽窝内挺出所致。醒后，由于咀嚼和吞咽时的𬌗接触将牙齿略压入牙槽窝内，致使牙齿的动度渐减小。这种24小时内动度的变化，在牙周健康的牙齿不甚明显，而在有𬌗习惯，如磨牙症、紧咬牙者较明显。妇女在月经期和妊娠期内牙齿的生理动度也增加。牙根吸收接近替牙期的乳牙也表现牙齿松动。引起牙齿病理性松动的主要原因如下。

一、牙周炎

牙周炎是使牙齿松动乃至脱落的最主要疾病。牙周袋的形成以及长期存在的慢性炎症，使牙槽骨吸收，结缔组织附着不断丧失，继而使牙齿逐渐松动、移位，终致脱落。

二、𬌗创伤

牙周炎导致支持组织的破坏和牙齿移位，形成继发性𬌗创伤，使牙齿更加松动。单纯的（原发性）𬌗创伤，也可引起牙槽嵴顶的垂直吸收和牙周膜增宽，临床上出现牙齿松动。这种松动在𬌗创伤除去后，可以恢复正常。正畸治疗过程中，受力的牙槽骨发生吸收和改建，此时牙齿松动度明显增大，并发生移位；停止加力后，牙齿即可恢复稳固。

三、牙外伤

牙外伤最多见于前牙。根据撞击力的大小，使牙齿发生松动或折断。折断发生在牙冠时，牙齿一般不松动；根部折断时，常出现松动，折断部位越近牙颈部，则牙齿松动越重，预后也差。有的医师企图用橡皮圈不恰当地消除初萌的上颌恒中切牙之间的间隙，常使橡皮圈渐渐滑入龈缘以下，造成深牙周袋和牙槽骨吸收，牙齿极度松动和疼痛。患儿和家长常误以为橡皮圈已脱落，实际它已深陷入牙龈内，应仔细搜寻并取出橡皮圈。此种病例疗效一般均差，常导致拔牙。

四、根尖周炎

急性根尖周炎：牙齿突然松动，有伸长感，不敢对咬合，叩痛（＋＋）～（＋＋＋）。至牙槽脓肿阶段，根尖部和龈颊沟红肿、波动。这种主要由龋齿等引起的牙髓和根尖感染，在急性期过后，牙多能恢复稳固。

慢性根尖周炎，在根尖病变范围较小时，一般牙不太松动。当根尖病变较大或向根侧发展，破坏较多的牙周膜时，牙可出现松动。一般无明显自觉症状，仅有咬合不适感或反复肿胀史，有的根尖部可有瘘管。牙髓无活力。根尖病变的范围和性质可用 X 线检查来确诊。

五、颌骨骨髓炎

成人的颌骨骨髓炎多是继牙源性感染而发生，多见于下颌骨。急性期全身中毒症状明显，如高热、寒战、头痛、白细胞增至$(10～20)×10^3/L$ 等。局部表现为广泛的蜂窝织炎。患侧下唇麻木，多个牙齿迅速松动，且有叩痛。这是由于牙周膜及周围骨髓腔内的炎症浸润。一旦颌骨内的化脓病变经口腔黏膜或面部皮肤破溃，或经手术切开、拔牙而得到引流，则病程转入亚急性或慢性期。除病源牙必须拔除外，邻近的松动牙常能恢复稳固。

六、颌骨内肿物

颌骨内的良性肿物或囊肿由于缓慢生长，压迫牙齿移位或牙根吸收，致使牙齿逐渐松动。恶性肿瘤则使颌骨广泛破坏，在短时间内即可使多个牙齿松动、移位。较常见的，如上颌窦癌，多在早期出现上颌数个磨牙松动和疼痛。若此时轻易拔牙，则可见拔牙窝内有多量软组织，短期内肿瘤即由拔牙窝中长出，似菜花状。所以，在无牙周病且无明显炎症的情况下，若有一或数个牙齿异常松动者，应提高警惕，进行 X 线检查，以便早期发现颌骨中的肿物。

七、其他

有些牙龈疾病伴有轻度的边缘性牙周膜炎时，也可出现轻度的牙齿松动，如坏死性龈炎、维生素 C 缺乏、龈乳头炎等。但松动程度较轻，治愈后牙齿多能恢复稳固。发生于颌骨的组织细胞增生症，为原因不明的、累及单核-吞噬细胞系统的、以组织细胞增生为主要病理学表现的疾病。当发生于颌骨时，可沿牙槽突破坏骨质，牙龈呈不规则的肉芽样增生，牙齿松动并疼痛；拔牙后伤口往往愈合不良。X 线表现为溶骨性病变，牙槽骨破坏，病变区牙齿呈现"漂浮征"。本病多见于 10 岁以内的男童，好发于下颌骨。其他一些全身性疾病，如 Down 综合征等的患儿，常有严重的牙周炎症和破坏，造成牙齿松动、脱落。牙周手术后的短期内，术区牙齿也会松动，数周内会恢复原来动度。

（张　娜）

第三节　牙　龈　出　血

牙龈出血是口腔中常见的症状，出血部位可以是全口牙龈或局限于部分牙齿。多数患者是在牙龈受到机械刺激（如刷牙、剔牙、食物嵌塞、进食硬物、吮吸等）时流血，一般能自行停止；另有一些情况，在无刺激时即自动流血，出血量多，且无自限性。

一、牙龈的慢性炎症和炎症性增生

这是牙龈出血的最常见原因，如慢性龈缘炎、牙周炎、牙间乳头炎和牙龈增生等。牙龈缘及龈乳头红肿、松软，甚至增生。一般在受局部机械刺激时引起出血，量不多，能自行停止。将局部刺激物（如牙石、牙垢、嵌塞的食物、不良修复体等）除去后，炎症很快消退，出血亦即停止。

二、妊娠期龈炎和妊娠瘤

妊娠期龈炎和妊娠瘤常开始于妊娠的第3～4个月。牙龈红肿、松软、极易出血。分娩后，妊娠期龈炎多能消退到妊娠前水平，而妊娠瘤常需手术切除。有的人在慢性牙龈炎的基础上，于月经前或月经期可有牙龈出血，可能与牙龈毛细血管受性激素影响而扩张、脆性改变等有关。长期口服激素性避孕药者，也容易有牙龈出血和慢性炎症。

三、坏死性溃疡性牙龈炎

坏死性溃疡性牙龈炎为梭形杆菌、口腔螺旋体和中间普氏菌等的混合感染。主要特征为牙间乳头顶端的坏死性溃疡，腐臭，牙龈流血和疼痛，夜间睡眠时亦可有牙龈流血，就诊时亦可见牙间隙处或口角处有少量血迹。本病的发生常与口腔卫生不良、精神紧张或过度疲劳、吸烟等因素有关。

四、血液病

在遇到牙龈有广泛的自动出血，量多或不易止住时，应考虑有无全身因素，并及时做血液学检查和到内科诊治。较常见引起牙龈和口腔黏膜出血的血液病，有急性白血病、血友病、血小板减少性紫癜、再生障碍性贫血、粒细胞减少症等。

五、肿瘤

有些生长在牙龈上的肿瘤，如血管瘤、血管瘤型牙龈瘤、早期牙龈癌等也较易出血。其他较少见的，如发生在牙龈上的网织细胞肉瘤，早期常以牙龈出血为主诉，临床上很容易误诊为牙龈炎。有些转移瘤，如绒毛膜上皮癌等，也可引起牙龈大出血。

六、某些全身性疾病

肝硬化、脾功能亢进、肾炎后期、系统性红斑狼疮等，由于凝血功能低下或严重贫血，均可能出现牙龈出血症状。伤寒的前驱症状有时有鼻出血和牙龈出血。在应用某些抗凝血药物或非甾体抗炎药，如水杨酸、肝素等治疗冠心病和血栓时，易有出血倾向。苯中毒时也可有牙龈被动出血或自动出血。

（吴登辉）

第四节 牙龈肿大

牙龈肿大是诸多牙龈病的一个常见临床表现。

一、病史要点

(1)牙龈肿胀的病程,是突发还是逐渐发展。

(2)有无刷牙出血、食物嵌塞及口呼吸习惯。

(3)是否服用苯妥英钠、硝苯地平、环孢素等药物。

(4)家族中有无牙龈肿大者。

(5)已婚妇女的妊娠情况。

二、检查要点

(1)牙龈肿胀的范围,牙龈质地、颜色。

(2)有无牙列不齐、开唇露齿及口呼吸、舔龈等不良习惯。

(3)详细检查牙周情况。

(4)必要时做组织病理检查。

三、鉴别诊断

(一)慢性炎症性肿大

因长期局部刺激引起,如牙石、牙列拥挤、冠修复体边缘过长、口呼吸及舔龈习惯等。本型病程缓慢,无症状,开始龈乳头和/或龈缘轻度隆起,逐步地增生似救生圈套在牙齿周围。口呼吸引起的牙龈肿大与邻近未暴露的正常牙龈有明显的分界线。

(二)急性炎症性肿大

急性炎症性肿大常见于急性牙龈脓肿、急性牙周脓肿及急性龈乳头炎。

(三)药物性牙龈肿大

该类患者有明显的服药史,如苯妥英钠、环孢素、硝苯地平均可引起牙龈增生。增生的牙龈呈实质性,质地坚实,淡粉红色,仅发生于有牙区,停药后增生的龈组织可逐步消退。

(四)遗传性牙龈纤维瘤病

遗传性牙龈纤维瘤病是一种原因不明的少发病,多有家族史。病变波及牙龈、龈乳头及附着龈,且上、下颌的颊舌面都可广泛受侵,与苯妥英钠引起的牙龈增生不同。肿大的牙龈颜色正常,质地硬似皮革。重者可将牙齿完全盖住,牙齿移位,颌骨变形。表面光滑或呈小结节样。

(五)青春期牙龈肿大

青春期牙龈肿大见于青春期患者,发病部位有局部刺激因素,但炎症和增生反应较明显,虽经治疗不易痊愈,而且易复发。青春期过后经治疗能较快缓解。临床表现同一般慢性炎症性肿大,即牙龈充血水肿,松软光亮,牙间乳头呈球状突起。

(六)妊娠期牙龈肿大

正处于妊娠期的妇女,牙龈鲜红色或暗紫色,松软光亮,极易出血。单个或多个牙间乳头肥大增生,重者形成有蒂或无蒂的瘤状物,应诊断为妊娠期牙龈肿大。

(七)白血病牙龈肿大

牙龈色暗紫或苍白,表面光亮,外形呈不规则的结节状,龈缘处可有坏死的假膜。牙龈自动出血或激惹出血,不易止住。常伴有牙齿松动,全身乏力,低热及相应部位的淋巴结肿大。血常规检查有助诊断。

(八)化脓性肉芽肿牙龈肿大

化脓性肉芽肿牙龈肿大可以呈扁平无蒂的肿大或有蒂的瘤状物,色鲜红或暗红,质地柔软。病损表面有溃疡和脓性分泌物,如果病损时间长可转变为较硬的纤维上皮性乳头状瘤。组织病理检查为慢性炎症细胞浸润的肉芽组织。

(九)浆细胞肉芽肿

牙龈肿大,鲜红色,且松软易碎,极易出血,表面呈分叶状,质地如同肉芽组织。应结合组织病理检查,主要在结缔组织内有大量浸润的浆细胞,或表现为有大量血管和炎症细胞浸润的肉芽肿。

(十)牙龈良性及恶性肿瘤

牙龈良性及恶性肿瘤包括血管瘤、乳头状瘤、牙龈癌等,可结合组织病理检查加以区别。

(姚　晗)

第五节　牙本质过敏

牙本质过敏又称牙齿敏感或牙齿感觉过敏。其症状为牙齿受到外界各种刺激时,如机械性刺激(摩擦、咬硬物等)、温度刺激(冷、热)、化学刺激(酸、甜),所产生的尖锐的异常酸痛感觉。除去刺激物,酸痛感即消失。许多牙体病都可产生此症状,有时牙体组织无病变,全身状态异常时,牙齿也会出现敏感状。

一、病史要点

(1)牙齿敏感症发生的部位。
(2)引起牙齿敏感的刺激因素。
(3)有无外伤史,咬硬物史。
(4)有无牙体病治疗史和修复前的牙体预备史。
(5)全身情况,是否在产褥期、月经期,头颈部是否做过放疗。

二、检查要点

(1)患牙𬌗面、切端、牙颈部是否有牙本质暴露。
(2)在牙本质暴露的部位或牙体硬组织被调磨处,以探针探划牙面是否可找到敏感点。
(3)患牙有无咬颌创伤。

（4）牙髓活力测验反应是否正常。

三、鉴别诊断

凡使牙本质暴露的各种牙体病、牙周病或牙体牙周病治疗术后,均可产生牙本质过敏症。有些患者,牙本质未暴露,但全身处于应激性增高状态,神经末梢敏感性增强,如头颈部大剂量放疗后、产褥期等也可能出现牙齿敏感症。

（一）牙颈部楔状缺损、磨损（包括𬌗面或切端）

此两种牙体病,当硬组织丢失速度快于修复性牙本质形成速度时,则出现牙齿敏感症状。可采用脱敏治疗,暂时缓解症状,或避免冷热刺激,待修复性牙本质形成后,自行恢复。有些楔状缺损或磨损很深已近髓,有可能牙髓已有慢性炎症,应检测牙髓活力,注意与慢性牙髓炎鉴别。牙齿敏感症患牙牙髓活力正常,如活力异常,则为慢性牙髓炎,应进行相应的治疗。

（二）外伤牙折

当牙本质暴露时,即刻出现牙齿敏感症状,应仔细检查有无牙髓暴露,若无,先行护髓治疗,待修复性牙本质形成后,过敏症状消失。若护髓后出现自发痛,则已是牙髓炎,应行相应治疗。

（三）中龋

当龋坏达牙本质浅层即可出现牙齿敏感症。

（四）酸蚀症

发生在从事酸作业的人或长期反酸的胃病患者。由于酸的作用,牙面脱矿呈白垩状,或有黄褐色斑块,或有实质缺损,均产生牙齿敏感症状。

（五）牙隐裂

当隐裂的裂纹深达牙本质时,即可出现牙齿敏感症状。由于隐裂不易被察觉,常贻误治疗时机,发展成牙髓炎。故当牙面无明显磨耗,探划无过敏点时,应注意与早期隐裂鉴别。

（六）牙龈退缩,牙颈部暴露

各种原因所致牙龈退缩,只要使颈部牙本质暴露,均可产生牙齿敏感症状。应注意诊断导致牙龈退缩的疾病,并进行相应治疗。

（七）全身情况处于异常状态时

头颈部放疗患者,妇女月经期、产褥期等,亦会出现牙齿敏感症,均有相应的病史,不难诊断。

（王文卓）

第六节 开 口 困 难

开口困难是指由于各种原因造成根本不能开口或开口甚小者。造成开口困难的原因很多,可分为感染性、瘢痕性、关节性、外伤性、肿瘤源性和精神、神经性等。

一、感染所致的开口困难

（一）下颌智齿冠周炎

下颌智齿冠周炎可以直接累及咬肌和翼内肌,引起肌肉痉挛,造成开口困难。

(二)颌面部深在间隙感染

颞下窝和翼下颌间隙感染刺激翼肌群痉挛造成开口困难。感染的来源常常是上、下磨牙感染扩散或在注射上颌结节、翼下颌传导麻醉时将感染带入。因感染在深部，早期在颜面部无明显红肿症状，不易发现。所以在有上、下磨牙感染或拔牙史，低热，开口困难，并在该间隙的相应部位(如上颌结节后方、翼下颌韧带处)有明显红肿和压痛者应考虑本病。

(三)化脓性下颌关节炎

化脓性下颌关节炎多数在下颌关节附近有化脓性病灶，如中耳炎、外耳道炎等，继之引起下颌关节疼痛，开口困难。检查时可见关节区有红肿，压痛明显，尤其不能上、下牙对猞，稍用力即可引起关节区剧痛。颞下颌关节侧位 X 线片可见关节间隙增宽。

(四)破伤风

由破伤风杆菌引起的一种以肌肉阵发性痉挛和紧张性收缩为特征的急性特异性感染，由于初期症状可表现为开口困难而来口腔科就诊。一般有外伤史。痉挛通常从咀嚼肌开始，先是咀嚼肌少许紧张，继之出现强直性痉挛呈开口困难状，同时还因表情肌的紧缩使面部表情很特殊，形成"苦笑面容"。当颈部、背部肌肉收缩，则形成背弓反张。其他，如咬肌下、下颌下、颊部蜂窝织炎，急性化脓性腮腺炎等，均可发生开口困难，体征表浅，容易诊断。

二、瘢痕所致的开口困难

(一)颌间瘢痕挛缩

常常由坏疽性口炎后在上、下颌间形成大量瘢痕，将上、下颌紧拉在一起而不能开口。一般有口腔颌面部溃烂史，颊侧口腔前庭处能触到索条状瘢痕区，有时还伴有唇颊组织的缺损。

(二)放射性瘢痕

鼻咽部、腮腺区、颞下窝等恶性肿物经大量放疗后，在关节周围有大量放射性瘢痕造成开口困难。开口困难的症状是逐渐发展起来的，以致到几乎完全不能开口。照射区皮肤均有慢性放射反应，如皮肤薄而透明，毛细血管扩张，并可见到深棕色的斑点状色素沉着。

(三)烧伤后瘢痕

由各种物理、化学因素所致口颊部深部烧伤后，逐渐形成大量增生的挛缩瘢痕造成开口困难。

三、颞下颌关节疾病所致的开口困难

(一)关节强直

一般由关节区化脓感染或外伤后关节腔内血肿机化逐渐形成关节融合。关节强直常发病于儿童，逐渐出现开口困难以致最后完全不能开口呈开口困难状。关节强直侧下颌骨发育短小，面部丰满呈圆形；而健侧下颌骨发育较长，面部反而显塌陷狭长。颞下颌关节侧位 X 线片可见患侧关节间隙消失，髁突和关节凹融合成致密团块。少数可由类风湿颞下颌关节炎造成，其特点为常累及两侧并伴有指关节或脊柱关节的类风湿性关节炎，因此，同时可查到手指成梭形强直畸形或脊柱呈竹节样强直畸形。

(二)颞下颌关节盘脱出

急性脱臼后或长期颞下颌关节紊乱病后可使关节盘脱出，脱出的关节盘在髁突运动中成为机械障碍物，甚至可嵌顿在髁突和关节结节之间致不能开口，呈开口困难状。

四、外伤所致的开口困难

(一)颧弓、颧骨骨折

颧弓、颧骨为面侧部突出处,容易被伤及。最常见为呈 M 形颧弓双骨折,骨折片下陷妨碍喙突活动造成开口困难;颧骨体骨折后向下向后移位可使上颌骨和颧骨之间的间隙消失妨碍下颌骨活动造成开口困难。

(二)下颌髁突骨折

下颌髁突颈部是下颌骨结构中的薄弱区,当颏部和下颌体部受到外伤后容易在髁突颈部骨折而造成开口困难。此外,由于局部创伤引起的骨化性咬肌炎也可造成开口困难。新生儿开口困难除破伤风外应考虑由于难产使用高位产钳损伤颞下颌关节所致。

五、肿瘤所致的开口困难

关节区深部肿物可以引起开口困难,因为肿物在深部不易被查出,常误诊为一般颞下颌关节紊乱病而进行理疗。因此,有开口困难而同时存在有脑神经症状者应考虑是否有以下部位的肿物。

(一)颞下窝综合征

颞下窝综合征为原发于颞下窝肿物引起的一种综合征。因肿物侵犯翼肌、颞肌,故常有开口困难。早期有三叉神经第三支分布区持续性疼痛,继之出现下唇麻木,口角皮肤、颊黏膜异常感或麻木感。肿瘤长大时可在上颌后部口腔前庭处触到。

(二)翼腭窝综合征

翼腭窝综合征为原发于翼腭窝肿瘤引起的一种综合征,因肿瘤侵犯翼肌可引起开口困难外,最早出现三叉神经第二支分布区持续性疼痛和麻木,以后可影响眼眶累及视神经。

(三)上颌窦后部癌

肿瘤破坏上颌窦后壁,侵犯翼肌群,可以出现开口困难,并有三叉神经第二支分布区的持续性疼痛和麻木,鼻腔有脓血性分泌物,上颌侧位体层 X 线片见上颌窦后壁骨质破坏。

(四)鼻咽癌

鼻咽癌侵犯咽侧壁,破坏翼板,可影响翼肌群,出现开口困难,并常伴有剧烈头痛、鼻塞、鼻出血、耳鸣、听力障碍及颈部肿块等症状。

六、肌痉挛、神经精神疾病

(一)癔症性开口困难

癔症性开口困难如与全身其他肌痉挛或抽搐症状伴发,则诊断比较容易;但如只出现开口困难症状,则诊断比较困难。此病多发生于女性青年,既往有癔症史,有独特的性格特征。一般在发病前有精神因素,然后突然发生开口困难。用语言暗示或间接暗示(用其他治疗法结合语言暗示),常能解除症状。

(二)颞下颌关节紊乱

咀嚼肌群痉挛型一般由翼外肌痉挛经不适当的治疗或在全身因素影响下(如过度疲劳、精神刺激)引起。主要临床表现为开口困难,X 线片关节像正常。用肌肉松弛剂能立即开口,药物作用过后又开口困难。一般病期较长。

（三）咬肌挛缩

常因精神受刺激后突然发生开口困难,有时查不出诱因。一般发生在一侧咬肌,触时咬肌明显变硬,用钟式听诊器检查有嗡嗡的肌杂音。用2%普鲁卡因溶液封闭肌肉和咬肌神经时,变硬的肌肉可恢复正常,肌杂音可消失或减轻,开口困难症状亦缓解。咬肌挛缩有时可伴有颞肌挛缩。

（叶项伟）

第七节　颌面部麻木

颌面部麻木是因口腔颌面部损伤、炎症或肿瘤等造成支配口面部的三叉神经功能障碍而出现感觉异常、迟钝,甚至痛觉丧失。

一、病史要点

(1)有无外伤、手术、感染、肿瘤史。

(2)麻木的部位,发病的经过及目前情况。

(3)麻木是否进行性加重,有无缓解期。

二、检查要点

(一)检查感觉和肌肉运动

(1)面部触觉、痛觉、温度觉、直接与间接角膜反射,以确定麻木的范围和三叉神经第几支受损。

(2)检查咀嚼肌运动,如下颌有无偏斜、两侧肌张力与收缩力是否相等,有无咀嚼肌萎缩。

(二)检查引起麻木的病因

(1)有外伤史者查上、下颌骨有无骨摩擦音、骨不连续、压痛及异常动度。

(2)有无面部肿胀、多数牙松动及有无发热乏力等症状。

(3)有无颌骨膨隆、牙齿松动、张口受限、下颌偏斜。

三、鉴别要点

(一)外伤

上颌骨、颧骨骨折损伤眶下神经出现上唇、鼻、眶下区麻木;下颌骨骨折出现下唇麻木。患者有外伤史。X线片可见骨折线。

(二)颌骨炎症

急性化脓性中央型骨髓炎因炎症沿下颌管扩散使下牙槽神经受损出现下唇麻木。可有多数牙松动、面部肿胀,并伴全身中毒症状。X线片见骨质密度改变波及下颌管。待炎症控制后麻木可缓解或消失。

(三)手术损伤

拔阻生下颌第三磨牙时,损伤下牙槽神经或舌神经而出现下唇或舌麻木。颌下腺、舌下腺手术时损伤舌神经也引起舌麻木。

（四）肿瘤

1.下颌骨恶性肿瘤

进行性下唇麻木，病灶区牙齿松动、剧烈疼痛。X 线片示弥散溶骨性破坏，下颌管受侵。

2.颞下窝肿瘤

下颌神经分布区持续性疼痛及感觉异常，颊长神经受侵时最早出现颊部麻木。张口受限，下颌向患侧偏。耳鸣、听力下降。CT 扫描可见占位性病变。

3.翼腭窝肿瘤

可为原发或继发恶性肿瘤。眶下区麻木，张口受限。三叉神经第二支持续性疼痛，向磨牙区放射。继发于上颌窦癌者 X 线下可见骨质破坏，CT 扫描示翼腭窝有占位性病变。

（五）颌面部感觉减低或消失

绝大多数是由于三叉神经周围支病变所致，但有时也可能因脑干的三叉神经中枢传导束有关通道病变引起患者三叉神经分布区痛觉、触觉等改变，此时应转神经内科进一步确诊。

（熊智权）

第八节　颌面部局部肿胀

颌面部局部肿胀是由于各种原因致毛细血管壁通透性改变、组织间隙过量积液、淋巴回流障碍及血管及淋巴管畸形的一种病理现象。

一、病史要点

（1）先天性抑或后天性有无外伤、手术、过敏及其他治疗史。

（2）肿胀出现的时间、发展过程。

（3）肿胀范围有无改变，有无全身反应。

（4）肿胀性质质地松软还是较硬，皮肤颜色有无改变等。

二、检查要点

（1）肿胀部位，皮肤色泽。

（2）肿胀质地，有无压痛、波动感、可压缩性或随体位改变其大小。

（3）穿刺液性质、色泽。

三、鉴别要点

（一）血管神经性水肿

突然发作的皮肤和黏膜局限性水肿，数小时或 1～2 天可自行消退。皮肤、黏膜紧张发亮，有胀感，以唇颊为好发区域，也可发生在口底、舌与颈部。如口底和舌根部的肿胀，可影响呼吸。患者体温正常，白细胞计数正常，嗜酸性粒细胞计数可增高。用糖皮质激素药物治疗效果明显。如反复发作则局部组织增厚，药物治疗效果欠佳。

(二)炎性肿胀

患者有牙痛、手术、外伤及结核接触史。炎性肿胀分为副性水肿及炎性浸润肿胀。副性水肿肿胀松软、无痛、皮肤可捏起皱褶，常见于牙槽脓肿所致肿胀。炎性浸润肿胀较硬、疼痛、发红、皮肤光亮、捏不起皱褶，常见于蜂窝织炎，如进一步发展为脓肿形成时穿刺有脓。

(三)损伤性水肿或血肿

损伤部位肿胀、压痛，皮肤伴出血性瘀斑，随着瘀斑的分解和吸收颜色逐渐变浅。挫伤后形成的血肿，开始较软，边界不清，以后逐渐变硬，边界逐渐清楚。伴有骨折时，肿胀或触及骨摩擦音及台阶感。

(四)淋巴管瘤

先天性，呈慢性肿大，边界不清楚，皮肤颜色正常，柔软，无压痛，一般无压缩性。发生在黏膜时表现为孤立或多发性散在小的圆形、囊性结节状或点状病损，浅黄色、柔软，以舌、唇、颊部多见。

(五)血管瘤和血管畸形

发生在颌面部深在的血管瘤局部肿大，皮色正常，侵及皮肤则呈紫色斑。有压缩性，低头试验阳性，穿刺有血液。对海绵状血管瘤(低流速静脉畸形)瘤腔造影有助于诊断。动脉造影有助于诊断蔓状血管瘤(又称动静脉畸形或高流速动静脉畸形)。

(六)手术后淋巴回流不畅

手术后淋巴回流不畅多发生在面颈部手术，尤其颈淋巴结清除术后。因面、颈部静脉与淋巴回流不畅所致。半侧面部肿胀，质地柔软、皮色正常。肿胀与体位有关，平卧时加重，下床活动后减轻。

（余　晴）

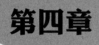

第四章　口腔科常用检查技术

第一节　常规检查技术

一、基本器械

(一)口镜

口镜有平面和凹面两种，主要用于牵拉颊部和推压舌体以便直接观察检查部位；通过镜子反射影像，可对口腔内难以直视的部位进行观察；还可用于聚集光线，增加局部照明，增加检查部位的可视度；金属口镜的柄端亦可用于叩诊。

(二)探针

探针具有尖锐的尖端。一端呈半圆形，用于探诊检查牙齿的窝沟点隙、龋洞、穿髓点、根管口等，亦可探查牙齿表面的敏感范围和程度，还可用于检查皮肤和黏膜的感觉功能；另一端呈三弯形，主要用于检查邻面龋。

(三)镊子

镊子用于夹持物品和检查牙齿松动度。

二、一般检查

(一)问诊

问诊是医师与患者或知晓病情的人交流，了解疾病的发生、发展和诊治过程。问诊是采集病史、诊断疾病的最基本、最重要的手段。问诊内容主要包括主诉、现病史、既往史和家族史。

1.主诉

主诉的记录通常为一句话，应包括部位、症状和患病时间。如"右上后牙冷热刺激痛2周"。

2.现病史

现病史是病史的主体部分，是整个疾病的发生、发展过程。基本内容包括发病情况和患病时间，主要症状和诱因，症状加重或缓解的原因，病情的发展和演变，诊治经过和效果等。

3.既往史

既往史是指患者过去的口腔健康状况、患病情况以及外伤、手术和过敏史等，还包括与口腔疾病有关的全身病史，如高血压、糖尿病、心脏病、血液病等。

4.家族史

家族史是指患者的父母、兄弟、姐妹的健康状况及患病情况,有无遗传性疾病、肿瘤、传染病等。特别是过去的某些疾病与现患疾病之间可能有关或相同时,更应详细询问并记录。

(二)视诊

视诊主要观察口腔和颌面部的改变,视诊时一般按照先口外、后口内,先检查主诉部位、后检查其他部位的顺序检查。

1.全身情况

虽然患者是因口腔疾病就诊,但口腔医师还是应通过视诊对患者的全身状况有初步的了解。例如,患者的精神状态、营养和发育情况等,注意一些疾病可能出现特殊面容或表情特征。

2.颌面部

首先观察面部发育是否正常,左右是否对称,有无肿胀或畸形;皮肤的颜色改变、瘢痕或窦道。如要检查面神经的功能,可观察鼻唇沟有无变浅或消失,可嘱患者闭眼、吹口哨等,观察面部双侧的运动是否协调,眼睛能否闭合,口角是否歪斜等。

3.牙齿及牙列

牙齿的颜色、外形、质地、大小、数目、排列、接触关系;牙体的缺损、着色、牙石、菌斑、软垢、充填体等情况;牙列的完整和缺损;修复体的情况等。

4.口腔软组织

牙周组织颜色、形态、质地的改变,菌斑及牙石的状况,肿胀程度及范围,是否存在窦道,牙龈及其他黏膜的色泽、完整性,有无水肿、溃疡、瘢痕、肿物等。另外,也要注意舌背有无裂纹,舌乳头的分布和变化,舌的运动情况及唇、舌系带情况等。

(三)探诊

探诊是利用探针或牙周探针检查和确定病变部位、范围和组织反应情况,包括牙齿、牙周和窦道等。

1.牙齿

探针主要是用于对龋洞的探诊,以确定部位、范围、深浅、有无探痛等;探查修复体的边缘密合度,确定有无继发龋;确定牙齿的敏感范围、敏感程度。探诊时需注意动作轻柔,特别是深龋,以免刺入穿髓点引起剧痛。

2.牙周组织

可用普通探针探测牙龈表面的质感是松软还是坚实,探查龈下牙石的数量、分布、位置,根面有无龋损或釉珠,以及根分叉处病变情况等。探测牙周袋的深度及附着水平情况时要注意使用牙周探针进行探诊,探诊时支点要稳固,探针与牙长轴方向一致,力量适中,按一定顺序如牙齿的颊与舌侧的近中、中、远中进行探诊并做测量记录,避免遗漏。

3.窦道

窦道常见于患牙根尖区牙龈颊侧,也可发生在舌侧,偶见于皮肤。探诊时可用圆头探针,或将牙胶尖插入窦道并缓慢地推进探测窦道的方向和深度,结合X线片,以探明其来源,帮助寻找患牙或病灶。探诊时应缓慢顺势推进,避免疼痛和损伤。

(四)触诊

触诊是医师用手指在可疑病变部位进行触摸或按压,根据患者的反应和检查者的感觉对病变的硬度、范围、形状、活动度等进行判断的诊断方法。

1.颌面部

对于唇、颊和舌部的病变,可行双指双合诊检查;对于口底和下颌下区病变,可行双手双合诊检查,以便准确了解病变的范围、质地、界限、动度,以及有无波动感、压痛、触痛和浸润等。检查时以一只手的拇指和示指,或双手置于病变部位上下或两侧进行,并按"由后向前"顺序进行。

2.下颌下、颏下、颈部淋巴结

患者取坐位,头稍低,略向检查侧,检查者立于患者的右前或右后方,手指紧贴检查部位,按一定顺序,由浅入深滑动触诊。触诊顺序一般为枕部、耳后、耳前、腮、颊、下颌下及颏下,顺胸锁乳突肌前后缘、颈前后三角直至锁骨上窝。触诊检查时应注意肿大淋巴结所在的部位、大小、数目、硬度、活动度、有无压痛、波动感,以及与皮肤或基底部有无粘连等情况。应特别注意健、患侧的对比检查。

3.颞下颌关节

以双手示指或中指分别置于两侧耳屏前方、髁突外侧,嘱患者做开闭口运动,可了解髁突活动度和冲击感,需注意两侧对比,以协助关节疾病的诊断。另外,以大张口时上、下颌中切牙切缘间能放入患者自己横指(示指、中指和无名指)的数目为依据的张口度检查(表4-1),也是颞下颌关节检查的重要内容。

表 4-1 张口受限程度的检查记录方法和临床意义

能放入的手指数	检查记录	临床意义
3	正常	张口度正常
2	Ⅰ度受限	轻度张口受限
1	Ⅱ度受限	中度张口受限
<1	Ⅲ度受限	重度张口受限

4.牙周组织

用示指指腹触压牙齿的唇、颊或舌侧牙龈,检查龈沟处有无渗出物。也可将示指置于患牙唇(颊)侧颈部与牙龈交界处,嘱患者做各种咬合运动,检查是否有早接触点或干扰,如手感震动较大提示存在创伤。

5.根尖周组织

用指腹扪压可疑患牙根尖部,根据是否有压痛、波动感或脓性分泌物溢出等判断根尖周组织是否存在炎症等情况。

(五)叩诊

叩诊是用平头金属器械,如金属口镜的末端叩击牙齿,根据患者的反应确定患牙的方法。根据叩击的方向可分为垂直叩诊和水平叩诊。垂直叩诊用于检查根尖部有无炎症;水平叩诊用于检查牙齿周围组织有无炎症。

1.结果判断

叩诊结果一般分5级,记录如下。①叩痛(-):反应同正常牙,无叩痛。②叩痛(±):患牙感觉不适,可疑叩痛。③叩痛(+):重叩引起疼痛,轻度叩痛。④叩痛(++):叩痛反应介于(+)和(+++),中度叩痛。⑤叩痛(+++):轻叩引起剧烈疼痛,重度叩痛。

2.注意事项

进行叩诊检查时,一定要与正常牙进行对比,即先叩正常对照牙,后叩可疑患牙。叩诊的力量宜先轻后重,健康的同名牙叩诊以不引起疼痛的最大力度为上限,对于急性根尖周炎的患牙叩诊力度要更小,以免增加患者的痛苦。

(六)咬诊

咬诊是检查牙齿有无咬合痛和有无早接触点的诊断方法。常用的方法如下。

1.空咬法

嘱患者咬紧上、下颌牙或做各种咀嚼运动,观察牙齿有无松动、移位或疼痛。

2.咬实物法

牙隐裂、牙齿感觉过敏、牙周组织或根尖周组织炎症时,咬实物均可有异常反应。检查顺序是先正常牙、再患牙,根据患牙是否疼痛而明确患牙的部位。

3.咬合纸法

将咬合纸置于上、下颌牙列之间,嘱患者做各种咬合运动,根据牙面上所留的印记,确定早接触部位。

4.咬蜡片法

将烤软的蜡片置于上、下颌牙列之间,嘱患者做正中咬合,待蜡片冷却后取下,观察蜡片上最薄或穿破处即为早接触点。

(七)牙齿松动度检查

用镊子进行唇舌向(颊舌向)、近远中向及垂直方向摇动来检查牙齿是否松动。检查前牙时,用镊子夹住切端进行检查;检查后牙时,以镊子合拢抵住后牙面的窝沟进行检查。根据松动的幅度和方向对松动度进行分级(表4-2)。

表 4-2　牙齿松动度的检查方法和分级

检查方法	Ⅰ度	Ⅱ度	Ⅲ度
松动幅度	<1 mm	1～2 mm	>2 mm
松动方向	唇(颊)向	唇(颊)向	唇(颊)向
	垂直向	近、远中向	近、远中向
			垂直向

(八)嗅诊

嗅诊是通过辨别气味进行诊断的方法。有些疾病可借助嗅诊辅助诊断,如暴露的坏死牙髓、坏死性龈口炎、干槽症均有特殊腐败气味。

(九)听诊

颌面部检查中听诊应用较少,但将听诊器放在颌面部蔓状动脉瘤上时,表面可听见吹风样杂音。颞下颌关节功能紊乱时,可借助听诊器辨明弹响性质及时间。

(黄其云)

第二节 特殊检查技术

一、牙髓活力测验

(一)温度测验

牙髓温度测验是通过观察患者对不同温度的反应对牙髓活力状态进行判断的方法。其原理是正常牙髓对温度有一定的耐受范围(20～50 ℃);当牙髓发炎时,疼痛阈值降低,感觉敏感;牙髓变性时阈值升高,感觉迟钝;牙髓坏死时无感觉。温度低于 10 ℃为冷刺激,高于 60 ℃为热刺激。

1.冷测法

可使用小冰棒或冷水,取直径 3～4 mm、长 5～6 mm 一端封闭的塑料管内注满水后置冰箱冷冻制备而成的小冰棒,并置于被测牙的唇(颊)或舌面颈 1/3 或中 1/3 完好的釉面处数秒,观察患者的反应。

2.热测法

将牙胶棒的一端在酒精灯上烤软但不冒烟燃烧(65 ℃左右),立即置于被测牙的唇(颊)或舌面的颈1/3 或中 1/3 釉面处,观察患者的反应。

3.结果判断

温度测验结果是被测可疑患牙与正常对照牙比较的结果,不能简单采用(＋)、(－)表示,其具体表示方法为以下几种。

(1)正常:被测牙与对照牙反应程度相同,表示牙髓正常。

(2)一过性敏感:被测牙与对照牙相比,出现一过性疼痛,但刺激去除后疼痛立即消失,表明可复性牙髓炎的存在。

(3)疼痛:被测牙产生疼痛,温度刺激去除后仍持续一段时间,提示被测牙牙髓存在不可复性炎症。

(4)迟缓或迟钝性疼痛:刺激去除后片刻被测牙才出现疼痛反应,并持续一段时间,或被测牙比对照牙感觉迟钝,提示被测牙处于慢性牙髓炎、牙髓炎晚期或牙髓变性状态。

(5)无反应:被测牙对冷热温度刺激均无感觉,提示被测牙牙髓已坏死。

4.注意事项

用冷水检测时,应注意按先下颌牙后上颌牙,先后牙再前牙的顺序测验,尽可能避免因水的流动而出现假阳性反应。用热诊法时,热源在牙面上停留的时间不应超过 5 秒,以免造成牙髓损伤。

(二)牙髓电活力测验

牙髓电活力测验是通过牙髓活力电测仪来检测牙髓神经对电刺激的反应,主要用于判断牙髓"生"或"死"的状态。

1.方法

吹干、隔湿被测牙(若牙颈部有牙结石需先去除,以免影响检测结果),先将挂钩置于被测牙对侧口角,检查头置于牙唇(颊)面的中 1/3 釉面处,用生理盐水湿润的小棉球或牙膏置于检测部位做导体,调节测验仪上的电流强度,从"0"开始,缓慢增大,待患者举手示意有"麻刺感"时离开牙面,记录读数。先测对照牙,再测可疑患牙。每牙测2～3次,取其中2次相近值的平均值。选择对照牙的顺序为,首选对侧正常同名牙,其次为对颌同名牙,最后为与可疑牙处在同一象限内的健康邻牙。

2.结果判断

牙髓电活力测验只有被测可疑患牙与对照牙相差一定数值时才具有临床意义。被测牙读数低于对照牙说明敏感,高于对照牙说明迟钝,若达最高值无反应,说明牙髓已坏死。

3.注意事项

(1)测试前需告知患者有关事项,说明测验目的。

(2)装有心脏起搏器的患者严禁做牙髓电活力测验。

(3)牙髓活力电测仪工作端应置于完好的牙面上。

(4)牙髓电活力测验不能作为诊断的唯一依据。如患者过度紧张、患牙有牙髓液化坏死、大面积金属充填体或全冠修复时可能出现假阳性结果;若患牙过度钙化、刚受过外伤或根尖尚未发育完全的年轻恒牙则可能会出现假阴性结果。

二、影像学检查

(一)牙片

1.牙体牙髓病

(1)龋病的诊断:牙片有助于了解龋坏的部位和范围,以及有无继发龋和邻面龋,可用于检查龋损的范围及与髓腔的关系(图4-1)。

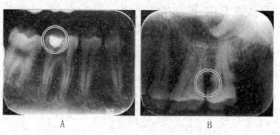

图4-1 牙片辅助诊断牙体牙髓病

A.右下第一磨牙继发龋;B.左上第二磨牙近中邻面龋

(2)非龋性疾病:可协助诊断牙齿的发育异常、牙外伤、牙根折/裂等(图4-2)。

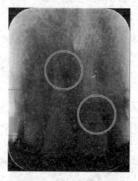

图4-2 牙片辅助诊断非龋性疾病

注:双侧上中切牙牙折

（3）牙髓病及根尖周病的诊断：可用于鉴别根尖周肉芽肿、脓肿或囊肿等慢性根尖周病变。

（4）辅助根管治疗：可用于了解髓腔情况，如髓室、根管钙化和牙内吸收（图4-3）。

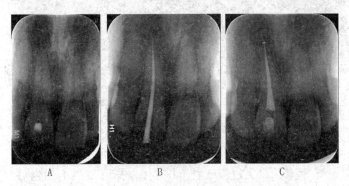

图4-3 X线辅助根管治疗

A.根管治疗术前了解髓腔和根管的解剖形态，评估治疗难易程度；B.治疗术中确定根管工作长度；C.治疗术后检查根充情况，复查评价根管治疗疗效

2.牙周病

（1）牙槽骨吸收类型：水平型吸收多发生于慢性牙周炎患牙的前牙；垂直型吸收，也称角型吸收多发生于牙槽间隔较窄的后牙（图4-4）。

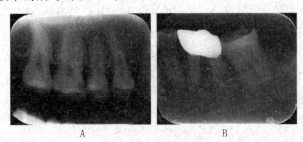

图4-4 牙槽骨吸收

A.牙槽骨高度呈水平状降低，骨吸收呈水平状或杯状凹陷；B.左下第一磨牙远中骨吸收面与牙根间有一锐角形成

（2）牙槽骨吸收程度。①Ⅰ度吸收：牙槽骨吸收在牙根的颈1/3以内。②Ⅱ度吸收：牙槽骨吸收超过根长的1/3，但在根长的2/3以内。③Ⅲ度吸收：牙槽骨吸收超过根长的2/3（图4-5）。

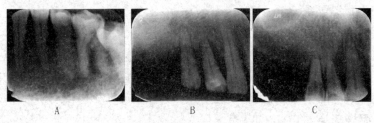

图4-5 牙槽骨吸收程度

A.Ⅰ度吸收；B.Ⅱ度吸收；C.Ⅲ度吸收

3.口腔颌面外科疾病

用于检查阻生牙、埋伏牙、先天性缺牙及牙萌出状态、颌骨炎症、囊肿和肿瘤（图4-6）。

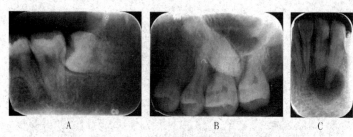

图 4-6　X 线诊断口腔颌面外科疾病
A.阻生牙；B.埋伏牙；C.根尖周囊肿

(二)拾片

当上、下颌根尖或者牙槽骨病变较深或者范围较大，普通牙片不能包括全病变，且无条件拍摄全口牙位曲面体层 X 线片时，常采用拍片来了解病变，一般包括以下几种。

1.上颌前部拾片

上颌前部拾片常用于观察上颌前部骨质变化及乳、恒牙的情况。

2.上颌后部拾片

上颌后部拾片常用于观察一侧上颌后部骨质变化的情况。

3.下颌前部拾片

下颌前部拾片常用于观察下颌颏部骨折及其他颏部骨质变化。

4.下颌横断拾片

下颌横断拾片常用于检查下颌骨体部骨质有无颊、舌侧膨胀，也可用于辅助诊断下颌骨体骨折移位以及异物、阻生牙定位等。以投照软组织条件曝光可用于观察下颌下腺导管结石。

(三)全口牙位曲面体层 X 线片

全口牙位曲面体层 X 线片可分为上颌牙位、下颌牙位及全口牙位 3 种，以全口牙位最常用。其可在一张胶片显示双侧上、下颌骨、上颌窦、颞下颌关节及全口牙齿。主要用于观察上、下颌骨肿瘤、外伤、炎症、畸形等病变及其与周围组织的关系，也适用于张口困难、难以配合牙片拍摄的儿童患者等。

(四)X 线投影测量片

口腔正畸、正颌外科经典的投影测量分析通常应用头颅正位、侧位定位拍摄所获得的 X 线图像，主要用于分析正常及错拾畸形患者的牙、颌、面形态结构，记录颅面生长发育及矫治前后牙、颌、面形态结构的变化。

(五)电子计算机 X 线体层摄影(CT)

在口腔颌面部，CT 主要用于颞下窝、翼腭窝、鼻窦、唾液腺、颌骨及颞下颌关节疾病等的检查。对颌面部骨折，以及肿瘤特别是面深部肿瘤的早期诊断及其与周围重要组织的关系能提供较准确的信息，对指导手术有重要意义。

(六)口腔颌面锥形束 CT(CBCT)检查

CBCT 检查可显示平行于牙弓方向、垂直于牙弓方向和垂直于身体长轴方向的断层影像，可根据临床需要显示曝光范围内任意部位、任意方向的断层影像。多用于埋伏牙、根尖周病变、牙周疾病、颞下颌关节疾病和牙种植术的检查。

与传统 CT 检查相比，CBCT 检查具有许多优点：①CBCT 的体素小，空间分辨率高，图像质量好。②CBCT辐射剂量相对较小,平均剂量是 1.19 mSv,是传统 CT 的 1/400。

(七)磁共振成像(MRI)

MRI 检查主要用于口腔颌面外科肿瘤及颞下颌关节疾病的检查和诊断,尤其是颅内和舌根部良、恶性肿瘤的诊断和定位,以及脉管畸形、血管瘤的诊断和相关血管显像等方面。另外,对炎症和囊肿的检查也有临床参考价值。

三、穿刺检查

穿刺检查主要用于诊断和鉴别颌面部触诊有波动感或非实质性含液体的肿块性质,于常规消毒处理、局部麻醉后,用注射器刺入肿胀物抽取其中的液体等内容物,进行肉眼和显微镜观察。

(一)肉眼观察

通过颜色和性状的观察,初步确定是脓液、囊液还是血液。

(二)显微镜检查

不同液体在镜下有不同特点:脓液主要为中性粒细胞;慢性炎症时多为淋巴细胞;囊液内可见胆固醇结晶和少量炎症细胞;血液主要为红细胞。

(三)注意事项

(1)穿刺应在严格的消毒条件下选用适宜针头进行:①临床上脓肿穿刺多选用 8 号或 9 号粗针;②血管性病变选用 7 号针;③对唾液腺肿瘤和某些深部肿瘤用 6 号针头行穿刺细胞学检查,或称"细针吸取活检",除非特殊需要,多不提倡粗针吸取活检,以免造成癌细胞种植。

(2)穿刺检查应掌握正确的操作方法,注意进针的深度和方向以免损伤重要的组织结构。

(3)临床上如怀疑是颈动脉体瘤或动脉瘤,则禁忌穿刺。

(4)怀疑结核性病变或恶性肿瘤要注意避免因穿刺形成经久不愈的窦道或肿瘤细胞种植性残留。

四、选择性麻醉

选择性麻醉是通过局部麻醉的方法来判定引起疼痛的患牙。当临床难以对两颗可疑患牙做出最后鉴别,且两颗牙分别位于上、下颌或这两颗牙均在上颌但不相邻时,可采用选择性麻醉帮助确诊患牙。

(1)如两颗可疑痛源牙分别位于上、下颌,则对上颌牙进行有效的局部麻醉(包括腭侧麻醉),若疼痛消失,则上颌牙为痛源牙;反之则下颌牙为痛源牙。

(2)如两颗可疑牙均在上颌,则对位置靠前的牙行局部麻醉,若疼痛消失,则该牙为痛源牙;反之则位置靠后的牙为痛源牙。其原因是支配后牙腭根的神经由后向前走行。

五、实验室检查

(一)口腔微生物涂片检查

取脓液或溃疡、创面分泌物进行涂片检查,可观察、分析分泌物的性质和感染菌种,必要时可做细菌培养和抗生素药敏试验,以指导临床用药。

(二)活体组织检查

1.适应证

疑是肿瘤的肿块、长期不愈口腔溃疡(>2 个月)、癌前病变、结核、梅毒性病变、放线菌病及口腔黏膜病变以及术后的标本确诊。

2.注意事项

（1）切取浅表或有溃疡的肿物不宜采用浸润麻醉，也不宜使用染料类消毒剂，黏膜病变标本取材不应少于 0.2 cm×0.6 cm。

（2）急性炎症期禁止活检，以免炎症扩散和加重病情。

（3）血管性肿瘤、血管畸形或恶性黑色素瘤一般不做活组织检查，以免造成大出血或肿瘤快速转移。

（4）范围明确的良性肿瘤，活检时应完整切除。

（5）疑为恶性肿瘤者，做活检的同时应准备手术、化疗或放疗，时间尽量与活检时间间隔短，以免活检切除部分瘤体组织引起扩散或转移。

（三）血液检查

1.急性化脓性炎症

应查血常规、观察白细胞计数、分类计数。如白细胞计数升高提示有感染，但白细胞计数明显升高并有幼稚白细胞，则应考虑白血病。

2.口腔、牙龈出血

口腔黏膜有出血瘀点，有流血不止、术后止血困难，应查血常规、凝血功能和血小板计数。

3.口腔黏膜苍白、舌乳头萎缩、口舌灼痛

应查血红蛋白量和红细胞计数。

4.使用磺胺或抗生素类药物或免疫抑制剂药物

应定期进行血常规检查，注意白细胞变化。

（四）尿检查

重度牙周炎、创口不易愈合的患者，应检查尿常规，检查有无糖尿病。

（黄其云）

第五章　牙体硬组织疾病

第一节　龋　病

一、病因

龋病是以细菌为主的多因素综合作用的结果,主要致病因素包括细菌和牙菌斑生物膜、食物和蔗糖、宿主对龋病的敏感性等。

1890年著名的口腔微生物学家 Miller 第一次提出龋病与细菌有关,即著名的化学细菌学说。该学说认为龋病发生是口腔细菌产酸引起牙体组织脱矿的结果。口腔微生物通过合成代谢酶,分解口腔中碳水化合物,形成有机酸,造成牙体硬组织脱钙。在蛋白水解酶的作用下,牙齿中的有机质分解,牙体组织崩解,形成龋洞。化学细菌学说的基本观点认为,龋病发生首先是牙体硬组织的脱矿溶解,再出现有机质的破坏崩解。Miller 学说是现代龋病病因学研究的基础,阐明了口腔细菌利用碳水化合物产酸、溶解矿物质、分解蛋白质的生物化学过程。Miller 试验如下。

牙齿 ＋ 面包(碳水化合物)＋ 唾液——脱矿

牙齿 ＋ 脂肪(肉类)＋ 唾液——无脱矿

牙齿 ＋ 面包(碳水化合物)＋ 煮热唾液——无脱矿

Miller 试验第一次清楚地说明,细菌是龋病发生的根本原因,细菌、食物、牙齿是龋病发生的共同因素。对细菌在口腔的存在形式没有说明,也未能分离出致龋菌。

1947年,Gottlieb 提出蛋白溶解学说。认为龋病的早期损害首先发生在有机物较多的牙体组织部位,如釉板、釉柱鞘、釉丛和牙本质小管,这些部位含有大量的有机物质。牙齿表面微生物产生的蛋白水解酶使有机质分解和液化,晶体分离,结构崩解,形成细菌侵入的通道。细菌再利用环境中的碳水化合物产生有机酸,溶解牙体硬组织。龋病是牙组织中有机质先发生溶解性破坏,再出现细菌产酸溶解无机物脱矿的结果。该学说未证实哪些细菌能产生蛋白水解酶,动物试验未能证明蛋白水解酶的致龋作用。

1955年,Schatz 提出了蛋白溶解螯合学说。认为龋病的早期是从牙面上的细菌和酶对釉质基质的蛋白溶解作用开始,通过蛋白溶解释放出各种螯合物质包括酸根阴离子、氨基、氨基酸、肽和有机酸等,这些螯合剂通过配位键作用与牙体中的钙形成具有环状结构的可溶性螯合物,溶解牙体硬组织的羟磷灰石,形成龋样损害。螯合过程在酸性、中性及碱性环境下都可以发生,该学说未证实引起病变的螯合物和蛋白水解酶。蛋白溶解学说和蛋白溶解螯合学说的一个共同问题是在自然情况下,釉质的有机质含量低于1%,如此少的有机质要使90%以上的矿物质溶解而引起龋病,该学说缺乏试验性证据。

Miller化学细菌学说和Schatz蛋白溶解螯合学说的支持者们在随后的几十年里展开了激烈的争论,化学细菌学说在很长一段时间占据了主流地位。近六十年来在龋病研究领域的相关基础和临床研究均主要围绕细菌产酸导致牙体硬组织脱矿而展开,龋病病因研究进入了"酸幕时代"时期。

随着近年来对牙菌斑生物膜致病机制的研究进展,特别是对牙周生物膜细菌引起的宿主固有免疫系统失衡进而引起牙周病发生的分子机制的深入研究,人们重新认识到蛋白溶解过程在龋病的发生发展过程中的重要作用。目前认为,细菌酸性代谢产物或环境其他酸性物质引起釉质的溶解后,通过刺激牙本质小管,在牙本质层引起类似炎症的宿主反应过程,继而引起牙本质崩解。值得注意的是牙本质蛋白的溶解和牙本质结构的崩解并不是由"蛋白溶解学说"或"蛋白溶解螯合学说"中所提到的细菌蛋白酶所造成,而是由宿主自身的内源性金属基质蛋白酶(MMPs),如胶原酶所引起。这种观点认为龋病是系统炎症性疾病,龋病和机体其他部位的慢性感染性疾病具有一定的相似性,即龋病是由外源性刺激因素,如细菌的各种致龋毒力因子诱导宿主固有免疫系统失衡,造成组织破坏,牙体硬组织崩解。

随着现代科学技术的发展,大量的新研究方法、新技术和新设备用于口腔医学基础研究,证实龋病确是一种慢性细菌性疾病,在龋病的发生过程中,细菌、牙菌斑生物膜、食物、宿主及时间都起了十分重要的作用,即四联因素学说(图5-1)。该学说认为,龋病的发生必须是细菌、食物、宿主三因素在一定的时间和适当的空间、部位内共同作用的结果,龋病的发生要求有敏感的宿主、致病的细菌、适宜的食物及足够的时间。由于龋病是发生在牙体硬组织上,从细菌在牙齿表面的黏附,形成牙菌斑,到出现临床可见的龋齿,一般需要6~12个月的时间。特殊龋除外,如放射治疗后的猖獗龋。因此,时间因素在龋病病因中有着十分重要的意义,有足够的时间开展龋病的早期发现、早期治疗。四联因素学说对龋病的发生机制作了较全面的解释,被认为是龋病病因的现代学说,被全世界所公认。

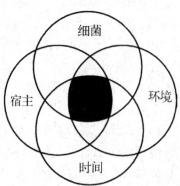

图 5-1　龋病发生的四联因素

(一)细菌因素

龋病是一种细菌性疾病,细菌是龋病发生的最关键因素,大量的研究证明没有细菌就没有龋病。无菌动物试验发现,在无菌条件下饲养的动物不产生龋,使用抗生素能减少龋的发生。由龋损部位分离出的致病菌接种于动物,能引起动物龋或离体牙人工龋损。临床上也发现未萌出的牙不发生龋,一旦暴露在口腔中与细菌接触就可能发生龋。

口腔中的细菌有 500 余种,与龋病发生关系密切的细菌必须具备较强的产酸力、耐酸力;能利用糖类产生细胞内外多糖;对牙齿表面有强的黏附能力;合成蛋白溶解酶等生物学特性,目前认为变异链球菌、乳酸杆菌、放线菌等与人龋病发生有着密切的关系。

细菌致龋的首要条件是必须定植在牙齿表面,克服机械、化学、物理、免疫的排异作用,细菌产生的有机酸需对抗口腔中强大的缓冲系统,常难以使牙体组织脱矿。只有在牙菌斑生物膜特定微环境条件下,细菌产生有机酸聚积,造成牙齿表面 pH 下降,矿物质重新分布,出现牙体硬组织脱矿产生龋。因此,牙菌斑生物膜是龋病发生的重要因素。

(二)牙菌斑生物膜

20 世纪 70 年代以后,随着科学技术的发展,对细菌致病有了新的认识。1978 年美国学者 Bill Costerton 率先进行了细菌生物膜的研究,并提出了生物膜理论。随后细菌生物膜真正作为一门独立学科而发展起来,其研究涉及微生物学、免疫学、分子生物学、材料学和数学等多学科。90 年代后,美国微生物学者们确立了"细菌生物膜"这个名词,将其定义为附着于有生命和无生命物体表面被细菌胞外大分子包裹的有组织的细菌群体。这一概念认为在自然界、工业生产环境(如发酵工业和废水处理)以及人和动物体内外,绝大多数细菌是附着在有生命或无生命的表面,以细菌生物膜的方式生长,而不是以浮游方式生长。细菌生物膜是细菌在各种物体表面形成的高度组织化的多细胞结构,细菌在生物膜状态下的生物表型与其在浮游状态下具有显著差异。

人类第一次借助显微镜观察到的细菌生物膜就是人牙菌斑生物膜。通过激光共聚焦显微镜(confocal scanning laser microscopy,CSLM)结合各种荧光染色技术对牙菌斑生物膜进行了深入研究,证明牙菌斑生物膜是口腔微生物的天然物膜。口腔为其提供营养、氧、适宜的温度、湿度和 pH。牙菌斑生物膜是黏附在牙齿表面以微生物为主体的微生态环境,微生物在其中生长代谢、繁殖衰亡,细菌的代谢产物,如酸和脂多糖等,对牙齿和牙周组织产生破坏。牙菌斑生物膜主要由细菌和基质组成,基质中的有机质主要有不可溶性多糖、蛋白质、脂肪等,无机质包含钙、磷、氟等。

牙菌斑生物膜的基本结构包括基底层获得性膜,中间层和表层(图 5-2)。唾液中的糖蛋白选择性地吸附在牙齿表面形成获得性膜,为细菌黏附与定植提供结合位点。细菌黏附定植到牙菌斑生物膜表面形成成熟的生物膜一般需要 5～7 天时间。对牙菌斑生物膜的结构研究发现,菌斑成熟的重要标志是在牙菌斑生物膜的中间层形成丝状菌成束排列,球菌和短杆菌黏附其表面的栅栏状结构,在表层形成以丝状菌为中心,球菌或短杆菌黏附表面的谷穗状结构(图 5-3)。

牙菌斑生物膜一经形成,紧密附着于牙齿表面,通过常用的口腔卫生措施如刷牙并不能有效消除。紧靠牙齿表面的牙菌斑生物膜的深层由于处于缺氧状态,非常有利于厌氧菌的生长代谢,细菌利用糖类进行无氧代谢,产生大量的有机酸,堆积在牙菌斑生物膜与牙齿表面之间的界面,使界面 pH 下降,出现脱矿导致龋病。牙菌斑生物膜是龋病发生的必要条件,没有菌斑就没有龋病。动物试验和流行病学调查研究表明控制菌斑能有效地减少龋病发生。

关于牙菌斑生物膜的致龋机制有三种主流学说。

1.非特异性菌斑学说

龋病不是口腔或牙菌斑生物膜中特殊微生物所致,而是牙菌斑生物膜中细菌共同作用的结果,细菌所产生的致病性产物超过了机体的防卫能力,导致龋病。

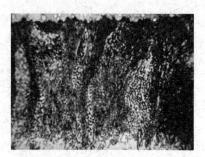

图 5-2　牙菌斑生物膜的基本结构

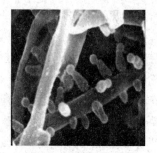

图 5-3　谷穗状结构

2.特异性菌斑学说

龋病是由牙菌斑生物膜中的特殊细菌引起的,这些特殊细菌就是与龋病发生关系密切的致龋菌。研究已经证实,牙菌斑生物膜中与龋病发生关系密切的致龋菌都是口腔常驻微生物群,非致龋菌在条件适宜时也可以引起龋病。

3.生态菌斑学说

牙菌斑生物膜致龋的最新学说,认为牙菌斑生物膜内微生物之间、微生物与宿主之间处于动态的生态平衡,不发生疾病;一旦条件改变,如摄入大量的糖类食物、口腔内局部条件的改变、机体的抵抗力下降等,正常口腔微生态失调,正常口腔或牙菌斑生物膜细菌的生理性组合变为病理性组合,一些常驻菌成为条件致病菌,产生大量的致病物质,如酸性代谢产物,导致其他非耐酸细菌生长被抑制,产酸耐酸菌过度生长,最终引起牙体硬组织脱矿,发生龋病。根据生态菌斑学说的基本观点,龋病有效防治的重点应该是设法将口腔细菌的病理性组合恢复为生理性的生态平衡。

(三)食物因素

食物是细菌致龋的重要物质基础。食物尤其是碳水化合物通过细菌代谢作用于牙表面,引起龋病。

碳水化合物是诱导龋病最重要的食物,尤其是蔗糖。糖进入牙菌斑生物膜后,被细菌利用产生细胞外多糖,参与牙菌斑生物膜基质的构成,介导细菌对牙齿表面的黏附、定植。合成的细胞内多糖是细菌能量的储存形式,保持牙菌斑生物膜持续代谢。糖进入牙菌斑生物膜的外层,氧含量较高,糖进行有氧氧化,产生能量供细菌生长、代谢。牙菌斑生物膜的深层紧贴牙齿表面,由于缺氧或需氧菌的耗氧,进行糖无氧酵解,产生大量的有机酸并堆积在牙齿与牙菌斑生物膜之间的界面内,不易被唾液稀释,菌斑 pH 下降,脱矿致龋。

细菌产生的有机酸有乳酸、甲酸、丁酸、琥珀酸,其中乳酸量最多。糖的致龋作用与糖的种类、糖的化学结构与黏度、进糖时间与频率等有十分密切的关系。葡萄糖、麦芽糖、果糖、蔗糖可以使菌斑 pH 下降到 4.0 或更低;乳糖、半乳糖使菌斑 pH 下降到 5.0;糖醇类,如山梨醇、甘露醇不被细菌利用代谢产酸,不降低菌斑 pH。淀粉因相对分子质量大,不易扩散入生物膜结构中,不易被细菌利用。含蔗糖的淀粉食物则使菌斑 pH 下降更低,且持续更长的时间。糖的致龋性能大致可以排列为:蔗糖>葡萄糖>麦芽糖、乳糖、果糖>山梨糖醇>木糖醇。蔗糖的致龋力与其分子结构中单糖部分共价键的高度水解性有关。

龋病"系统炎症性学说"认为,碳水化合物除了为产酸细菌提供代谢底物产酸及介导细菌生物膜的黏附外,其致龋的另一重要机制是通过抑制下丘脑对腮腺内分泌系统的控制信号。腮腺除了具有外分泌功能(唾液的分泌)外,还具有内分泌功能,可控制牙本质小管内液体的流动方向。正常情况下,在下丘脑-腮腺系统的精密控制下,牙本质小管内液体由髓腔向釉质表面流动,有利于牙体硬组织营养成分的供给和牙齿表面堆积的酸性物质的清除。研究发现,高浓度碳水化合物可能通过升高血液中氧自由基的量,抑制下丘脑对腮腺内分泌功能的调节。腮腺内分泌功能的抑制将导致牙本质小管内液体流动停滞甚至逆转,进而使牙体组织更容易受到细菌产酸的破坏。由于牙本质小管液体的流动还与牙本质发育密切相关,对于牙本质尚未发育完成的年轻人群,高浓度碳水化合物对牙本质小管液体流动方向的影响还可能直接影响其牙本质的发育和矿化,该理论一定程度上科学解释10岁以下年龄组常处于龋病高发年龄段这一流行病学调查结果。

食物中的营养成分有助于牙发育。牙齿萌出前,蛋白质能影响牙齿形态、矿化程度,提高牙齿自身的抗龋能力。纤维性食物如蔬菜、水果等不易黏附在牙齿表面,有一定的清洁作用,能减少龋病的发生。根据"系统炎症性学说",龋病的发生与细菌代谢产物刺激产生的大量氧自由基与机体内源性抗氧自由基失衡进而导致牙体组织的炎性破坏有关。因此,通过进食水果、蔬菜可获取外源性抗氧化剂中和氧自由基的促炎作用,对维持牙体硬组织的健康具有潜在作用。

(四)宿主因素

不同个体对龋病的敏感性是不同的,宿主对龋的敏感性包括唾液成分、唾液流量、牙齿形态结构以及机体的全身状况等。

1.牙齿

牙齿的形态、结构、排列和组成受到遗传、环境等因素的影响。牙体硬组织矿化程度、化学组成、微量元素等直接关系到牙齿的抗龋力。牙齿点隙窝沟是龋病的好发部位,牙齿排列不整齐、拥挤、重叠等易造成食物嵌塞,产生龋病。

2.唾液

唾液在龋病发生中起着十分重要的作用。唾液是牙齿的外环境,影响牙发育。唾液又是口腔微生物的天然培养基,影响细菌的黏附、定植、牙菌斑生物膜的形成。唾液的质和量、缓冲能力、抗菌能力及免疫能力与龋病的发生有密切关系,唾液的物理、化学、生物特性的个体差异也是龋病发生个体差异的原因之一。

唾液钙、磷酸盐及钾、钠、氟等无机离子参与牙齿生物矿化,维持牙体硬组织的完整性,促进萌出后牙体硬组织的成熟,也可促进脱矿组织的再矿化。重碳酸盐是唾液重要的缓冲物质,能稀释和缓冲细菌产生的有机酸,有明显的抗龋效应。唾液缓冲能力的大小取决于重碳酸盐的浓度。

唾液蛋白质在龋病的发生中起重要的作用。唾液黏蛋白是特殊类型的糖蛋白,吸附在口腔黏膜表面形成一种保护膜,阻止有害物质侵入体内。黏蛋白能凝集细菌,减少对牙齿表面的黏附。唾液糖蛋白能选择性地吸附在牙齿表面形成获得性膜,为细菌黏附提供了有利条件,是牙菌斑生物膜形成的第一步,获得性膜又称为牙菌斑生物膜的基底层,也可以阻止细菌有机酸对牙齿的破坏。富脯蛋白、富酪蛋白、多肽等能与羟磷灰石结合,在维护牙完整性、获得性膜的形成、细菌的黏附定植中起重要的作用,唾液免疫球蛋白还能阻止细菌在牙齿表面的黏附。

3.遗传因素

遗传因素对宿主龋易感性也具有一定的影响。早在20世纪30年代就有学者对龋病发生与宿主遗传因素的关联进行了调查研究分析。直到近年来随着全基因组关联分析(genome wide association study,GWAS)在人类慢性疾病研究领域的盛行,学者们逐渐开始试图通过基因多形性分析定位与人类龋病发生相关的基因位点。已发现个别与唾液分泌、淋巴组织增生、釉质发育等相关基因位点的突变与宿主龋病易感性相关,由于龋病的发生还受到细菌生化反应及众多不可预知环境变量因素的影响,关于龋病全基因组关联分析研究的数量还较少,目前尚不能对宿主基因层面的遗传因素和龋病易感性的相关性做出明确的结论。作为困扰人类健康最重要的口腔慢性疾病,宿主与口腔微生物间的相互作用和进化关系,将导致宿主遗传因素在龋病的发生过程中起到重要的作用。

(五)时间因素

龋病是发生在牙体硬组织的慢性破坏性疾病,在龋病发生的每一个阶段都需要一定的时间才能完成。从唾液糖蛋白选择性吸附在牙齿表面形成获得性膜、细菌黏附定植到牙菌斑生物膜的形成,从糖类食物进入口腔被细菌利用产生有机酸到牙齿脱矿等均需要时间。从牙菌斑生物膜的形成到龋病的发生一般需要 6~12 个月的时间。在此期间,对龋病的早期诊断、早期干预和预防能有效地降低龋病的发生。因此,时间因素在龋病发生、发展过程和龋病的预防工作领域具有十分重要的意义。

值得注意的是,四联因素必须在特定的环境中才易导致龋病,这个特定的环境往往是牙上的点隙裂沟和邻面触点龈方非自洁区。这些部位是龋病的好发区,而在光滑牙面上很难发生龋病。在龋病的好发区,牙菌斑生物膜容易长期停留,为细菌的生长繁殖、致病创造了条件。同时,这些好发区多为一个半封闭的生态环境,在这样一个环境内,营养物、细菌等容易进入,使环境内产生的有害物质不易被清除,好发区的氧化还原电势相对较低,有利于厌氧菌及兼性厌氧菌的生长和糖酵解产酸代谢的发生,细菌酸性代谢产物在牙菌斑生物膜内堆积,将抑制非耐酸细菌的生长,导致产酸耐酸菌的过度生长,最终导致牙菌斑生物膜生态失衡,形成龋病。

(六)与龋病发生相关的其他环境因素

流行病学研究显示,环境因素,如宿主的行为习惯、饮食习惯等与龋病的发生显著相关。宿主的社会经济地位(socio economical status,SES)与龋病的发生也有密切关系。较低的社会经济地位与宿主的受教育程度,对自身健康状态的关注度和认知度,日常生活方式、饮食结构及获取口腔医疗的难易程度密切相关。上述各种因素结合在一起,在龋病发生和发展过程中扮演了重要地位。进一步研究发现,口腔卫生习惯与社会经济地位及受教育程度也密切相关,而刷牙的频率对于龋病的发生和发展程度有显著的影响,宿主居住环境的饮用水是否含氟对龋病的发生也有一定的影响。家庭成员的多少与龋病的发生也有密切关系,流行病学调查显示,来自具有较多家庭成员家庭的宿主往往具有较高的 DMFT 指数。

二、临床表现

龋病的破坏过程是牙体组织内脱矿与再矿化交替进行的过程,当脱矿速度大于再矿化,龋病发生。随着牙体组织的无机成分溶解脱矿,有机组织崩解,病损扩大,从釉质进展到牙本质。在这个病变过程中,牙体组织出现色、质、形的改变。

(一)牙齿光泽与颜色改变

龋病硬组织首先累及釉质,釉柱和柱间羟磷灰石微晶体脱矿溶解,牙体组织的折光率发生变化。病变区失去半透明而成为无光泽的白垩色;脱矿的釉质表层孔隙增大,易于吸附外来食物色素,患区即可能呈现棕色、褐色斑。龋坏牙本质也出现颜色改变,呈现灰白、黄褐甚至棕黑色。龋洞暴露时间越长,进展越慢,颜色越深。外来色素、细菌代谢色素产物,牙本质蛋白质的分解变色物质,共同造成了龋坏区的变色。

(二)牙体组织缺损

龋病由于不断地脱矿和溶解而逐步发展,随时间的推移,出现由表及里的组织缺损。早期龋在釉质表现为微小表层损害,逐步沿釉柱方向推进,并在锐兹线上横向扩展,形成锥状病变区。由于釉柱排列的方向,在光滑牙面呈放射状,在点隙裂沟区呈聚合状,光滑牙面上锥形龋损的顶部位于深层,点隙裂沟内锥形龋损的顶部位于表层(图5-4)。

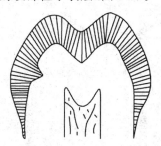

图 5-4　龋损的锥形病变

牙本质内矿物质含量较少,龋病侵入牙本质后,破坏速度加快,并易沿釉牙本质界及向深层扩展,牙本质发生龋损时,由于顺着釉牙本质界扩展,可以使部分釉质失去正常牙本质支持成为无基釉。无基釉性脆,咀嚼过程中不能承受咬合力时,会碎裂、破损,最终形成龋洞。

(三)牙齿光滑度和硬度改变

釉质、牙骨质或牙本质脱矿后都会出现硬度下降。临床上使用探针检查龋坏变色区有粗糙感,失去原有的光滑度。龋坏使牙体组织脱矿溶解后,硬度下降更为明显,呈质地软化的龋坏组织用手工器械即可除去。

(四)进行性破坏

牙齿一旦罹患龋病,就会不断地、逐渐地被破坏,由浅入深,由小而大,牙体组织被腐蚀,成为残冠、残根。牙体组织破坏的同时,牙髓组织受到侵犯,引起牙髓炎症,甚至牙髓坏死,引起根尖周病变。这一过程可能因机体反应的不同,持续时间的长短有所差异。牙体硬组织一旦出现缺损,若不经过治疗,或龋病发生部位的环境不变,病变过程将不断发展,难以自动停止,缺失的牙体硬组织不能自行修复愈合。

(五)好发部位

龋病的发生,必然首先要在坚硬的牙齿表面上出现一处因脱矿而破坏了完整性的突破点,这个突破点位于牙菌斑生物膜——牙齿表面的界面处。如果牙菌斑生物膜存在一个短时期就被清除,如咀嚼或刷洗,脱矿作用中断,已出现的脱矿区可由于口腔环境的再矿化作用得以修复。

牙齿表面一些细菌易于藏匿而不易被清除的隐蔽区就成为牙菌斑生物膜能长期存留而引起龋病的好发部位。临床上将这些部位称为牙齿表面滞留区,常见的有点隙裂沟的凹陷、两牙邻接面触点的区域、颊(唇)面近牙龈的颈部(图5-5)。牙面自洁区指咀嚼运动中,借助于颊(唇)肌和舌部运动、纤维类食物的摩擦及唾液易于清洗的牙齿表面。在这些部位细菌不易定居,故不易形成牙菌斑生物膜,龋病也就不易发生。自洁区是牙尖、牙嵴、牙面轴角和光滑面部位。

1.好发牙

由于不同牙的解剖形态及其生长部位的特点有别,龋病在不同牙的发生率也不同。流行病学调查资料表明,乳牙列中以下颌第二乳磨牙患龋最多,顺次为上颌第二乳磨牙、第一乳磨牙、乳上前牙,患龋最少的是乳下前牙(图 5-6)。在恒牙列中,患龋最多的是下颌第一磨牙,顺次为下颌第二磨牙、上颌第一磨牙、上颌第二磨牙、前磨牙、第三磨牙、上前牙,最少为下前牙(图 5-7)。

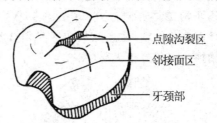

图 5-5　牙齿表面滞留区

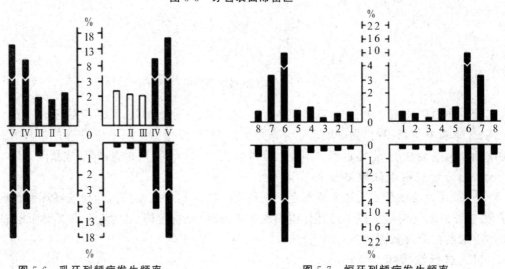

图 5-6　乳牙列龋病发生频率　　　　　　图 5-7　恒牙列龋病发生频率

从不同牙的患龋率情况来看,牙面滞留区多的牙,如点隙沟最多的下颌第一磨牙和形态酷似它的第二乳磨牙,其患龋率最高;牙面滞留区最少的下前牙,龋病发生最少。下颌前牙舌侧因有下颌下腺和舌下腺在口底的开口,唾液的清洗作用使其不易患龋病。

2.好发牙面

同一个牙上龋病发病最多的部位是咬合面,其次是邻面、颊(唇)面,最后是舌(腭)面。

面是点隙裂沟滞留区最多的牙面,其患龋也最多,特别是青少年中。邻面触点区在接触紧密,龈乳突正常时,龋病不易发生。但随着年龄增长,触点磨损,牙龈乳突萎缩或牙周疾病导致邻面间隙暴露,形成的滞留区中食物碎屑和细菌均易于堆积隐藏,难于自洁,也不易人工刷洗,龋病发生频率增加。

唇颊面是牙齿的光滑面,有一定的自洁作用,也易于牙刷清洁,后牙的颊沟,近牙龈的颈部是滞留区,龋病易发生。在舌腭面既有舌部的摩擦清洁,滞留区又少,很少发生龋齿。在某些特殊情况下,如牙齿错位、扭转、阻生、排列拥挤时,可以在除邻面以外的其他牙面形成滞留区,牙菌斑生物膜长期存留,发生龋病。

3.牙面的好发部位

第一和第二恒磨牙龋病最先发生的部位以中央点隙为最多,其次为𬌗面的远中沟、近中沟、颊沟和近中点隙。在点隙裂沟内,龋损最早发生于沟底部在沟的两侧壁,随着病变扩展,才在沟裂底部融合。在牙的邻接面上,龋损最早发生的部位在触点的龈方。该部位的菌斑极易长期存留,而不易被清除(图 5-8)。

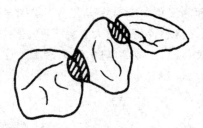

图 5-8　龋病好发部位

三、临床分类

根据龋病的临床损害模式,临床上,龋病可以根据破坏进展的速度,龋损发生在牙面的解剖学部位,以及龋损破坏的深度进行分类。

(一)按龋损破坏的进展速度分类

1.急性龋

急性龋多见于儿童或青年人。病变进展速度较快,病变组织颜色较浅,呈浅棕色,质地较软而且湿润,很容易用挖器剔除,又称湿性龋。急性龋病变进展较快,修复性牙本质尚未形成,或者形成较少,容易波及牙髓组织,产生牙髓病变。

2.猖獗龋

猖獗龋是一种特殊龋病,破坏速度快,多数牙在短期内同时患龋,常见于颌面部及颈部接受放射治疗的患者,又称放射性龋。Sjgren综合征患者,一些有严重全身性疾病的患者中,由于唾液缺乏或未注意口腔卫生,亦可能发生猖獗龋。

冰毒(甲基苯丙胺)吸食者口腔也常见猖獗龋,俗称"冰毒嘴",可能与冰毒在体内产生大量氧自由基,破坏下丘脑细胞线粒体功能,抑制下丘脑-腮腺内分泌系统对牙本质小管液体正常流动速度和方向的调控相关。

3.慢性龋

慢性龋临床上多见,牙体组织破坏速度慢,龋坏组织染色深,呈黑褐色,病变组织较干硬,又称干性龋。

4.静止龋

静止龋是由于在龋病发展过程中环境发生变化,隐蔽部位变得开放,原有致病条件发生了变化,龋病不再继续进行,但损害仍保持原状,处于停止状态。邻面龋损由于相邻牙被拔除,受损的表面容易清洁,牙齿容易受到唾液缓冲作用和冲洗力的影响,龋病病变进程自行停止,咬合面的龋损害,由于咀嚼作用,可能将龋病损害部分磨平,菌斑不易堆积,病变因而停止,成为静止龋。

(二)按龋损发生在牙面上的解剖部位分类

根据牙齿的解剖形态,龋病可以分为两类,一是窝沟龋,二是光滑面龋,包括邻面和近颈缘或近龈缘的牙面。

1.窝沟龋

牙齿的咬合面窝沟是釉质的深盲道,不同个体牙面上窝沟的形态差异较大。形态学上窝沟可以分为很多类型:V型,窝沟的顶部较宽,底部逐渐狭窄;U型,从顶到底部窝沟的宽度相近;I型,窝沟呈一非常狭窄的裂缝;IK型,窝沟呈狭窄裂缝带底部宽的间隙。关于牙发育过程中窝沟的形成以及不同个体、不同牙齿,窝沟的形态差异是牙发育生物学研究的重要领域。

59

窝沟的形态和窝沟口牙斜面的夹角大小与龋病发病和进展速度密切相关。窝沟宽浅者较深窄者不易发生龋损,窝沟口斜面夹角小者比夹角大者易于产生龋损。在窝沟发生龋病时,损害从窝沟基底部位窝沟侧壁产生损害,最后扩散到基底,龋损沿着釉柱方向发展而加深,达到牙本质,沿釉牙本质界扩散(图5-9)。

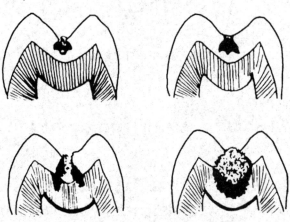

图 5-9　窝沟龋的发展过程

　　窝沟龋损可呈锥形破坏,锥形的底部朝牙本质,尖向釉质表面,狭而深的窝沟处损害更为严重,龋病早期釉质表面没有明显破坏,这类龋损又称潜行性龋。

　　2.平滑面龋

　　平滑面龋是发生在点隙窝沟的龋损,分为邻面龋和颈部龋。邻面龋是发生于近远中触点处的损害,颈部龋则发生于牙颊面或舌面,靠近釉牙骨质界处。釉质平滑面龋病损害呈三角形,其底朝釉质表面,尖向牙本质。当损害达到釉牙本质界时,损害沿釉牙本质界向侧方扩散,在正常釉质下方逐渐发生潜行性破坏。

　　3.牙根面龋

　　由于牙颈部的暴露,龋病会在牙根面发生,可以从牙骨质或直接从牙本质表面形成牙根面龋。这种类型的龋病损害主要发生于牙龈退缩、根面外露的老年人牙列。由于牙骨质和牙本质的有机成分多于釉质,龋损的破坏速度快。现代人群中的根面龋,最常发生于牙根的颊面和舌面。

　　4.线形釉质龋

　　线形釉质龋是一种非典型性龋病损害,常见于拉丁美洲和亚洲的儿童乳牙列。这种损害主要发生于上颌前牙唇面的新生线处或更确切地说是新生带。新生带代表出生前和出生后形成的釉质的界限,是所有乳牙具有的组织学特征。乳上颌前牙釉质表面的新生带部位产生的龋病损害呈星月形,其后续牙对龋病的易感性也较强。

　　(三)按龋损破坏的深度分类

　　根据病变深度龋病可以分为浅龋、中龋和深龋。这种分类方法在临床上最为常用。

　　1.浅龋

　　浅龋指牙冠部釉质龋和牙根部牙骨质龋。龋损涉及釉质或牙骨质浅层,患者一般无症状,釉质出现黄褐色、黑棕色改变,没有形态和质地的改变。

2.中龋

龋病从釉质发展到了牙本质浅层,称为中龋。牙本质的成分中矿物质含量明显少于釉质,结构上也因牙本质小管的存在,易于被细菌侵入,龋病横向沿牙釉本质界迅速扩展,纵向顺牙本质小管深入,脱矿的牙本质变软变色,使龋坏部位上方形成无基釉,随着龋损不断扩展,无基釉不胜咀嚼负荷而折裂、崩塌,暴露出下方已龋坏的牙本质,形成龋洞。

患中龋时,牙本质受到病损破坏,细菌及其代谢产物和口腔内各种刺激,均作用于牙本质-牙髓复合体,令暴露的牙本质部位产生死区和钙化区,相关的牙髓部位形成修复性牙本质,可起到一定减缓刺激及保护牙髓的作用。

3.深龋

深龋是指牙本质深层龋。龋病在牙本质深层易于扩散而形成较深的开放龋洞。深龋牙本质暴露较多,深洞底仅余薄层牙本质,病变区已接近牙髓,外界刺激通过牙本质-牙髓复合体的传导和反应,可能出现牙髓组织的病变。

牙本质-牙髓复合体反应与龋病类型有关。急性深龋的修复性反应较少,脱矿性破坏区较宽,再矿化牙本质修复区很窄,微生物一般存在于外层的腐败区,牙髓组织有明显的反应,修复性牙本质缺乏。反之,慢性深龋的修复性反应强,脱矿破坏区较窄,再矿化牙本质修复区较宽,但微生物有可能存在于脱矿区或再矿化区内,牙髓组织轻度病变,有修复性牙本质形成。

(四)按龋损发生与牙体修复治疗的关系分类

1.原发龋

未经治疗的龋损称为原发龋。

2.继发龋

龋病经充填治疗后,在充填区再度发生的龋损称为继发龋。常发生于充填物边缘或窝洞周围牙体组织上,也可因备洞时龋坏组织未除净,以后发展而成。继发龋又分为洞缘继发龋和洞壁继发龋,常需重新充填。

3.余留龋

余留龋是手术者在治疗深龋时,为防止穿通牙髓,于洞底有意保留下来的少量软龋,经过药物特殊处理,龋坏不再发展,这和继发龋有所不同。

(五)其他龋病分类

临床上按照龋损破坏的牙面数可以分为单面龋;复面龋;多面龋是指一颗牙上有两个以上的牙面发生龋损,但不联结在一起;复杂龋指龋损累及3个及3个以上牙面。复面龋或复杂龋的各面损害可以相互连接,也可相互不连接。

四、诊断

龋病是一种慢性进行性、破坏性疾病。从细菌开始在牙齿表面的黏附与定植,形成牙菌斑生物膜,到引起临床上肉眼可见的龋损发生,一般需要6~12个月的时间。对龋病的早期诊断、早期治疗、早期预防有着十分重要的意义,它能有效地阻止龋病的进一步发展。一般情况下,用常规检查器械即可做出正确诊断,对某些疑难病例,可以采用X线照片或其他的特殊检查方法。

(一)常规诊断方法

1.视诊

对患者主诉区龋病好发部位的牙齿进行仔细检查,注意点隙裂沟区有无变色发黑,周围有无呈白垩色或灰褐色釉质,有无龋洞形成;邻面边缘嵴区有无釉质下的墨渍变色,有无可见的龋洞。对牙冠颈缘区的观察应拉开颊部,充分暴露后牙颊面,以免漏诊。视诊应对龋损是否存在,损害涉及的范围程度,得出初步印象。

2.探诊

运用尖锐探针对龋损部位及可疑部位进行检查。检查时应注意针尖部能否插入点隙裂沟及横向加力能否钩挂在点隙中。如龋洞已经形成,则应探查洞的深度及范围,软龋质的硬度和量的多少。怀疑邻面龋洞存在又无法通过视诊发现时,主要利用探针检查邻面是否有明显的洞边缘存在,有无钩挂探针的现象。

探诊也可用作机械刺激,探查龋洞壁及釉牙本质界和洞底,观察患者有无酸痛反应。深龋时,应用探针仔细检查龋洞底、髓角部位,有无明显探痛点及有无穿通髓腔,以判断牙髓状态及龋洞底与牙髓的关系。在进行深龋探察时,为了弄清病变范围,有时还必须作诊断性备洞。

3.叩诊

无论是浅、中、深龋,叩诊都应呈阴性反应。就龋病本身而言,并不引起牙周组织和根尖周围组织的病变,故叩诊反应为阴性。若龋病牙出现叩痛,应考虑并发症出现。

(二)特殊诊断方法

1.温度诊法

龋病的温度诊主要用冷诊检查。采用氯乙烷棉球或细冰棍置于被检牙面,反应敏锐且定位准确,效果较好;也可用乙醇棉球或冷水刺激检查患牙。以刺激是否迅速引起尖锐疼痛,刺激去除后,疼痛是立即消失抑或是持续存在一段时间来判断病情。

热诊则可用烤热的牙胶条进行。温度诊应用恰当,对龋病的诊断,尤其是深龋很有帮助。采用冰水或冷水刺激时,应注意水的流动性影响龋损的定位,并与牙颈部其他原因所致牙本质暴露过敏相鉴别。

2.牙线检查

邻面触点区的龋坏或较小龋洞,不易直接视诊,探针判定有时也有困难,可用牙线从牙相邻面间隙穿入,在横过邻面可疑区时,仔细做水平向拉锯式运动,以体会有无粗糙感,有无龋洞边缘挂线感;牙线从牙颈部间隙拉出后,观察有无发毛、断裂痕等予以判断。注意应与牙石作鉴别。

3.X线检查

隐蔽的龋损,在不能直接视诊,探诊也有困难时,可通过X线片检查辅助诊断,如邻面龋、潜行龋和充填物底壁及周缘的继发龋。龋损区因脱矿而在牙体硬组织显示出透射度增大的阴影,确定诊断。临床上,邻面龋诊断很困难,必须通过拍片检查,如根尖片和咬翼片。

邻面龋应与牙颈部正常的三角形低密度区鉴别:龋损表现为形态不一、大小不定的低密度透射区;釉质向颈部移行逐渐变薄形成的三角形密度减低区形态较规则,相邻牙颈部的近、远中面对称出现。

继发龋应与窝洞底低密度的垫底材料相区别:后者边缘锐利,与正常组织分界明显。此外,X线片还可以判断深龋洞底与牙髓腔的关系:可根据二者是否接近、髓角是否由尖锐变得低平模糊、根尖周骨硬板是否消失及有无透射区,间接了解牙髓炎症程度,与深龋鉴别。应当注意X线片是立体物体的平面投影,存在影像重叠,变形失真。当早期龋损局限于釉质或范围很小时,照片难于表现,对龋髓关系的判断,必须结合临床检查。

4.诊断性备洞

诊断性备洞是指在未麻醉的条件下,通过钻磨牙体,根据患者是否感到酸痛,来判断患牙是否有牙髓活力。诊断性备洞是判断牙髓活力最可靠的检查方法,但由于钻磨时要去除牙体组织或破坏修复体,该方法的使用只有在其他方法都不能判定牙髓状况时才考虑采用。

(三)诊断新技术

龋病是牙体组织的慢性进行性细菌性疾病,可发生于牙的任何部位,主要特征是牙齿色、形、质的改变,这种典型的病理改变对龋病的临床诊断有重要参考价值。目前临床上主要靠临床检查和 X 线片检查来诊断龋病,但对隐匿区域发生的龋坏和早期龋的临床诊断比较困难,随着科学技术的高速发展,一些新的技术和方法被用于龋病的诊断,进而大大提高了龋病诊断的准确性和灵敏性。

1.光导纤维透照技术

光导纤维透照技术(FOTI)是利用光导纤维透照系统对可疑龋坏组织进行诊断,其原理是基于龋坏组织对光的透照指数低于正常组织,因而显示为较周围正常组织色暗的影像。

FOTI 技术的具体使用方法是在检查前让患者漱口以清除牙面的食物残渣,如有大块牙石也应清除,然后将光导纤维探针放在所要检查的牙邻面触点以下,颊、舌侧均可,通过𬌗面利用口镜的反光作用来观察牙面的透射情况。起初,FOTI 技术诊断灵敏性不高的原因是通过光导纤维所发散出来的光束过于分散,所显示牙面的每个细节不那么清楚,而导致漏诊。新近使用的光导纤维系统是采用装有石英光圈灯的光源和一个变阻器,前者可发散出一定强度的光,后者则可使光的强度达到最大。检查时需要口镜、光导纤维探针,探针的直径在 0.5 mm 左右,以便能放入内宽外窄的牙间隙中并产生一道窄的透照光。

FOTI 技术诊断邻面牙本质龋具有重复性好,使用方便,无特殊技术要求,患者无不适感,对医患均无放射线污染、无重影、无伪影等优点,使之日益成为诊断邻面龋的好方法之一。FOTI技术作为一项新的诊断邻面龋的技术,较 X 线片更为优越,随着研究的进一步深入,通过对光导纤维系统的改进,如光束强度、发散系数以及探针的大小,一定会日臻完善。

2.电阻抗技术

点隙裂沟是龋病最好发的部位之一,一般来说临床上依其色、形、质的改变,凭借肉眼和探针是可以诊断的,对咬合面点隙裂沟潜行性龋,仅靠肉眼和探针易漏诊,电阻抗技术主要用于在咬合面点隙裂沟龋的诊断,方法简单、灵敏、稳定。

电阻抗技术是利用电位差测定牙的电阻来诊断龋病的一种方法。该技术通过特制的探针测量牙的电阻,探针头可发出较小的电流,通过釉质、牙本质、髓腔后由手柄返回该仪器。研究表明,釉质的电阻最高,随着龋病的发展,电阻逐渐下降。操作者将探针尖放在所检查牙的某几个部位上,仪器上便可显示出数据来说明该部位是正常的或是脱矿以及脱矿程度,同时做出永久性的数据记录。

3.超声波技术

超声波技术是用超声波照射到牙齿表面,通过测量回音的强弱来判断是否有龋病及其损害程度的一种方法,目前常用的超声波是中心频率为 18 MHz 的超声波。

假设完整釉质的含矿率为 100%,有一恒定的超声回音,脱矿釉质或釉牙本质界处的回音率则大不相同,它们回音率的大小与龋坏组织中含矿物质量的多少有着明显的关系,只要所含矿物质量有很小的变化,超声回音将有很大的改变,进一步的研究还在进行中,超声波对龋病的诊断,特别是早期龋病的发现上将有很大的推进作用。

4.弹性模具分离技术

弹性模具分离技术是从暂时牙分离技术发展起来的一种新的龋病诊断技术。主要原理是利用物体的楔力将紧密接触的相邻牙暂时分开，以达到诊断牙邻面龋并加以治疗的一种方法。

弹性分离模具主要由一圆形的富有弹性的橡皮圈和一带有鸟嘴的钳子组成。使用时将橡皮圈安装在钳子上，轻而缓慢地打开钳子，这时圆形的橡皮圈变成长椭圆形，将其下半部分缓缓放进牙齿之间的接触区内，然后取出钳子，让橡皮圈留在牙间隙内；一周以后，两颗原来紧密接触的牙间将出现一 0.5～1.0 mm 大小的间隙，观察者即可从口内直接观察牙接触区域内的病变情况。观察或治疗完毕，取出模具，牙之间的间隙将在 48 小时内关闭。

弹性模具分离技术可用来诊断临床检查和 X 线片不能确诊的根部邻面龋；使预防性制剂直接作用于邻面；便于观察龋坏的发展和邻面龋的充填。该技术的优点是能明确判断邻面有无龋坏；提供一个从颊舌向进入邻面龋坏组织的新途径；无放射线污染；患者可耐受、迅速、有效、耗费低；广泛用于成人、儿童的前、后牙邻面。对于邻面中龋洞形的制备，采用该方法后可不破坏边缘嵴，可避免充填物悬突的产生。该技术存在的主要问题是增加患者就诊次数；可出现咬合不适；如果弹性模具脱落，将导致诊断和治疗的失败；可能会给牙龈组织带来不必要的损伤等。

弹性模具分离技术给邻面龋的诊断和治疗带来了方便，它不但避免了 X 线片在诊断邻面龋时的重叠、伪影现象，减少了污染，而且使邻面龋的诊断更为直接、准确。

5.染色技术

染色技术为使用染料对可疑龋坏组织染色，通过观察正常组织与病变组织不同的着色诊断龋病。通常用 1% 的碱性品红染色，有病变的组织着色从而可助鉴别。

临床上将龋坏组织分为不可再矿化层和可再矿化层，这两层的化学组成不同，可通过它们对染料的染色特性来诊断龋病的有无及程度。

6.定量激光荧光法

定量激光荧光法（quantitative laser fluorescence，QLF）是对釉质脱矿的定量分析，成为一种探察早期龋的非创伤性的敏感方法。其原理是运用蓝绿范围的可见激光作为光源，激发牙产生激光，根据脱矿釉质与周围健康釉质荧光强度的差异来定量诊断早期龋。由氩离子激光器发出的蓝绿光激发荧光，用高透过的滤过镜观察釉质在黄色区域发出的荧光，可滤过牙的散射蓝光，脱矿的区域呈黑色。临床研究表明 QLF 能提高平滑面龋、沟裂龋早期诊断的准确性及敏感性，还能在一定时期内对龋损的氟化物治疗进行追踪观察了解病变的再矿化情况。QLF 对龋病的早期诊断、早期预防及早期治疗都有积极的意义。随着研究的不断深入，人们在寻求便捷的光源、适合的荧光染色剂、准确可靠的数据分析方法。相关的新技术有：染色增强激光荧光（dye-enhance laser fluorescence，DELF）、定量光导荧光、光散射、激光共聚焦扫描微镜等。

7.其他新兴技术

增加视野的方法，如白光内镜技术、光性龋病监测器、紫外光诱导的荧光技术、龋坏组织碳化等放大技术、不可见光影像技术、数字根尖摄影技术、数字咬翼摄影技术、放射屏幕影像技术（radio visio graphy，RVG）等。

龋病诊断方法很多，传统的口镜探针检查法、X 线检查及各种新技术均有一定的价值，每种方法都有其优缺点，没有任何一种方法可以对所有牙位、牙面的龋坏做出明确诊断。FOTI 技术主要用于邻面龋的诊断，电阻抗技术多用于𬌗面沟裂龋的诊断，超声波技术主要用于早期龋的诊断,而弹性模具分离技术则主要用于邻接面隐匿龋的诊断等。因此尚需研究和开发新的龋诊断技术和诊断设备,使之趋于更加准确和完善。

(四)鉴别诊断

点隙裂沟浅龋因其部位独特,较易判断。光滑面浅龋,在早期牙体缺损不明显阶段,只有光泽和色斑状改变,与非龋性牙体硬组织疾病有相似之处。

1.釉质钙化不全

牙发育期间,釉质在钙化阶段受到某些因素干扰,造成釉质钙化不全,表现为釉质局部呈现不规则的不透明、白垩色斑块,无牙体硬组织缺损。

2.釉质发育不全

牙发育过程中,釉质基质的形成阶段受到某些因素的影响造成釉质发育不全。表现为釉质表面有点状或带条状凹陷牙质缺损区,有白垩色、黄色或褐色的改变。

3.氟斑牙

牙发育期间,摄取过多氟,造成慢性氟中毒,引起氟斑牙又称斑釉症。依据摄氟的浓度、时间,影响釉质发育的阶段和程度,以及个体差异,而显现不同程度的釉质钙化不良,甚至合并釉质发育不全。釉质表现白垩色横线或斑状,多数显现黄褐色变,重症合并有牙体硬组织的凹陷缺损。

以上三种牙体硬组织疾病与龋病的主要鉴别诊断要点如下。①光泽度与光滑度:发育性釉质病虽有颜色改变,但一般仍有釉质光泽,且表面光滑坚硬。龋病系牙萌出后的脱矿病变,牙齿颜色出现白垩色、黄褐色,同时也失去釉质的光泽,探查有粗糙感。②病损的易发部位:发育性疾病遵循牙发育矿化规律,从牙尖开始向颈部推进,随障碍出现时间不同,病变表现在不同的平面区带。龋病则在牙面上有其典型的好发部位,如点隙裂沟内、邻面区、唇(颊)舌(腭)面牙颈部,一般不发生在牙尖、牙嵴、光滑面的自洁区。③病变牙对称性的差别:发育性疾病绝大多数是全身性因素的影响,在同一时期发育的牙胚,均受连累,表现出左右同名牙病变程度和部位的严格对称性。龋病有对称性发生趋势,只是基于左右同名牙解剖形态相同,好发部位近似,就个体而言,其病变程度和部位,并不同时出现严格的对称性。④病变进展性的差别:发育性疾病是既成的发育障碍结果,牙齿萌出于口腔后,病变呈现静止状,不再继续进展,也不会消失。龋病则可持续发展,色泽由浅变深,质地由硬变软,牙体硬组织由完整到缺失,病损由小变大,由浅变深。若菌斑被除净,早期白斑状龋损也有可能因再矿化作用而消除。

中龋一般较易做出诊断,患者有对甜、酸类及过冷过热刺激出现酸痛感,刺激去除后痛感立即消失的症状;检查时患牙有中等深度的龋洞,探针检查洞壁有探痛,冷诊有敏感反应;必要时可照X线片予以确诊。中龋的症状源于龋洞内牙本质的暴露,与非龋性的牙本质暴露所表现的过敏症状是类似的。

牙本质过敏症是指非龋性原因,引起牙本质暴露于口腔环境所表现的症状和体征。多见于咬合面和牙颈部,由于咀嚼或刷牙的磨耗,失去釉质,暴露出光滑平整的牙本质。病变区的颜色、光泽和硬度,均相似于正常牙本质。用探针检查牙本质暴露区,患者有明显的酸痛感,这与中龋的缺损成洞,颜色变深,质地软化病变,易于区别。

五、非手术治疗

龋病是一种进行性疾病,在一般情况下,不经过治疗不会停止其破坏过程,而治疗不当也易再次发病。龋病引起的牙体组织破坏所致组织缺损,不可能自行修复,必须用人工材料修复替代。由于牙体组织与牙髓组织关系十分密切,治疗过程中,必须尽量少损伤正常牙体组织,以保护牙髓-牙本质复合体。

龋病的治疗方法较多,不同程度的龋损,可以有所选择。早期釉质龋可采用非手术治疗以终止发展,或使龋损消失。出现牙体组织缺损的龋病,应采用手术治疗,即充填术治疗,是龋病治疗使用最多的方法。深龋近髓,应采取保护牙髓的措施,再进行牙体修复术。

龋病的非手术治疗是指用药物、渗透树脂或再矿化法进行的治疗,不采用牙钻或其他器械备洞。

(一)适应证

早期釉质龋,尚未形成龋洞者,损害表面不承受咀嚼压力。邻面龋病变深度至釉质或牙本质的外 1/3 范围内,尚未形成龋洞者。静止龋,致龋的环境已经消失,如咬合面磨损,已将点隙磨掉;邻面龋由于邻接牙已被拔除,龋损面容易清洁,不再有菌斑堆积。

对于龋病已经造成实质性损害,且已破坏牙体形态的完整,此种牙在口腔内保留的时间不长,如将在一年内被恒牙替换的乳牙。患者同意或拔除患牙或做非手术治疗,暂留待其自然脱落。

(二)常用方法

先用器械将损害面的菌斑去除,再用细砂石尖将病损牙面磨光,然后用药物处理牙齿表面。

1.氟化物

75%氟化钠甘油、8%氟化亚锡液或单氟磷酸钠液等氟化物中的氟离子能取代羟磷灰石中的羟基形成氟磷灰石,促进釉质脱矿区再矿化,增加牙体组织的抗酸能力,阻止细菌生长、抑制细菌代谢产酸的作用,减少菌斑形成。因此,可以终止病变,恢复矿化。氟化物对软组织无腐蚀刺激,不使牙变色,使用安全有效。

2.硝酸银

10%的硝酸银液或硝酸铵银液均有很强的腐蚀、杀菌和收敛作用。使用时用丁香油或 10%甲醛溶液作还原剂,生成黑色还原银,若用 2.5%碘酊则生成灰白色碘化银。两者都有凝固蛋白质、杀灭细菌、渗透沉积并堵塞釉质孔隙和牙本质小管的作用,可封闭病变区,终止龋病发展。硝酸银对软组织有腐蚀凝固作用,并使牙体组织变黑,一般只用于乳牙或恒牙后牙,不得用于牙颈部病损。

釉质发育不良继发的大面积浅碟状龋可以适当磨除边缘脆弱釉质。光滑面浅龋也可视情况稍加磨除。

3.渗透树脂

渗透树脂是具有较高渗透系数(penetration coefficient,PC)＞100 cm/s 的低黏度光固化树脂,这种树脂在较短的作用时间内可以迅速地渗透入脱矿釉质的微孔中,经过固化以后可以阻止病变进展,并有效地抵抗口腔环境的脱矿作用,增强树脂渗透病变区的强度。

通过低黏度光固化树脂取代邻面龋白垩色病变区的脱矿物质,并在病变体部形成屏障,从而终止病变进展,主要适用于邻面龋病变深度至釉质或牙本质的外 1/3 范围内,尚未形成龋洞者。

4.再矿化治疗

对脱矿而硬度下降的早期釉质龋,用特配的再矿化液治疗使钙盐重新沉积,进行再矿化,恢复硬度,从而消除龋病。这是近年来治疗早期龋的新疗法,有一定的临床效果。

主要适用于位于光滑面(颊、舌、腭或邻面)的白垩斑。以青少年效果更佳,对龋病活跃的患者,也可作预防用。

再矿化液有单组分和复合组分两类。近期更趋向用复合组分,主要为氟盐、钙盐和磷酸盐类,以下介绍两种。①单组分:氟化钠 0.2 g;蒸馏水 1 000 mL。②复合组分:氯化钠 8.9 g;磷酸三氢钾 6.6 g;氯化钾 11.1 g;氟化钾 0.2 g;蒸馏水 1 000 mL。用作含漱剂,每天含漱。用作局部涂擦,暴露釉质白斑区,清洗刮治干净、隔湿、干燥,用小棉球饱浸药液放置白斑处。药液对组织无损伤,患者也可自行使用。

六、充填修复治疗

龋病充填治疗又称手术治疗,主要步骤是制备洞形,去除病变组织,按一定要求将洞制作成合理的形状,再将修复材料填入洞内,恢复牙的功能与外形,其性质与一般外科手术相似,称为牙体外科。

(一)龋洞的分类

在临床中,根据龋病发生的部位和程度,将龋洞进行分类,常用的有根据部位的简单分类和广泛使用的 Black 分类法,随着牙体修复技术和材料的发展,出现了一些新的分类方法。

1.根据部位分类

通常也把仅包括一个牙面的窝洞称为单面洞。如窝洞位于殆面者称为殆面洞,位于近中邻面者称为近中邻面洞,以此类推还有远中邻面洞、颊(舌)面洞等。若窝洞同时包括两个或两个以上牙面时,以所在牙面联合命名,如近中邻殆洞、远中邻殆洞、颊殆洞等,通常称为双面洞或复杂洞。为方便记录,通常使用英语字首简写,如 M(mesial)代表近中邻面,D(distal)代表远中邻面,O(occlusal)代表殆面,B(buccal)代表颊面,L(Lingual)代表舌面,La(Labial)代表唇面。复杂洞记录时可将颊殆洞写作 BO,近远中邻殆洞写作 MOD,依此类推。

2.Black 分类法

Black 分类法是根据龋洞发生的部位和破坏,将制备的窝洞进行分类,这种分类法在临床上广泛使用。

(1)Ⅰ类洞:发生在所有牙齿表面发育点隙裂沟的龋损所备成的窝洞称为Ⅰ类洞,包括磨牙和前磨牙咬合面的点隙裂沟洞,下磨牙颊面和上磨牙腭面的沟、切牙舌面窝内的洞(图 5-10)。

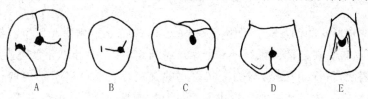

图 5-10　点隙裂沟龋洞、Ⅰ类洞形

(2)Ⅱ类洞:发生在后牙邻面的龋损所备的窝洞称为Ⅱ类洞。包括磨牙和前磨牙的邻面洞、邻颊面洞、邻舌面洞和邻邻洞。如邻面龋损破坏到咬合面,也属于Ⅱ类洞(图 5-11)。

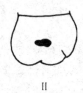

F   G   H

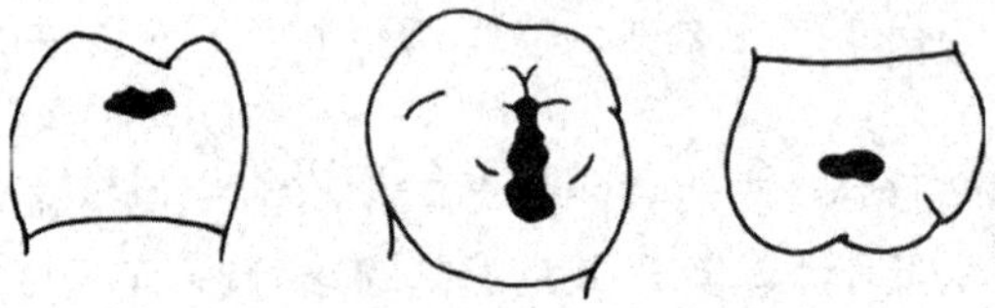

图 5-11　后牙邻面龋、Ⅱ类洞形

(3)Ⅲ类洞:前牙邻面未累及切角的龋损所备成的窝洞。包括切牙和尖牙的邻面洞、邻舌面和邻唇面洞。如果病变扩大到舌面或唇面,也属于此类洞。

(4)Ⅳ类洞:前牙邻面累及切角的龋损所备成的窝洞称为Ⅳ类洞。

(5)Ⅴ类洞:所有牙的颊(唇)舌面颈 1/3 处的龋损所备成的窝洞。包括前牙和后牙颊舌面的颈 1/3 洞,但未累及该面的点隙裂沟者,统称Ⅴ类洞。

由于龋损部位的多样化,Black 分类法已不能满足临床的需要,有学者将前牙切嵴上或后牙牙尖上发生的龋洞制备的窝洞又列为一类,称为"Ⅵ类洞"。也有人将前磨牙和磨牙的近中面-𬌗面-远中面洞叫做"Ⅵ类洞"者。

3.根据龋病发生的部位和程度分类

随着粘接修复技术和含氟材料再矿化应用的发展,现代龋病治疗提倡最大程度保留牙体硬组织,根据龋病发生的部位和程度,将龋洞分为以下类型。

(1)龋洞发生的 3 个部位。①部位 1:后牙𬌗面或其他光滑牙面点隙裂沟龋洞。②部位 2:邻面触点以下龋洞。③部位 3:牙冠颈部 1/3 龋洞或者牙龈退缩后根面暴露发生的龋洞。

(2)龋洞的 4 种程度。①程度 1:龋坏仅少量侵及牙本质浅层,但不可通过再矿化治疗恢复。②程度 2:龋坏侵及牙本质中层,洞形预备后余留釉质完整并有牙本质支持,承受正常咬合力时不会折裂,剩余牙体硬组织有足够的强度支持充填修复体。③程度 3:龋坏扩大并超过了牙本质中层,余留牙体硬组织支持力减弱,在正常𬌗力时可能导致牙尖或牙嵴折裂,洞形预备需要扩大使修复体能为余留牙体硬组织提供足够的支持和保护。④程度 4:龋坏已造成大量的牙体硬组织缺损。

这种洞形分类方法弥补了 Black 分类法的不足,如发生在邻面仅侵及牙本质浅层的龋洞(部位 1,程度 1,简写为 1-1)。

(二)洞形的基本结构

为了使充填修复术达到恢复牙齿外形和生理性功能,使充填修复体承受咀嚼压力并不脱落,必须将病变的龋洞制备成一定形状结构。

1.洞壁

经过制备具特定形状的洞形,由洞内壁所构成。内壁又分为侧壁和髓壁。侧壁与牙齿表面相垂直的洞壁,平而直。在冠部由釉质壁和牙本质壁所组成,在根部由牙骨质壁和牙本质壁所组成。髓壁为位于洞底,被覆于牙髓,与侧壁相垂直的洞壁。洞壁可以按其内壁相邻近的牙面命名,如一个𬌗面洞具有 4 个侧壁:颊壁、近中壁、舌壁、远中壁,位于洞底的髓壁,位于轴面洞底的为轴壁。牙轴面洞近牙颈的侧壁称为颈壁。

2.洞角

内壁与内壁相交处,形成洞角。两个内壁相交成为线角,三个内壁相交成为点角,线角与点角都位于牙本质。

3.洞缘角

洞侧壁与牙齿表面的交接线为洞缘角,又称洞面角。

4.线角

线角是依其相交接的 2 个内壁而定。点角依其相交接的 3 个内壁而定。以邻𬌗面洞的轴面洞为例,有颊轴线角、舌轴线角、龈轴线角。还有颊龈轴点角和舌龈轴点角。在洞底轴髓壁和𬌗髓壁的交接处,称轴髓线角。

(三)抗力形

抗力形是使充填修复体和余留牙能够承受咬合力而不会破裂的特定形状,充填修复体承受咬合力后与余留牙体组织之间内应力的展现。如果应力集中,反复作用而达到相当程度时,充填修复材料或者牙体组织可能破裂会导致充填失败。抗力形的设计,应使应力得以均匀地分布于充填修复体和牙体组织上,减少应力的集中。抗力形的基本结构有以下 3 种。

1.洞形深度

洞形达到一定深度时,充填修复体才能获得一定的厚度和强度,使充填体稳固在洞内。洞底必须建立在牙本质上,才能保证一定的深度,同时牙本质具有弹性可更好地传递应力。若将洞底建立在釉质上,深度不够,受力后充填修复体可能脆裂。

洞的深度随充填修复材料强度的改进,已有减少,后牙洞深以达到釉牙本质界下 0.2～0.5 mm 为宜。前牙受力小,牙体组织薄,可达到釉牙本质界的牙本质面。龋坏超过上述深度,制洞后以垫底材料恢复时,至少应留出上述深度的洞形,以容纳足够厚度的充填材料。

2.箱状结构

箱状洞形的特征是,洞底平壁直,侧壁与洞底相垂直,各侧壁之间相互平行(图 5-12)。箱状洞形不产生如龋损圆弧状洞底的应力集中,平坦的洞底与𬌗力方向垂直,内应力能均匀分布。箱状洞形充填修复体的厚度基本一致,不会出现圆弧洞形逐渐减薄的边缘,薄缘常因强度不足,受力后易折断。厚度均匀一致的充填修复体,可以更好地显现材料抗压性能。箱状洞形锋锐的点、线角,受力时会出现应力集中,洞底与侧壁的交角应明确而圆钝,使应力不集中,减少破裂。

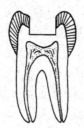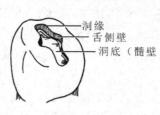

洞缘
舌侧壁
洞底（髓壁

图 5-12　箱状结构

3.梯形结构

双面洞的洞底应形成阶梯以均匀分担咬合力,梯形结构的组成包括龈壁、轴壁、髓壁、近/远中侧壁(图 5-13)。其中龈壁与髓壁平行,轴壁与近、远中侧壁平行,各壁交接呈直角,点、线角圆钝,特别是洞底轴壁与髓壁相交的轴髓线角,不应锋锐。梯形设计可均匀分布𬌗力,主要由龈壁和髓壁承担。

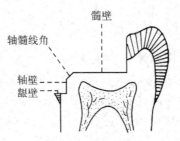

图 5-13　梯形结构

牙体硬组织的抗力设计:①去除无基釉,无基釉是缺乏牙本质支撑的釉质,侧壁的釉质壁,位于洞缘,如失去下方牙本质,承力后易出现崩裂,使充填修复体和牙齿的交接缘产生裂缝,导致充填失败。龋洞缘已有的无基釉应去净,在洞形制备过程中也应避免产生新的无基釉。应运用牙体解剖组织学的知识,掌握牙齿各部位釉柱排列的方向,制备釉质壁时,与其方向顺应。②去除脆弱牙体组织,应尽量保留承力区的牙尖和牙嵴。组织被磨除越多,余留的牙体组织越少,承担咬合力的能力越低。龋坏过大,受到损伤而变得脆弱的牙尖和牙嵴,应修整以降低高度,减轻殆力负担,防止破裂和折断。③洞缘外形线要求为圆钝曲线,也含有使应力沿弧形向牙体分散均匀传递的作用。转折处若成锐角,则使向牙体的应力在锐角处集中,长期作用,牙体组织易于破裂。

抗力形的设计应结合充填修复体是否承受殆力和承力的大小来考虑,如殆面洞、邻殆洞的抗力形制备应严格按要求进行,颊、唇面的Ⅴ类洞对抗力形要求不高。

(四)固位形

固位形使充填修复体能保留于洞内,承受力后不移位、不脱落的特定形状,在充填修复材料与牙体硬组织间,不具有粘接性时,充填修复体留在洞内主要靠密合的摩擦力和洞口小于洞底的机械榫合力。

1.侧壁固位

侧壁固位(frictional walls)是相互平行并具一定深度的侧壁,借助于洞壁和充填修复体的密合摩擦,有着固位作用。从固位的角度考虑,洞底也与抗力形一样要求建立在牙本质,其弹性有利于固着充填修复体。盒状洞形的结构,包含相互平行并具一定深度的侧壁,可以避免洞底呈弧形时充填修复体在受力后出现的滑动松脱。可见盒状洞形既满足了抗力形的要求,也为固位形所需要。

2.倒凹固位

倒凹是在侧髓线角区平洞底向侧壁做出的凹入小区,可使洞的底部有突出的部位,充填修复体获得洞底部略大于洞口部的形状而能固位。倒凹固位形可以防止充填修复体从与洞底呈垂直方向的脱出(图 5-14)。

倒凹可制备在牙尖的下方,牙尖为厚实坚固的部位,但其下方深层,正是牙髓髓角所在,故应留意洞的深度。洞底在釉牙本质界 0.5 mm 以内者,可直接制备:洞底超过规定深度后,最好先垫铺基底再制备倒凹。

3.鸠尾固位

鸠尾固位是用于复面洞的一种固位形,形似鸠的尾部,由鸠尾峡部和鸠尾所构成(图 5-15)。借助于峡部缩窄的锁扣作用,可以防止充填修复体与洞底呈水平方向的脱出。后牙邻面龋累及咬合面边缘嵴,可在殆面制备鸠尾固位形,成为邻殆面洞。

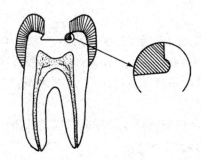

图 5-14　倒凹固位

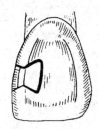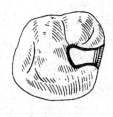

图 5-15　鸠尾固位形

　　鸠尾固位形的大小，与原发龋范围相适应，不宜过大或过小，深度应按规定要求，特别在峡部必须具有一定深度。鸠尾峡的宽度设计很重要，过宽固位不良，过窄充填修复体易在峡部折断，后牙一般为颊舌牙尖间距的 1/3～1/2，有 2～3 mm 宽。峡部的位置应在洞底轴髓线角的靠中线侧，不应与其相重叠。鸠尾的宽度必须大于小峡部才能起到水平固位作用。

　　4.梯形固位

　　梯形固位为复面洞所采用的固位形。邻𬌗面洞的邻面洞设计为颈侧大于𬌗侧的梯形，可防止充填修复体与梯形底呈垂直方向的脱出（图 5-16）。梯形洞的大小依据龋损的范围再进行预防性扩展而确定。侧壁应扩大到接触区外的自洁区，并向中线倾斜，形成颈侧大于𬌗侧的外形。梯形洞的底为龈壁，宜平行于龈缘，龈壁与侧壁连接角处应圆钝。梯形洞的深度，居釉牙本质界下 0.2～0.5 mm，同常规要求，龋损过深应于轴壁垫底。梯形洞的两侧壁在𬌗面边缘嵴中间部分与洞形的𬌗面部相连接。梯形固位还可用于邻颊（唇）面洞、邻舌（腭）面洞和磨牙的颊𬌗面洞和舌𬌗面洞的轴面部分。

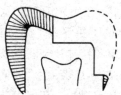

图 5-16　后牙邻

　　洞的梯形固位：固位形的设计与洞形涉及的牙面数有关。单面洞的充填修复体可能从一个方向脱出，即从与洞底呈垂直方向的脱出。复面洞的充填修复体则可能从洞底呈垂直向或水平向的两个方向脱出。包括邻面的三面洞充填修复体可从一个垂直方向脱出，如近中𬌗远中面洞充填修复体；也可能从垂直向或水平向两个方位脱出，如越过邻颊轴角的邻𬌗颊面洞充填修复体。在设计固位形时，应针对具体情况有所选择。

(五)洞形设计与制备

洞的外形设计根据病变的范围来决定,基本原则是去除龋坏组织,保留更多的健康牙体组织,洞的外形可以根据龋损的大小、累及的牙面设计,有时因预防和临床操作需要,洞的外形需扩展到健康的牙齿表面。洞的外形制备时应尽量保留牙尖、牙嵴,包括边缘嵴、横嵴、斜嵴、三角嵴等牙的自洁部位。

洞的外形线呈圆钝的曲线,圆钝的转角要尽量减少应力的集中(图 5-17)。

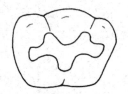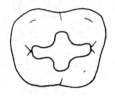

图 5-17　洞的外形曲线

1.洞形制备的基本原则

在龋病治疗过程中,洞的制备(简称备洞)是非常重要的,直接关系到治疗的成败。洞形制备的基本原则如下。

(1)局部与全身的关系:充分认识备洞是在生活的器官——牙上进行手术,与全身有密切的联系,即使无髓或死髓牙也是如此。如同外科性手术治疗,必须遵循一般的手术原则。切割或磨除牙体硬组织时,切割或磨除过程产生的机械、压力和热刺激,均可对牙体硬组织、牙髓甚至身体造成不良影响。这些影响有的使牙或机体产生立即的反应,有的则产生延缓的反应。因此,主张在备洞时采用间断操作,必要时应应用麻醉术辅助进行。

(2)尽量去除病变组织:备洞时将所有病变组织去除干净,对治疗效果非常重要。如果遗留一点病变组织,将会继续发生龋病病变,而且这种继续发展的病变位于充填修复体下面,不易被察觉,危害更大。病变组织指的是坏死崩溃的和感染的牙体组织,不包括脱矿而无感染的牙本质,后者可以适当保留。

(3)保护牙髓和牙周组织:备洞时术者应充分了解牙体硬组织、牙周组织的结构、性质、形态;组织的厚度、硬度、髓腔的形态、髓角的位置和高低;不同年龄时期产生的牙体生理性变化,如磨损、牙髓、继发性牙本质形成、修复性牙本质的形成、髓腔形态的变化、牙髓组织的增龄性变化等特点。注意保护牙髓和牙周组织,不能对它们造成意外的损伤。

(4)尽量保留健康牙体组织:在切割磨钻病变组织时,必须尽可能保留更多的健康组织,这对维持牙齿的坚硬度,恢复牙的功能有很重要的关系。牙体组织一经破坏不易恢复原来的性能。洞形制作时,还应该注意患者的全身健康和精神神经状态,对患某些慢性病,如结核病、心血管疾病、神经衰弱等患者或女性患者、儿童及老年患者,手术时间不宜过长,动作更要敏捷轻柔。由于备洞是一种手术,所以现代口腔医学非常重视治疗环境的优化和手术器械的改进。

2.洞形制备

(1)打开洞口查清病变:这一点非常重要,只有查清病变情况才能拟定良好的治疗方案。龋洞洞口开放者,比较容易查清;龋洞洞口小或位于较隐蔽的牙面,则必须将洞口扩开,否则无法查清病变范围、洞的深浅等情况,位于𬌗面的点隙裂沟龋就属于这种情况。

临床上经常见邻面龋洞,如靠近龋洞的邻面边缘嵴和洞的颊、舌侧均完整,就必须将𬌗面邻近龋洞的边缘嵴钻掉一部分,才能使洞敞开,以便进一步查清病变范围和深度,以及有无髓腔穿通情况。从殆面去除一部分边缘嵴然后进入洞内比从颊面或舌面进入的效果好,这样可以保留更多的健康牙体组织。

后牙邻面牙颈部的洞,可以从颊面(下后牙)或腭侧(上后牙)进入洞内,不从咬合面进入。前牙邻面洞从何方进入,可以根据洞靠近何方来定,靠近颊面者从颊方进入,靠近舌面者从舌方进入。

(2)去除龋坏组织:只有将龋坏的组织去除干净才能查清病变范围和深度。原则上已经龋坏软化的牙本质应彻底去除,以免引起继发龋。侧壁的龋坏,应全部切削净,直至形成由健康釉质和牙本质组成的平直侧壁。髓壁和轴壁的龋坏组织,在中龋洞内,也应彻底去净,建立健康牙本质的洞底。

深龋洞内,在不穿通牙髓的前提下应将软龋去净,但若彻底去净有可能导致牙髓暴露时,应保留极近髓角或髓室区的少许软龋,并按余留龋先进行治疗(如抗生素、非腐蚀性消毒药等)几天后再继续治疗。通常用挖器剔挖病变组织最好,在剔挖病变组织时,应当注意将着力点从洞周围往中央剔挖,不能将着力点放在洞底中央。一般情况下,洞底中央是薄弱的部分,稍不注意就会将髓腔穿破;而且这里也容易将剔挖时所施的压力传递到髓腔,刺激牙髓组织,产生疼痛。

当不易判断龋坏组织是否去除干净时,可以用1‰碱性品红染色洞底,若还留有感染的病变组织,被染成红色,再用挖器去除,不能去尽,可用大一点的球形钻针在慢速转动下将病变组织轻轻钻掉。

牙本质龋去净的临床判断,可以根据洞内牙本质的硬度和颜色变化来确定。龋坏牙本质一般呈深褐色、质软、探针易刺入,去除净后,洞内牙本质应接近正常色泽,质地坚硬。慢性龋进展慢、修复性牙本质形成作用较强,龋坏的前锋区可以因细菌代谢产物作用而脱矿变色,随着再矿化修复,牙体硬组织重新变硬,这种再矿化的牙本质通常较正常牙本质颜色深。因此,慢性龋可允许洞底牙本质颜色略深,只要硬度已近正常,牙钻磨削时,牙本质呈粉状,可不必除去。

(3)制备洞的外形:查清龋洞内的病变情况和去净坏变组织,根据龋洞的形状设计制备洞的外形。将一切病变部分和可疑病变部分包括进去,一些邻近的可被探针插入的点隙沟虽未产生病变也应包括进去。保留牙体组织,特别是边缘嵴和牙尖,可保证牙的坚牢性,不致在修复后承受咀嚼压力时将牙体咬破。

外形的边缘必须建立在牙刷易清洁和唾液易于冲洗的表面。如邻面洞的颊侧和舌侧边缘必须设计在触点(面)以外的牙面上。在殆面,不能把洞的边缘作在点隙裂沟内。外形必须建立在有健康牙本质支撑的部位上,特别是承受咀嚼压力的部位。外形必须是圆缓的曲线,不能有狭窄的区域,否则不易充填或修复,即使充填或修复了,修复物也容易折裂。

(4)制备抗力形和固位形:抗力形是指将洞形制备成可以承受咀嚼压力的形状,使充填修复材料或牙体硬组织不会在咀嚼食物时发生破裂、脱位或变形。固位形则是指这种形状可将充填修复体稳固地保留在洞内不致脱落。

制备抗力形时,应注意:洞底壁直,各壁互相平行,洞口略向外张开。箱状洞形中,洞底周围的线角要清楚,略微圆钝。洞底线角尖锐的修复物的锋锐边缘在咀嚼压力下会像刀刃一样切割洞壁,使洞壁破裂。

去尽洞口的无基釉,以免洞口的釉质在承受咀嚼压力时破裂,产生缝隙,产生继发龋。邻殆洞或邻舌(颊)洞,应在邻面洞与舌面洞或 面洞交界处的洞底作梯形结构,这样可以保护牙髓,也对承受咀嚼压力有帮助。制备梯形时要使梯两侧的髓壁和轴壁互相垂直,线角要圆钝。

邻𬌗洞邻面部分的龈壁,在后牙(前磨牙和磨牙)上应制备得垂直于牙的长轴,也就是与轴壁互相交成直角,切忌作成斜向龈方的斜面。

邻𬌗洞或邻舌洞的鸠尾峡应做在𬌗面洞或舌面洞的上方,不能做在邻面洞内,否则充填修复体容易崩裂。制备鸠尾固位形时鸠尾和邻面洞相连接的鸠尾峡应当比鸠尾窄一些,这样才能起到固位的作用。鸠尾峡不宜过宽也不宜过窄,对于准备用银汞合金充填的洞,应有鸠尾峡所在的颊、舌尖距离的1/3,对于用复合树脂充填的洞则只要1/4就行了。

保留尽可能多的健康牙体组织,注意对𬌗牙的牙尖高度和锋锐度。如𬌗补牙的𬌗牙尖高而锋锐,则在咀嚼食物时易将修复牙上的修复体咬碎咬破。因此,在备洞时应将对 牙上过高过尖的牙尖磨短磨圆一些,但不要破坏正常咬合关系。

制备固位形时,应注意洞必须具有一定深度,浅洞的固位力很小,稍一承受咀嚼压力,充填修复体就会脱落出来,或者松动。但也不能认为洞越深越好,洞太深会破坏更多的牙体组织并刺激牙髓,同时也减弱洞的抗力形。过去主张洞的深度应在中央窝下方釉牙本质界下 1 mm 左右。临床上,洞的深度还要取决于原有病变的深度。

洞形备好后,用倒锥形钻针在近牙尖部的底端,向外轻轻钻一倒凹,将来填进去的修复物硬固后,就像倒钩一样把修复体固定在洞内,一个𬌗面洞一般只需做四个倒凹。

倒凹一般做在牙尖的下面,牙尖的硬组织较厚,应当注意越是靠髓角很近的部位,倒凹做在牙尖下釉牙本质界下面不要太深。较深的洞,可以不做倒凹,靠洞的深度来固位。采用粘接性强修复材料修复时,也可以不做倒凹固位形。此外,用暂时性修复材料封洞时,也不必制作倒凹固位形。

洞壁与充填修复材料的密合也是一种固位形。在洞形制备上必须将洞壁制备得平滑,不要有过于狭窄的部分。洞周围与牙长轴平行的壁(对Ⅰ、Ⅱ类洞而言),要互相平行,这对修复材料与洞壁的密合也有帮助,不能将洞制备成底小口大的形状。

特殊情况下,为解决预备洞形时的困难,需要将洞壁扩大,以利于工具的使用、医师技术操作上的方便,这种洞形的改变称为便利形。上下颌前磨牙及磨牙邻接面的窝洞,充填修复操作困难,为了便利操作,可将窝洞扩展至咬合面。洞形制作最初阶段首先将无基釉去除,以便于观察龋坏范围,确定洞缘最后位置等,也属于便利形范畴。

3.清理洞形完成备洞

按照洞形设计原则,从生物学观点出发,对经过上述步骤制备的洞形,做全面复查,看洞形是否达到设计要求,有无制备的失误,以减少失败,提高成功率。

将洞清洗干净,用锐探针从洞缘到洞底作探查,检查龋坏组织是否去净;可疑深窝沟是否已扩展而消除;外形线是否位于自洁区;盒状洞形是否标准,固位形是否合理;髓壁是否完整,有无小的穿髓孔;无基釉和脆弱牙尖是否已修整。龋洞经洞形制备后成为可以修复治疗的窝洞。窝洞的基本特征是没有龋坏组织,有一定的抗力形和固位形结构,修复治疗后既恢复牙的外形又能承担一定的咬合力量。

根据患者对冷水喷洗时的敏感反应,探针检查洞壁洞底时的酸痛程度,结合制洞磨削过程的疼痛感,判断牙髓的状态,为已选定的治疗方法做最后的审定。经过洞的清洗、检查,一切合乎要求,制洞过程即告完成,进入进一步的治疗。

(六)各类洞形的制备要点

1.Ⅰ类洞

Ⅰ类洞多为单面洞,上磨牙腭沟和下磨牙颊沟内的龋洞,需备成包括殆面在内的双面洞。在制备后牙殆面的Ⅰ类洞时,如果殆面具有两个点隙或沟发生龋病,相距较远,中间有较厚的健康牙体硬组织,宜备成两个小洞形;如两个龋洞相距较近,可将两个洞合并制备。

颊面洞未累及殆面时,可以备成颊面单面洞。不承受咀嚼压力,对抗力形的要求不高,以固位形为主,应做倒凹。一般把倒凹做在殆壁和颈壁的中央。如果颊沟内的病变已累及咬合面,需制成双面洞殆补面洞做成鸠尾形,洞底髓壁和轴壁交界处,做成梯形。上颌磨牙远中舌沟内的龋洞一般多已累及殆面,也应将它做成双面洞,将殆面部分做成鸠尾形。

在制备下颌第一前磨牙殆面的Ⅰ类洞时,由于此牙面向舌侧倾斜。洞底不能制成水平,必须与殆面一致,向舌侧倾斜,否则容易钻穿髓腔。

制备上颌前牙腭面龋洞时,洞底不能做平,同时切壁和颈壁都应做成与腭面部呈垂直的形状,洞的外形呈圆形。

2.Ⅱ类洞

Ⅱ类洞一般均备成双面洞。制备此类洞时,如靠近龋坏面上的边缘嵴尚好,则宜先用小石尖将边缘嵴磨到牙本质,用裂钻往病变区钻,向颊侧和舌侧扩大,使病变范围暴露清楚,再用挖器挖尽病变组织;再根据邻面破坏大小和范围设计殆面的鸠尾形使鸠尾部的大小与局部保持平衡。如果邻面病变已经累及殆面,则用裂钻将洞口稍加扩大,再用挖器去除病变组织。病变组织去除干净后,就着手设计洞形并制备洞。

邻面洞应当将颊侧壁和舌侧或腭侧壁做成向牙间隙开扩的形状,两壁的洞缘角应在邻面的敞开部位,但不能扩到颊面或舌面上。

殆面破坏的龋洞,按Ⅰ类洞制备法将殆面洞备好,向邻面扩展。注意不要伤害髓角,去尽病变组织,修整洞形。应特别注意邻面洞的颊、舌或腭侧壁和龈壁。

对病变位于触点龈方的邻面洞,触点未被破坏,可将鸠尾制作在颊面或腭面。鸠尾不能做得过大,以免影响固位。备洞时,若有足够的空间容纳器械进入,则可将洞做成单面洞。

当后牙的两个邻面均患龋病,牙体硬组织破坏较大,可制备邻殆邻洞。这一类洞也属于Ⅱ类洞。制备方法与上述双面Ⅱ类洞相似,只是要在殆面做一个共同的鸠尾。应特别注意保留更多的健康牙体硬组织。

Ⅱ类洞修复时多采用银汞合金,该材料抗压强度高,抗张强度低,牙体硬组织自身的抗压强度较好,抗剪切度较低。为了抗衡负荷,Ⅱ类洞设计制时必须以承受压力为主,尽量减少张力和剪切力。

3.Ⅲ类洞

Ⅲ类洞制备时,前牙邻面洞备洞时一般都要把洞扩大到舌面,如果龋洞靠近唇面,洞舌侧的边缘嵴很厚实,则可将洞扩展到唇面,但不能太大。邻面龋未破坏接触点,不宜因备洞破坏邻面接触点的完整性。

Ⅲ类洞的修复以美观为主,洞形承受的负荷也不大,洞缘的无基釉可以适当保留。所保留的无基釉是全厚层釉质,无龋坏,未变色,无断纹隐裂,不直接承受压力,其下方的龋坏牙本质可以去除。

备洞时先将洞的舌或腭侧壁用球形钻或裂钻钻掉,然后用裂钻往切嵴和牙颈方向扩展一点,使洞充分暴露;用挖器将坏变组织去除干净,再根据龋洞大小,在舌或腭面设计与之相应的鸠尾固位形。可用倒锥钻自邻面洞的轴壁下牙釉本质界平齐往舌或腭面扩展,在舌或腭面备好鸠尾,仔细在舌或腭面与邻面之间做一梯,注意将梯的角做圆钝。可以先在舌或腭面制备鸠尾固位形,再向邻面扩展。舌或腭面鸠尾固位形备好后,用球形钻轻轻将邻面洞内的坏变组织去尽,用裂钻将唇、舌和龈壁修整好。

龋病损害在邻面完全敞开,器械容易进入,则将洞做成单面洞。

Ⅲ类洞的倒凹固位形一般做在靠近切嵴和龈壁与颊侧壁、舌或腭侧壁交界的点角底部。当洞同时涉及邻舌或腭面,应注意使鸠尾部的洞底与牙原来的舌或腭面平行。

4.Ⅳ类洞

Ⅳ类洞系开放性的洞,不易制备固位形和抗力形,去尽坏变组织后,在近切嵴处和龈壁上制作针道,安放金属固位丝或固位钉,行高黏性复合树脂修复。

5.Ⅴ类洞

Ⅴ类洞是牙冠颊或舌面近牙颈1/3区的洞形,多为单面洞。该类洞不直接承受咀嚼压力,对抗力形的要求不高,洞形制备以洞的外形和固位形为主。一般多将Ⅴ类洞做成肾形或半圆形,洞的龈壁凸向龈方,切壁平直,但均要做光滑,与洞底垂直,洞底略呈凸的弧面,要有一定深度,用小倒锥钻或球形钻在靠近洞底面的切壁(或𬌗壁)和龈壁上做倒凹固位形。

(七)洞形隔湿、消毒、干燥

洞形制备完成,为了使修复材料与牙体组织紧密的贴合,减少继发龋的发生,需对窝洞进行隔湿、消毒、干燥处理,力求达到更好的修复效果。

1.手术区的隔离

在备洞后,准备修复前,应当隔离手术区并消毒洞。所谓隔离手术区就是将准备修复的牙隔离起来,不要让唾液或其他液体进入洞内,以免污染洞壁和患牙,影响修复效果或修复材料的性质。最好是备洞前就隔离手术区,但应具备四手操作条件。

(1)简易隔离法:用消毒棉卷放在即将修复牙齿的颊侧和舌侧,上颌牙放在唇侧、颊侧。下颌牙可以用棉卷压器将棉卷压住,以免舌或颊部肌肉活动时将棉卷挤开。用小的消毒棉球或气枪干燥洞内。在使用综合治疗台治疗时,可将吸唾管置于口底,将积于口底的唾液或冲洗药液吸走。现代治疗用手术椅上装有吸唾管,每次使用时,均应更换经过消毒的吸唾管,以免交叉感染。

(2)吸唾器:利用抽气或水流产生的负压,吸出口腔内唾液。吸唾器套上吸唾弯管后放入患者下颌舌侧口底部。弯管最好采用一次性使用的塑料制品。吸唾器常配合橡皮障或棉卷隔湿使用,还可配合颊面隔湿片使用。隔湿片为医用硬泡沫塑料制成,状如圆角的三角形,患者张口时放入颊面的上下前庭穹隆,配合使用,可收到简单实用的效果。

(3)橡皮障隔离法:该方法的隔湿效果较好,能有效地将手术区与口腔环境隔离起来,达到干燥、视野清晰、防止唾液侵入的目的,并能防止器械的吸入。

2.窝洞消毒

窝洞消毒目的是去除或杀灭残留在洞壁或牙本质小管内的细菌,减少继发龋的发生,由于洞底多位于牙本质中层或深层,对消毒药物的要求较高。具有一定的消毒杀菌能力,对牙髓的刺激性要小;能渗透到牙本质小管内,不引起牙体组织着色。

在备洞时就应当把感染的牙体组织去除干净,以后再经适当的冲洗,洞内的细菌就基本上被清除干净了。许多窝洞消毒药物,如酚类、硝酸银等均对牙髓有刺激性,故不主张使用药物消毒。

准备修复前,对洞进行消毒还是必要的。但是应注意选用消毒力较强而刺激性较小,且不使牙变色的药物,特别是深龋洞的消毒。

常用的洞消毒药有氢氧化钙糊剂或液,50%苯酚甘油溶液,20%麝香草酚乙醇溶液,樟脑酚(含樟脑6.0 g、苯酚3.0 g、95%乙醇1.0 mL),丁香酚(商品),还可用75%乙醇。

3.干燥窝洞

窝洞在充填修复前的最后一个环节是干燥洞形,这是为了使充填修复材料或其他衬底材料能充分接触牙体,不被水分隔阻而出现空隙,也避免因洞内壁的水分而影响材料性能。窝洞的干燥对充填修复的质量十分重要。使用的工具为牙科综合治疗台上接有压缩空气的气吹或是接橡皮球的手用气吹。

(八)窝洞垫底

垫底是采用绝缘的无刺激性材料,铺垫于洞底,保护牙髓,避免充填材料的物理或化学因素刺激。

垫底多用于超过常规深度、近髓的窝洞。去净牙本质软龋后,洞底不平者,应用材料垫平。洞虽不深,但选用的充填修复材料对牙髓有刺激性。要求作衬底以阻隔刺激。经过牙髓治疗的无髓牙,充填修复材料前,应以垫底方法做出基底,以使洞形更符合生物力学要求,同时也可节约修复材料。

垫底所用材料要求对牙髓无刺激性,最好具有安抚镇痛、促进修复性牙本质生成的作用。应有一定的机械强度以间接承受𬌗力,并具有良好的绝缘性,不传导温度和电流。

1.单层垫底

单层垫底用于窝洞虽超过常规深度,但不太近髓时。后牙多选用磷酸锌粘固粉或聚丙烯酸锌粘固粉。前牙用复合树脂充填窝洞时,材料对牙髓有一定刺激性,多用氢氧化钙粘固粉垫底。

2.双层垫底

双层垫底用于洞深近髓的情况,磷酸锌粘固粉本身对牙髓也有轻度刺激,在其下先铺垫薄层具护髓性的材料。氧化锌丁香油粘固粉或氢氧化钙粘固粉这类材料却又因密度偏低,不宜在后牙承力洞形单独使用。因此,采用双层垫底方式。丙烯酸锌粘固粉强度好,不刺激牙髓可用于深洞垫底而不必再做双层基,但不具促进修复性牙本质生成的性能,尚不能代替护髓剂氢氧化钙粘固粉。

垫底的部位,在𬌗面洞为髓壁,在轴面洞为轴壁,不应置于侧壁和龈壁的釉质壁部分,以免垫底材料溶于唾液后产生边缘缝隙,日久出现继发龋。

洞漆和洞衬剂涂布于切削后新鲜暴露的牙体组织表面,封闭牙本质小管,阻止充填修复材料中的有害物质如银汞合金中的金属离子、磷酸锌粘固粉的磷酸,向深层牙本质渗透,还可以增强充填体与洞壁间的密合性,防止两者界面因出现缝隙发生微渗漏。所有材料为溶于有机溶剂氯仿或乙醇的天然树脂如松香,或合成树脂如硝酸纤维素,呈清漆状。洞漆可涂于釉质壁和牙本质壁,厚度为 $5\sim10~\mu m$。洞衬剂加有具疗效的物质如氧化锌、氢氧化钙或单氟磷酸钠等,稠于洞漆,通常用于牙本质壁,厚度可达 $25~\mu m$。

七、深龋治疗

深龋的病变已到达牙本质深层并接近牙髓,牙体组织破坏较大。由于接近牙髓、细菌毒素等刺激物可通过牙本质小管渗透进入牙髓,再加上其他物理、化学刺激的结果,牙髓往往已有一定的炎症反应，属于可逆性质。如果诊断和治疗不当，会引起牙髓的反应。因此，深龋治疗中准确判断牙髓的状况，选择恰当的治疗方案尤为重要。

(一)深龋诊断的要点

深龋发生在牙本质深层，患者自诉过冷过热刺激或食物嵌入患牙洞内引起明显的疼痛；检查发现龋洞洞深接近牙髓，洞壁有探痛，温度检查时冷刺激可引起激发性疼痛，但无穿髓孔和自发性疼痛。为了诊断，有时需要辅助牙髓电测试和 X 线检查。临床上，有时看似深的龋洞，可能只是中龋，或是伴有慢性牙髓炎症或已穿髓的深龋。深龋的诊断很大程度上是依靠患者对刺激出现疼痛的主观感觉，疼痛的程度与患者的年龄、性别、个体耐受力等有密切的关系。

诊断深龋最重要的是必须判明深龋底部与牙髓的关系，明确是近髓或是穿髓。如果查见穿髓孔，需要判明牙髓的状况和疼痛的性质，是明显的探痛或是深入髓腔才出现疼痛或是无探痛。

对深龋时间较长，无主观感觉，探诊无疼痛的病例诊断要格外注意，必须辅助牙髓电测试及放射诊断。做牙髓电测试时，应与邻牙或对侧同名牙作对比，若为阳性，且较对照牙敏感，一般表示为有活力，且可能伴有牙髓的急性变化。如较对照牙迟钝，则可能是有修复性牙本质形成或者是假阳性，假阳性者比如部分坏死或新近坏死的牙髓，髓腔内充满炎性渗出物与脓液，是电的良导体，就会出现假阳性。阴性结果一般为无活力，但也应防止有假阴性结果。做放射诊断时，可显示龋坏与牙髓腔的接近程度，牙本质的有效厚度。但需要注意的是，X 线片上所显示的龋坏深度通常均稍小于病变实际范围；当发现髓腔内或髓腔四周有钙化影像时，表示髓腔的缩小或牙髓恢复能力的减弱，髓腔越小，恢复能力越差。

诊断时需准确判断深龋是否伴有牙髓充血，牙髓充血是可复性牙髓炎症，主要特点是激发性疼痛，温度检查产生尖锐的疼痛，去除刺激疼痛立刻消失，不再延续，临床上大多数深龋都伴有可复性牙髓炎。应注意是否伴有慢性溃疡性牙髓炎，后者属于无症状不可复性牙髓炎，刺激诱发牙髓剧烈疼痛，去除后疼痛持续一段时间，患者无自发疼痛，检查发现牙髓已穿通，穿髓孔有明显的探痛。

(二)深龋洞形的制备

深龋使牙体组织破坏严重，洞口较大，器械易进入。洞形制备时，需去除洞缘的龋坏组织和无基釉，充分暴露洞内壁，在清楚的视野下进行洞形的制备。

为了保护牙髓，有时在去除大部分洞侧壁和髓壁的龋坏组织后，在髓壁或轴壁的近牙髓部位可保留部分余留龋坏牙本质，其余洞内壁为正常牙体组织。应对余留龋坏牙本质是软化牙本质或修复性牙本质进行区别，以决定其去留。软化牙本质表现为染色较浅、质软而无光泽，用牙钻去除时互相粘连呈锯末状。修复性牙本质则多系棕褐色，质地较硬而有光泽，钻出物为白色粉末，且不粘连，必要时可以通过染色法协助鉴别。对承受咬合力的牙尖、牙嵴等牙体组织脆弱部位要做修整，适当降低高度。洞形的抗力形设计要求洞底随髓室顶呈弧形或圆弧形，洞壁直为箱状，固位形设计需按洞形制备原则进行。

(三)深龋治疗

深龋治疗原则是在尽可能去除龋坏组织的同时，设法消除牙髓的早期炎症，保护牙髓组织的活力，恢复牙髓功能。要求在治疗的每一步需避免物理、机械、化学等刺激，如机械损伤、温度激惹、摩擦产热、药物刺激、充填刺激等。

1.深龋治疗前必须判明的情况

(1)牙本质-牙髓复合体的反应：龋病刺激牙本质-牙髓复合体，出现明显的病理改变，口腔微生物的种类、数量、毒力强弱、牙本质的结构、矿化程度、微量元素含量等因素都会影响修复性牙本质的形成。修复性牙本质的形成与牙本质-牙髓的有效厚度有关。牙本质-牙髓有效厚度在2 mm以上，牙髓可产生完全正常的修复性牙本质；有效厚度为0.8～2 mm时，牙髓产生不完全的修复性牙本质；有效厚度为0.3～0.8 mm时，牙髓功能严重破坏，无或仅少量修复性牙本质形成。牙本质-牙髓复合体的反应还与患者的年龄、牙龄、髓腔及根管内牙髓组织细胞和微循环状况有关。

（2）洞内龋坏组织能否去干净：循证医学研究结果提示，对于无牙髓症状的乳牙和恒牙，部分去除龋坏可降低牙髓暴露的风险，不会对患者的牙髓症状产生不利影响。在深龋治疗中，为了降低露髓的风险，最好选用部分去龋的方式，在洞底近髓处允许留少许余留龋。

（3）洞底是否与牙髓腔穿通，牙髓是否暴露：穿髓孔很小时，需仔细判断，减少失误。若穿髓点较小如针尖大，周围是健康牙本质，无渗血，一般多为牙髓无炎症或仅有局限于暴露部位的轻度炎症，治疗后可恢复。若穿髓点四周有龋坏牙本质，或者探诊时有大量出血或炎性渗出物，表示牙髓已经出现一定程度的炎症或破坏，治疗已不能恢复牙髓活力。

2.治疗方法

（1）垫底充填法：当深龋不伴有上述激发病症状，牙髓活力正常时，选用双层垫底充填法，一次性完成治疗。保护牙髓可采用丁香油粘固粉均匀垫于洞底，固化后再用磷酸锌粘固粉作第二层垫底，垫平髓底，再做永久性充填修复。

（2）安抚治疗：安抚治疗是一种临时性治疗方法。深龋出现明显的症状，或温度、化学刺激引起较重的激发痛，可选择安抚疗法，先用消炎镇痛药物，常用丁香油小药棉球放入洞底，丁香油粘固粉封闭窝洞，观察1～2周，临床症状消除，再做进一步治疗。

（3）间接盖髓术：主要用于深龋洞为了保护牙髓，软龋不去净，髓壁留有少量的余留龋，牙本质-牙髓反应能力较好。为促进牙本质-牙髓复合体的修复反应，牙体组织的再矿化可选用此法。间接盖髓术分两次进行。洞形制备完成，第一次治疗是在髓底均匀垫置盖髓剂，常用有氢氧化钙盖髓剂，丁香油粘固粉和磷酸锌粘固粉作双层封洞。3～6个月的观察，患者无症状，牙髓活力良好，X线检查正常，第二次复诊，去除部分封洞材料，再行永久性充填修复治疗。

（刘彩云）

第二节　牙体急性损伤

一、牙齿震荡

牙齿震荡是牙周膜的轻度损伤，常不伴有牙体硬组织的缺损。

（一）诊断

（1）有外伤或创伤史。

（2）牙体无缺损或折断。

（3）患牙咀嚼痛，有伸长感，轻微松动和叩痛。

（4）牙龈轻度水肿，龈缘还可有少量出血。

(5)牙髓活力测试时可能出现反应迟钝或敏感。

(二)治疗原则

(1)X线片检查除外根折或牙槽突骨折。

(2)症状轻者可不做处理。

(3)适当调𬌗,以减轻咀嚼压力。

(4)消炎止痛治疗。

(5)患牙松动Ⅱ度以上应做固定。

(6)定期复查牙髓活力,如发现牙髓坏死,及时做根管治疗。

二、牙折

牙齿外伤后所造成牙体硬组织任何一部分的折断或折裂。临床上根据损伤程度分为不全冠折、冠折、根折和冠根折。

(一)不全冠折(釉质不全折断)

1.诊断

(1)外伤史。

(2)检查时可见釉质裂纹。

(3)患牙无症状或对冷热酸甜敏感。

2.治疗原则

(1)X线片检查除外根折或牙槽突骨折。

(2)无症状者可不处理,有敏感症状可脱敏治疗,或用釉质黏合剂处理裂纹。

(二)冠折

1.诊断

(1)外伤史。

(2)冠折程度轻重不等,可有牙釉质折断、牙本质暴露或牙髓外露。

(3)可伴有创伤性牙周膜炎、牙槽突骨折,或伴有牙髓充血、牙本质敏感症等。

2.治疗原则

(1)X线片检查除外根折或牙槽突骨折。

(2)牙釉质小块折裂,磨光即可。

(3)牙本质外露,有刺激症状,可脱敏治疗或充填治疗。

(4)牙本质外露,刺激症状重者,可用对牙髓刺激小的黏固剂覆盖断面,6~8周后复查牙髓活力正常时可修复缺损。

(5)牙髓暴露,年轻恒牙可直接盖髓术或活髓切断术(必要时先做带环)。

(6)牙髓暴露,牙根已发育完成者应根管治疗后充填治疗或桩冠修复。

(三)根折

1.诊断

(1)有外伤史。

(2)可有叩痛和松动。

(3)X线片显示牙根上的X线透射线影。

(4)冠侧断端可有移位。

（5）可有龈沟出血,根部黏膜触痛。

2.治疗原则

（1）根尖1/3折断:患牙无症状,降低咬合定期观察,如牙髓坏死,根管治疗或根尖切除术。

（2）根中1/3处折断:夹板复位固定观察,如牙髓坏死,根管治疗后根管内植桩内固定。

（3）根颈1/3处折断:折裂线在龈缘上,做牙髓摘除术后加钉接冠或桩冠修复。

（4）根颈1/3处折断:如断端在龈下1~4 mm,残根有一定长度,可摘除断冠后做根管治疗,必要时行龈切术,或用正畸牵引术延长牙根,再以桩冠修复。

三、牙脱位

牙脱位是指受外力的作用,牙齿偏移或脱离牙槽窝。临床分为脱出型牙脱位、嵌入型牙脱位和完全脱位。常伴有牙周软组织和牙槽骨的损伤。

(一)脱出型牙脱位

1.诊断

（1）有外伤史。

（2）患牙伸长或倾斜移位,牙有松动、叩痛。

（3）有牙周组织损伤,可伴有龈缘出血。

（4）X线片显示根尖牙周膜增宽。

2.治疗原则

（1）X线片检查除外牙槽突骨折或根折。

（2）局麻下夹板复位、固定4周。

（3）消炎止痛等对症治疗。

（4）定期复查,若牙髓坏死应做根管治疗。

(二)嵌入型牙脱位

1.诊断

（1）有外伤史。

（2）临床牙冠变短或伴有扭转,有叩痛。

（3）多有龈缘出血。

（4）X线片显示牙周膜间隙消失。

2.治疗原则

（1）X线片除外牙槽突骨折或根折。

（2）嵌入较轻和年轻恒牙可不做处理,定期复查,观察其自行复位情况。如牙髓坏死,应进行牙髓治疗。

（3）成人嵌入较重的患牙在局麻下复位、固定,并应在2周内行根管治疗。

(三)完全脱位

1.诊断

（1）急剧外伤史。

（2）牙齿完全脱出牙槽窝。

（3）伴有牙周组织损伤。

2.治疗原则

(1)争取时间尽快再植,脱位后2小时内再植的成功率高。

(2)脱出牙齿先用生理盐水洗净,重新植入固定4周。

(3)再植1~2周后,应行根管治疗;年轻恒牙2小时内再植者,可暂不做根管治疗。

(4)术后3、6和12个月定期复查牙髓活力,发现牙髓已坏死,应及时做根管治疗术。

(刘彩云)

第三节 牙体慢性损伤

牙体慢性损伤是指一组由机械、物理、化学或综合刺激作用下形成的牙体组织慢性进行性损伤。

一、磨损

由于单纯机械摩擦作用而造成的牙齿硬组织慢性磨耗称为磨损。

(一)诊断

(1)轻度牙尖和切缘磨平或咬合部位出现光亮的平面,牙本质暴露。

(2)中度牙冠部磨损范围大,功能尖已磨平或在牙面上出现凹陷的磨损面,可有牙齿敏感症状及食物嵌塞。

(3)重度可引起牙髓病或根尖周病,颌间距离变短,可引起颞下颌关节病变。

(二)治疗原则

(1)去除病因,改正不良习惯,调整咬𬌗,修复缺失牙。

(2)轻度磨损有变态反应症状者,可行脱敏治疗。

(3)牙𬌗面有凹陷的可做充填治疗。

(4)治疗并发症,如牙髓病或根尖周病等。

二、磨牙症

睡眠时有习惯性磨牙或白天也无意识磨牙者,称为磨牙症。

(一)诊断

(1)有夜间磨牙或白天紧咬牙史,查牙面有不同程度磨损。

(2)全口牙齿重度磨耗,可伴有牙本质过敏,甚至牙髓根尖病变。

(二)治疗原则

(1)去除致病因素,消除心理因素和局部因素。

(2)𬌗板的应用。

(3)调磨咬合。

(4)肌电反馈治疗。

(5)治疗因过度磨损引起的各种并发症。

三、楔状缺损

牙齿颈部硬组织在某些因素作用下逐渐形成两个光滑斜面组成的缺损,唇颊面多见,也见于舌腭侧。龋损边缘整齐,质地坚硬。

(一)诊断

(1)了解患者刷牙方法和习惯。

(2)牙颈部有程度不等的楔形缺损,表面光滑、边缘整齐。

(3)轻度或中度缺损,可无任何症状或有牙齿敏感症。

(4)缺损深的,可继发牙髓病或根尖周病,有时可发生牙齿横断。

(二)治疗原则

(1)消除病因矫改正刷牙方法并调整殆关系,注意分散殆-殆力负担。

(2)牙体组织缺损少,无症状者,可不处理;牙本质过敏者可脱敏治疗。

(3)中、深度缺损,可充填治疗。

(4)继发牙髓病或根尖周病者,牙髓治疗。

(5)如已导致牙冠折断,可根据情况保留牙根,根管治疗后桩冠修复,或者拔除残根。

四、牙隐裂

未经治疗的牙齿表面由于某些因素的长期作用而出现的临床不易发现的微细裂纹。

(一)诊断

(1)患牙有长时间咀嚼痛或冷热刺激痛病史,可有咬在某一特定部位疼痛或殆创伤史。

(2)殆面裂纹常与发育沟重叠并贯通边缘嵴而达邻面。

(3)尖锐探针沿裂隙处加力,患牙有疼痛感。

(4)碘酊涂染后出现深染或强光透照检查可见深入牙体内的细阴影,一般对称发生。

(5)咬诊可有酸痛感。

(6)叩诊能帮助定位,有侧方叩痛或咬合痛。

(7)隐裂浅的有牙齿变态反应症状或咬合不适;隐裂深的出现牙髓炎或根尖周炎症状,甚至牙齿折裂。

(二)治疗原则

(1)磨改高陡牙尖,消除创伤性殆力。

(2)调整全口牙齿殆力负担,治疗对侧牙病,修复缺失。

(3)隐裂浅的,可行隐裂封闭或充填术。

(4)已出现牙髓或根尖周病症状者,大量调殆,根管治疗后全冠修复。

(5)如牙体已纵裂,松动在Ⅱ度以内者,无严重的牙周疾病,可结扎患牙,完善的根管治疗后全冠修复,否则应拔除。

五、酸蚀症

牙齿受酸雾或酸酐的侵蚀,使牙体硬组织发生进行性丧失的一种疾病。

(一)诊断

(1)有与无机酸接触的环境或胃病反酸的病史。

(2)前牙唇面有实质性缺损或冷热酸甜敏感症状。

(3)酸蚀的形式因酸而异。①盐酸:前牙唇面呈刀削状的光滑面,切端变薄;②硝酸、杂酸:牙颈部或口唇与牙面接触处牙齿形成白垩状的脱矿斑,易形成实质性缺损;③胃酸:舌尖变平、变短,舌面釉质消失,表面光滑。

(4)严重者口腔黏膜可有烧灼感和呼吸道刺激症状。

(二)治疗

(1)改善劳动条件,定时用 2% 苏打液漱口,治疗全身相关疾病。

(2)有变态反应症状者脱敏治疗。

(3)缺损严重者可采用树脂充填治疗或全冠修复,已产生牙髓或根尖病变者则行牙髓治疗。

六、牙根外吸收

(一)诊断

(1)患者多无自觉症状,一般做常规 X 线检查时被发现。

(2)患牙可有牙外伤史,牙再植史,或内漂白治疗史。

(3)X 线片显示根尖圆钝、变短或根尖区外形有不规则缺损,根管影像可消失。

(4)外吸收患牙的邻近可发现埋伏牙或阻生牙。

(5)当外吸收涉及牙髓和牙周组织时,可出现相应疾病的症状。

(二)治疗原则

(1)去除引起牙根外吸收的病因。

(2)有症状者则应治疗患牙,根吸收少于 1/2 者可做根管治疗,先以氢氧化钙制剂做根管系列封药,分别于 3 个月、半年、1 年复查,观察患牙临床情况,拍 X 线片并根管换药,待吸收稳定后再做常规根管充填。

(3)多根牙其中一个牙根吸收较多者,可做截根术或牙半切除术。

(4)牙根吸收>1/2,且临床松动明显或有根尖病变时应拔除。

七、牙根纵裂

未经牙髓治疗的牙齿根部硬组织在某些因素作用下发生与长轴方向一致的沟通牙髓腔和牙周膜间隙的纵向裂纹。

(一)诊断

(1)中老年人的患牙,有长期咀嚼痛或反复肿痛病史。

(2)无牙体疾病,未经治疗的后牙出现牙髓炎或根尖周炎症状。

(3)有叩痛,根裂相应部位牙龈红肿,牙多有不同程度松动。

(4)有深而窄的牙周袋,可并发牙周脓肿,晚期可由牙周袋探到游离的断端。

(5)X 线片示根管管腔增宽,边缘整齐,或根尖部处变宽,可有牙槽骨吸收。晚期可见颈部根折的断片,并有移位或横行折断线。

(6)患牙多𬌗力负担过重。

(二)治疗原则

(1)均衡全口𬌗力负担。

(2)松动明显,牙周袋深或单根牙牙根纵裂,保守治疗无效者均应拔除。

(3)对于牙周病损局限于裂缝处且稳固的磨牙,可在完善的根管治疗后行截根术或牙半切术。

八、创伤性根横折

后牙在创伤性外力的作用下牙根发生的横向折断。

(一)诊断

(1)牙有长期咀嚼痛。

(2)牙冠完整,可有急性咬𬌗创伤史。

(3)有叩痛。

(4)患牙可有不同程度的松动。

(5)患牙多有创伤𬌗力。

(6)X线片显示患根的横折线,偶见断根移位。

(7)并发牙髓、根尖周病及牙周疾病者出现相应症状。

(二)治疗原则

(1)调𬌗,去除𬌗干扰。牙髓活力正常,无牙周疾病患者定期观察。

(2)并发牙髓、根尖周病或牙周疾病者做相应治疗。

(3)断根不与龈袋相通者做根管治疗,相通者做截根术或牙半切术。

(刘彩云)

第四节　牙齿发育异常

一、釉质发育不全

釉质发育不全是牙齿在发育过程中,由于严重的全身或局部因素的影响,造成了釉质发育的永久缺陷,包括釉质发育不良(有实质缺损)和釉质矿化不良(无实质缺损)。

(一)诊断

(1)轻症者釉质形态基本完整,仅呈白垩色或褐色斑,一般无自觉症状。

(2)重症者在釉质表面出现带状或窝状棕色凹陷,严重者釉质呈蜂窝状缺损或完全无釉质。

(3)由系统性疾病引起者,受累牙呈对称性。

(二)治疗原则

(1)轻症患牙不必治疗,但应注意口腔卫生,进行防龋处理。

(2)重症患牙可用复合树脂贴面或烤瓷冠修复。

(3)个别恒牙釉质发育不全多由于相应乳牙严重根尖周感染或外伤而影响恒牙胚发育所致,常见于前磨牙和上切牙,又称特奈氏牙。

二、特纳牙

因乳牙根尖周感染的影响,个别恒牙的釉质发育不全。前磨牙多见。

（一）诊断

（1）单个牙釉质发育不全，前磨牙多见。

（2）有相应乳牙根尖周病未及时治疗史。

（二）治疗原则

（1）缺损面积小者可充填治疗。

（2）缺损面积大者可做树脂贴面或全冠修复。

三、氟牙症

氟牙症又称氟斑牙或斑釉牙牙齿在发育期间，由于人体摄取氟量过高，造成特殊类型的釉质发育不全。

（一）诊断

（1）牙齿发育期间患者生活在高氟区。

（2）在同一时期萌出的牙釉质上有白垩色到褐色的斑块，表面坚硬，严重者并发有釉质的实质缺损。

（3）多见于恒牙，发生于乳牙者甚少，程度较轻。

（4）重症可伴有全身骨骼或关节的增殖性改变及活动受限（氟骨症）。

（二）鉴别诊断

与釉质发育不全相鉴别，其要点如下。

（1）氟牙症患者有高氟区生活史。

（2）氟牙症发生于多数牙，尤以上颌前牙多见；釉质发育不全发生于单个牙或一组牙。

（3）氟牙症其釉质斑块呈散在云雾状，边界不清晰，与生长线无关；釉质发育不全白垩色斑，边界清晰，其纹线与釉质生长发育线相吻合。

（三）治疗原则

（1）着色而无实质性缺损者，可用脱色法。

（2）有缺损者，可用复合树脂修复。

（3）重度氟斑牙，用贴面或冠修复。

四、四环素牙

四环素牙是由于牙齿发育矿化期间服用四环素类药物，导致四环素沉积于牙本质而使牙齿变色及釉质发育不全。

（一）诊断

（1）幼儿时期或母亲妊娠时期有服用四环素族药物史。

（2）牙体呈现出弥漫的黄色或灰褐色改变，紫外线灯下显示荧光。

（3）牙冠外形一般正常，坚硬光滑，有时合并釉质发育不全。

（二）治疗原则

（1）不伴有缺损者，可用脱色法。

（2）重度可用复合树脂贴面或冠修复。

五、遗传性乳光牙本质

遗传性乳光牙本质是一种常染色体显性遗传病。

（一）诊断

（1）乳恒牙均可受累。

（2）牙齿呈灰蓝到棕红的半透明乳光色。

（3）釉质早期脱落，暴露出牙本质，并很快磨损，牙冠变短。

（4）X线片显示牙根短，髓腔钙化闭锁。

（5）可并发牙髓根尖周病或颞下颌关节功能紊乱等疾病。

（6）有家族遗传史。

（二）治疗原则

（1）治疗并发症。

（2）乳牙列：戴覆罩𬌗面和切缘的塑料夹板。

（3）恒牙列：全冠修复或覆盖义齿修复。

六、畸形中央尖

畸形中央尖是发生于前磨牙𬌗面的圆锥形或半球形突起，折断后可继发牙髓根尖周病。

（一）诊断

（1）多见于下颌第二前磨牙，常呈对称性发生。

（2）𬌗面中央窝处圆锥形突起。

（3）中央尖极易折断，呈圆形小环，可有露髓点，并发根尖周炎。

（4）X线片可见髓室顶突入中央尖中。

（二）治疗原则

（1）小而圆钝的中央尖且无症状者可不处理。

（2）无髓角伸入型中央尖，可多次少量调磨中央尖。每次间隔 2～3 周，一次磨除厚度不超过 0.5 mm，调磨后涂 75％氟化钠甘油。

（3）有髓角伸入型中央尖，可根据活髓切断的原理和方法，磨除中央尖，制备洞型，直接盖髓后充填。

（4）对因中央尖折断出现早期牙髓炎症状的年轻恒牙，可行活髓切断术。

（5）对已有根尖感染的年轻恒牙，可行根尖诱导形成术。

（6）成人畸形中央尖并发牙髓炎或根尖周炎，应做根管治疗。

七、先天梅毒牙

先天梅毒牙是先天性梅毒的牙齿表征，发生率 10％～30％。胚胎发育后期及生后 1 个月，牙胚受梅毒螺旋体侵犯所造成的牙齿发育不全。

（一）诊断

（1）损害多见于恒切牙和第一恒磨牙，少见于乳牙列。

（2）表现为半月形切牙、桑葚状磨牙或蕾状磨牙，可伴有牙齿数目和萌出异常。

（3）X线片显示第一磨牙牙根较短。

（4）部分患者可有先天梅毒其他症状，如口周有深色、放射样条纹。

（5）双亲之一有梅毒史。

（6）血清学检查康氏反应阳性。

（二）治疗原则

（1）瓦氏反应阳性者，应先行抗梅毒治疗。

（2）梅毒牙可用复合树脂或冠修复。

八、牙内陷

牙内陷是牙齿发育期成釉器出现皱折向内陷入牙乳头中所致的牙齿形态异常。临床上分为畸形舌侧窝，畸形舌侧沟，畸形舌侧尖和牙中牙。

（一）诊断

（1）常见于上颌侧切牙，其次是中切牙，偶见于尖牙。

（2）畸形舌侧窝患牙舌侧窝呈囊状凹陷。

（3）畸形舌侧沟与畸形舌侧窝同时出现，为一纵向裂沟，向根方延伸，重者可达根尖将牙根分裂为二。

（4）畸形舌侧尖舌侧窝内陷，舌隆突呈圆锥形突起。

（5）牙中牙牙齿呈圆锥状，X线片显示其深入的凹陷部分好似包含在牙中的一个小牙。

（二）治疗原则

（1）探针尖可探入舌侧窝，应做充填治疗。

（2）出现牙髓炎或根尖周炎的做牙髓治疗。

（3）出现牙周感染的，若裂沟限于颈 1/3 应做牙周治疗；裂沟已达根尖，牙周组织广泛破坏，则应拔除患牙。

（4）根管畸形而无法进行根管治疗者可行根尖倒充填术、牙再植术。

九、弯曲牙

弯曲牙指牙冠和牙根形成一定的弯曲角度。

（一）诊断

（1）最多见于上颌中切牙。

（2）不能按期萌出或萌出位置异常。

（3）X线片检查可确诊。

（二）治疗原则

（1）牙根未发育完成者，行手术开窗助萌和牵引复位。

（2）牙根已发育完成，牙根弯曲严重者，应拔除。

十、多生牙

牙齿数目多于正常牙数，又称额外牙，恒牙列多见。

（一）诊断

（1）萌出的多生牙，形态多数为锥形牙，少数呈结节状。

（2）牙齿数目超出正常。

（3）未萌出的多生牙，通过 X线片确诊。

（二）治疗原则

（1）萌出的多生牙要及时拔除。

(2)对埋伏较深的多生牙,如果不产生任何病理变化,可以不处理;当多生牙造成正常牙齿的牙根吸收或发育畸形,而多生牙位置正常,且牙根足够长时,可用多生牙代替正常牙。

十一、缺牙症

先天缺少 1 个或几个牙齿者称缺牙症。常见上颌侧切牙、第二前磨牙和第三磨牙,乳牙先天缺牙比较少见。

(一)诊断

(1)牙齿数目少于正常。

(2)有无拔牙或牙外伤史。

(3)拍摄 X 线片除外埋伏牙或阻生牙后,才能最后确诊。

(二)治疗原则

(1)乳牙列缺牙症不需要治疗。

(2)个别恒牙缺失应根据牙列情况,考虑关闭间隙或保留间隙行义齿修复。

十二、无牙症

当先天性全口牙或多数牙缺失时,称为无牙症。有遗传性,常伴有其他系统异常,最常见的是外胚叶发育不全综合征。

(一)诊断

(1)部分或全部无牙,有牙时牙齿的形态常有异常,可有釉质发育不全。

(2)无汗或少汗,皮肤干燥、多折皱。

(3)无论是头发、眉毛、体毛等均稀少、纤细,易患慢性萎缩性鼻炎或反复发作的上呼吸道感染。

(4)鼻梁塌陷呈鞍状鼻。

(5)多数患者的指趾甲发育异常。

(二)治疗原则

(1)对部分无牙患儿,3～4 岁时可做活动义齿修复。

(2)对全口无牙患儿,可在 5～6 岁以后做全口义齿。

(3)无论局部或全口义齿修复,应适时更换。

(刘彩云)

第五节　牙本质过敏症

牙本质过敏症是牙齿在受到外界刺激,如温度、化学,以及机械刺激等所引起的酸软症状,它不是独立的疾病,而是各种牙体疾病的共同症状。

一、诊断

(1)冷、热、酸、甜或机械刺激引起的激发痛,刺激去除后,疼痛立即消失。

（2）牙本质暴露处能找到过敏点。

（3）常伴有造成牙本质暴露的牙体疾病，如磨损、楔状缺损或冠折等。

（4）患者可有神经官能症、妊娠、月经期等全身背景。

二、治疗原则

（1）小而深的敏感点，可调𬌗后充填治疗。

（2）𬌗面敏感区的脱敏治疗，可配合自行脱敏法（如咀嚼生核桃、茶叶等）。

（3）多数牙齿敏感，特别牙颈部敏感，可用激光或离子导入法脱敏。

（4）对患有神经官能症等机体应激性增高的患者可采用耳针治疗。

（5）脱敏治疗无效，刺激痛明显者可做牙髓治疗。

（刘建英）

第六章　牙髓与根尖周疾病

第一节　牙　髓　病

一、病因

牙髓位于牙齿内部,周围被矿化程度较高的牙本质所包围,外界刺激不易进入牙髓腔,引起牙髓病变,只有在刺激强度极大时,才可能使牙髓受到损害。牙髓组织通过一或数个窄小的根尖孔与根尖周组织密切联系,牙髓中的病变产物和细菌很容易通过极尖孔向根尖周组织扩散,使根尖周组织发生病变。

在大多数情况下,牙髓的病变是在牙釉质、牙骨质和牙本质被破坏后产生的。牙髓的感染多由细菌引起,这些细菌都来自口腔,多数是来自深龋洞中,深龋洞是一个相当缺氧的环境,这些地方有利于厌氧菌的生长繁殖,当龋洞接近牙髓或已经穿通牙髓时,细菌或其产生的毒素可进入髓腔引起牙髓炎。其他一些近牙髓的牙体硬组织非龋性疾病,如外伤所致的牙折,楔状缺损过深使牙髓暴露,畸形中央尖,磨损后露髓,畸形舌侧窝,隐裂,严重的磨损等也可引起牙髓炎。牙齿患牙周病时,深达根尖的牙周袋可以使感染通过根尖孔或侧支根管进入髓腔,引起逆行性牙髓炎。另外菌血症或脓血症时,细菌可随血液循环进入牙髓,引起牙髓炎。除感染外,一些不当的刺激也会引起牙髓炎,如温度骤然改变,骤冷骤热便会引起牙髓充血,甚至转化为牙髓炎;治疗龋病时,某些充填材料含刺激性物质,会引起牙髓病变;消毒窝洞的药物刺激性过强,牙髓失活剂使用不当,备洞时操作不当产热过多等。

二、分类及临床表现

牙髓病是临床上常见的口腔疾病,可以表现为急性或慢性的过程,也可以互相转变,牙髓炎是牙髓病中发病率最高的一种疾病。牙髓病是指牙齿受到细菌感染、创伤、温度或电流等外来物理及化学刺激作用时,牙髓组织发生一系列病变的疾病。在组织病理学上一般将牙髓分为正常牙髓和各种不同类型的病变牙髓。由于它们常存在着移行阶段和重叠现象,所以采用组织病理学的方法,有时要将牙髓状况的各段准确地分类也很困难,对于临床医师来说,重要的是需要判断患牙的牙髓是否通过实施一些临床保护措施而得以保留其生活状态且不出现临床症状。因此,根据牙髓的临床表现和治疗预后可分为:可复性牙髓炎、不可复性牙髓炎、牙髓坏死、牙髓钙化和牙内吸收。其中不可复性牙髓炎又分为急性牙髓炎、慢性牙髓炎、残髓炎、逆行性牙髓炎。现将常见的牙髓病表现介绍如下。

可复性牙髓炎是一种病变较轻的牙髓炎,受到温度刺激时,产生快而锐的酸痛或疼痛,但不严重,刺激去除后,疼痛立即消失,每次痛的时间短暂,不拖延。检查可见无穿髓孔。如果致病时刺激因子被消除,牙髓可恢复正常,如果刺激继续存在,炎症继续发展,成为不可复性牙髓炎。

有症状不可复性牙髓炎是有间断或持续的自发痛,骤然的温度可诱发长时间疼痛。患者身体姿势发生改变时也引起疼痛,如弯腰或躺卧,这是由于体位改变使牙髓腔内压力增加所致。疼痛可以是锐痛,也可以是钝痛,但多数人不易指出患牙的确切位置,有时疼痛呈放散性,有时呈反射性。如果炎症渗出物得到引流,炎症可以消退,疼痛缓解。如得不到引流,刺激继续存在,则炎症加重而使牙髓坏死。

逆行性牙髓炎是牙周病患牙当牙周组织破坏后,使根尖孔或侧支根尖孔外露,感染由此进入牙髓,引起牙髓炎症。表现为锐痛,近颈部牙面的破坏和根分歧处外露的孔所引起的炎症,多为局限性,疼痛不很剧烈。牙周袋深达根尖或接近根尖,冷热刺激可引起疼痛。

残髓炎是指经过牙髓治疗后,仍有残存的少量根髓,并发生炎症时。如干髓治疗的牙齿,经常发生残髓炎。常表现为自发性钝痛,放散到头面部,每天发作一两次,疼痛持续时间较短,温度刺激痛明显,有咬合不适感或有轻微咬合痛,有牙髓治疗史。

牙髓坏死是指牙髓组织因缺氧而死亡的病变,经常是由于不可复性牙髓炎继续发展的结果,也可能由于化学药物的刺激产生的,也可能由于牙齿受到外伤或牙周炎破坏达根尖区,根尖周组织和根管内组织发生栓塞而使牙髓坏死,牙冠可变为黄色或暗灰色,冷热刺激时都无反应。如不及时治疗,则病变可向根尖周组织扩展,引起根尖周炎。

三、治疗措施

(一)年轻恒牙的治疗特点

乳牙脱落后新萌出的恒牙牙根未发育完成,仍处在继续生长发育阶段,此阶段的恒牙称为年轻恒牙。年轻恒牙髓腔大,根管粗,牙本质薄,牙本质小管粗大,所以外来刺激易波及牙髓;年轻恒牙的牙根在萌出3～5年才能完全形成,年轻恒牙的牙髓组织与乳牙相似,因根尖开口较大,髓腔内血液供给丰富,发生炎症时,感染容易扩散,如得到及时控制,也可能恢复。

年轻恒牙牙髓组织不仅具有对牙有营养和感觉的功能,而且与牙齿的发育有密切关系。因此,牙髓炎的治疗以保存生活牙髓为首选治疗。年轻恒牙萌出后2～3年牙根才达到应有的长度,3～5年根尖才发育完成。所以,年轻恒牙牙髓炎应尽力保存活髓组织,如不能保存全部活髓,也应保存根部活髓,如不能保存根部活髓,也应保存患牙。治疗中常常选择盖髓术和活髓切断术,对根尖敞开,牙根未发育完全的死髓牙应采用促使根尖继续形成的治疗方法,即根尖诱导形成术。

(二)恒牙髓腔解剖特点及开髓方法

1.上颌前牙

(1)髓腔解剖特点:一般为单根管,髓室与髓腔无明显界限,根管粗大,近远中纵剖面可见远中髓角突向切方,唇舌向纵剖面可见髓室近舌隆突部膨大,根管在牙颈部横断面呈圆三角形。

(2)开髓方法:在舌面舌隆突上方垂直与舌面钻入,逐层深入,钻针应向四周稍微扩展,以免折断。当有落空感时,调整车针方向与牙体长轴方向一致进入髓腔,改用提拉动作揭去髓室顶,形成一顶向根方的三角形窝洞。

2.下颌前牙

(1)髓腔解剖特点:与上颌前牙基本相同,只是牙体积小,髓腔细小。

(2)开髓方法:开髓时车针一定要局限于舌隆突处,勿偏向近远中,开髓外形呈椭圆形,进入髓腔方向要与根管长轴一致,避免近远中侧穿。

3.上颌前磨牙

(1)髓腔解剖特点:髓室呈立方形,颊舌径大于近远中径,有2个细而突的髓角分别伸入颊舌尖内,分为颊舌两个根管,根分歧部比较接近根尖1/3部,从洞口很难看到髓室底。上颌第1前磨牙多为两个根管,上颌第2前磨牙可为一个根管,约40%为双根管。

(2)开髓方法:在颌面作成颊舌向的椭圆形窝洞,先穿通颊舌两髓角,不要将刚穿通的两个髓角误认为根管口,插入裂钻向颊舌方向推磨,把颊舌两髓角连通,便可揭开髓室顶。

4.下颌前磨牙

(1)髓腔解剖特点:单根管,髓室和根管的颊舌径较大,髓室和根管无明显界限,牙冠向舌侧倾斜,髓腔顶偏向颊侧。

(2)开髓方法:在颌面偏颊尖处钻入,切勿磨穿近远中壁和颊舌侧壁,始终保持车针与牙体长轴一致。

5.上颌磨牙

(1)髓腔解剖特点:髓腔形态与牙体外形相似,颊舌径宽,髓角突入相应牙尖内,其中近中颊髓角最高,颊侧有近远中2个根管,根管口距离较近,腭侧有一粗大的根管,上颌第二磨牙可出现2个颊根融合为一个较大的颊根。

(2)开髓方法:开髓洞形要和牙根颈部横断面根管口连线一致,做成颊舌径长,近远中径短的圆三角形,三角形的顶在腭侧,底在颊侧,其中一边在斜嵴的近中侧与斜嵴平行,另一边与近中边缘嵴平行。

6.下颌磨牙

(1)髓腔解剖特点:髓腔呈近远中大于颊舌径的长方体。牙冠向舌侧倾斜,髓室偏向颊侧。髓室在颈缘下2 mm,髓室顶至底的距离为2 mm,一般有近中、远中两根,下颌第一磨牙有时有3根,近中根分为颊舌两根管,远中根可为一粗大的根管,也可分为颊舌两根管。下颌第二磨牙有时近远中两根在颊侧融合,根管也在颊侧融合,根管横断面呈"C"形。

(2)开髓方法:在颌面近远中径的中1/3偏颊侧钻入。开髓洞形为近远中边稍长,远中边稍短,颊侧洞缘在颊尖的舌斜面上,舌侧洞缘在中央沟处.开髓洞形的位置应在颊舌向中线的颊侧,可避免造成舌侧颈部侧穿和髓底台阶。

三、髓腔和根管口的解剖规律

(1)髓室底的水平相当于釉牙骨质界的水平,继发牙本质的形成不会改变这个规律,所以釉牙骨质界可以作为寻找和确认髓室底的固定解剖标志。

(2)在釉牙骨质界水平的牙齿横截面上,髓腔形状与牙齿断面形状相同,并且位于断面的中央,就是说,髓室底的各个边界距牙齿外表面是等距离的。

(3)继发性牙本质形成有固定的位置和模式,在髓腔的近远中颊舌4个侧壁,髓室顶和髓室底表面成球面状形成。

（4）颜色规律：①髓室底的颜色比髓腔壁的颜色深，即髓室底的颜色发黑，髓腔壁的颜色发白，黑白交界处就是髓室底的边界。②继发性牙本质比原发性牙本质颜色浅，即继发性牙本质是白色的，原发性牙本质是黑色的。

（5）沟裂标志：根管口之间有深色的沟裂相连，沟裂内有时会有牙髓组织。当根管口被重重地钙化物覆盖时，沿着沟裂的走向去除钙化物，在沟裂的尽头就能找到根管，这是相当快速而安全的技巧。

（6）根管口一定位于髓腔侧壁与髓室底交界处。

（7）根管口一定位于髓室底的拐角处。

（8）根管口分布对称性规律：除了上颌磨牙之外的多根牙，在髓室底画一条近远中方向的中央线，根管口即分布在颊舌两侧，并且对称性排列。就是说，颊舌根管口距离中央线的距离相等，如果只有一个根管口，则该根管口一定位于中线上或其附近不会偏离很大。根据这个规律可以快速地判断下磨牙是否存在远中舌根管。

（四）寻找根管口的几种方法

（1）多根管牙常因增龄性变化或修复性牙本质的沉积，或髓石，或髓腔钙化，或根管形态变异等情况，而使根管口不易查找时，可借助于牙齿的三维立体解剖形态，从各个方向和位置来理解和看牙髓腔的解剖形态；并采用多种角度投照法所拍摄的X线片来了解和指出牙根和根管的数目、形状、位置、方向和弯曲情况；牙根对牙冠的关系；牙根及根管解剖形态的各种可能的变异情况等。

（2）除去磨牙髓腔内牙颈部位的遮拦根管口的牙本质领圈，以便充分暴露髓室底的根管口。

（3）采用能溶解和除去髓腔内坏死组织的根管冲洗剂，以彻底清理髓室后，根管口就很可能被察觉出来。

（4）探测根管口时，应注意选择髓室底较暗处的覆盖在牙骨质上方的牙本质和修复性牙本质上做彻底地探查。并且还应注意按照根管的方向进行探查。

（5）髓室底有几条发育沟，都与根管的开口方向有关，即沿髓室底的发育沟移行到根管口。所以应用非常锐利的根管探针沿着发育沟搔刮，可望打开较紧的根管口。

（6）当已经指出一个根管时，可估计其余根管的可能位置，必要时可用小球钻在其根管可能或预期所在的发育沟部位除去少量牙本质，然后使用锐利探针试图刺穿钙化区，以找出根管口，除去牙颈部的牙本质领圈以暴露根管口的位置。注意钻磨发育沟时不要过分地加深或磨平发育沟，以免失去这些自然标志而向侧方磨削或穿刺根分叉区。

（7）在髓室底涂碘酊，然后用稍干的乙醇棉球擦过髓底以去碘，着色较深的地方常为根管口或发育沟。

（8）透照法：使用光导纤维诊断仪的光源透照颊舌侧牙冠部之硬组织，光线通过牙釉质和牙本质进入髓腔，可以看到根管口是个黑点；而将光源从软组织靠近牙根突出处进行透照，光线通过软组织、牙骨质和牙本质进入髓腔，则显示出根管口比附近之髓底部要亮些。

（五）看牙要用橡皮障

对于大多数患者来说，橡皮障是个非常陌生的概念。其实在欧美很多发达国家橡皮障已经被广泛使用，甚至在一些口腔治疗过程中，不使用橡皮障是违反医疗相关法规的。在国内，橡皮障也正逐步被一些高档诊所以及口腔医院的特诊科采纳，使得口腔治疗更专业、更无菌、更安全、更舒适。

什么是橡皮障呢？简单地说，橡皮障是在齿科治疗中用来隔离需要治疗的牙齿的软性橡皮片。当然，橡皮障系统还需要有不同类型的夹子以及面弓来固定。橡皮障的优点在于它提供了一个干燥清洁的工作区域，即强力隔湿，同时防止口腔内细菌向牙髓扩散，避免伤害口腔内舌、黏膜等软组织。橡皮障还能减少血液、唾液的飞溅，做好艾滋病、肝炎等相关传染病的普遍防护，减少交叉感染。对于患者，橡皮障可以提供安全、舒适的保障，这样在治疗过程中就不必注意要持续张口或者担心自己的舌头，也不必担心会有碎片或者小的口腔器械掉到食管或者气管里，营造一个更轻松的术野。

从专业角度来讲，橡皮障技术的必要性更毋庸置疑。例如，目前齿科最常见的根管治疗应该像外科手术一样在无菌环境下，如果不采用橡皮障，就不能保证治疗区域处于无菌环境，这样根管感染以及再感染的可能性将会大大提高。因此，我们常说有效控制感染是根管治疗成功的关键，而使用橡皮障是最重要的手段之一，它可以有效地避免手术过程中口腔环境对根管系统的再污染。此外，橡皮障技术可以更好地配合大量的根管冲洗，避免冲洗液对口腔黏膜的刺激，节约消毒隔离时间，减少诊间疼痛和提高疗效。正是由于橡皮障在根管治疗中如此的重要性，因此在美国，口腔根管治疗中不采用橡皮障是非法的。其实，橡皮障最早使用应该是在齿科的粘连修复中。国外目前流行的观点：如果没有橡皮障，最好就不要进行粘连修复。因为在粘连修复中，无论酸蚀前后都需要空气干燥，强力隔湿，这样才能避免水蒸气、唾液等污染。橡皮障的应用明显提高粘连的强度，减少微渗。尽管放置橡皮障不是治疗，但它却是提高治疗效果的有效手段。当然在国内，作为一个较新的技术，牙医们还需要投入一定时间来熟悉新的材料和学习新的操作要求，这样才能达到掌握必要技术来有效率地应用产品。但是，毫无疑问，一旦条件成熟，大多数患者都将享受到橡皮障技术带来的安全舒适。

（六）开髓治疗

当牙病发展到牙髓炎时，治疗起来很复杂。首先要备洞开髓引流，牙髓坏死的一次即可清除冠髓和根髓，而牙髓有活力的，开髓引流后，还需牙髓失活，即人们常说的"杀神经"，然后才能清除患病牙髓。经过局部清洗，暂封消炎药等步骤，牙髓炎症清除后，才能最后充填。

患者常常抱怨，治一颗牙，却需多次去医院。有些人误认为牙痛是龋洞引起的，把洞一次补上，牙就不疼了。单纯的龋病一次就可以治疗完毕，但牙髓炎就不同了，如果仅单纯将牙充填只会使牙髓炎症渗出增多，髓腔压力增高，疼痛加重。所以牙髓炎必须经过治疗后才能充填。无论是采用干髓术还是塑化术或根管治疗，都要经过牙髓失活或局麻下拔髓，局部消炎、充填等步骤。牙髓失活和消炎封药要经过一定的时间，一次不能完成，所以，发现了龋病，一定要尽早治疗，一旦发展到牙髓炎，到医院就诊的次数就多了，一次治不完。

为了减轻髓腔的压力，消除或减少牙髓组织所受到的刺激，缓解剧烈疼痛，医师常常在龋洞的底部或患牙的咬合面上，用牙钻钻开一个孔通到牙髓腔内，使髓腔内的渗出物或脓液排出，冲洗髓腔后，龋洞内放入樟脑酚棉球，它有安抚镇痛的作用。

人们经常对开髓有恐惧心理，认为开髓十分疼痛，因而牙痛也不肯去医院。开髓时的疼痛程度取决于牙髓的状态。牙髓已经坏死的，牙神经失去了活力，开髓时患者根本就没有疼痛感。当牙髓部分坏死或化脓时，在钻针穿通髓腔的瞬间，患者有疼痛感，但一般都能耐受。在牙髓活力正常而敏感时，患者会感到锐痛难忍，这种情况医师会使用局部麻醉剂，达到抑制痛觉的作用，即使出现疼痛，也很轻微且持续时间短。

开髓时，患者应尽力与医师配合。首先应张大口，按医师要求摆好头部姿势，让医师在最佳视野,体位下操作。其次,开髓时医师一般使用高速涡轮钻磨牙,钻针锋利,转速高达每分钟25万~50万转,切割力很强,患者在医师操作时,切忌随便乱动,以免损伤软组织。若想吐口水或有其他不适,可举手或出声示意,待医师把机头从口中取出后再吐口水或说话。如果在磨牙时,患者突然移动头部或推医师手臂是十分危险的。

(七)常用治疗方法

1.牙髓失活术

牙髓失活术即"杀神经"是用化学药物使发炎的牙髓组织(牙神经)失去活力,发生化学性坏死。多用于急、慢性牙髓炎牙齿的治疗。失活药物分为快失活剂和慢失活剂两种。临床上采用亚砷酸、金属砷和多聚甲醛等药物。亚砷酸为快失活剂,封药时间为24~48小时;金属砷为慢失活剂,封药时间为5~7天;多聚甲醛作用更加缓慢温和,一般封药需2周左右。

封失活剂时穿髓孔应足够大,药物应准确放在穿髓孔处,否则起不到失活效果,邻面洞的失活剂必须用暂封物将洞口严密封闭,以防失活剂损伤牙周组织。封药期间,应避免用患牙咀嚼,以防对髓腔产生过大的压力引起疼痛,由于失活剂具有毒性,因此应根据医师嘱咐的时间按时复诊,时间过短,失活不全,给复诊时治疗造成困难,时间过长,药物可能通过根尖孔损伤根尖周组织。封药后可能有暂时的疼痛,但可自行消失,如果疼痛不止且逐渐加重,应及时复诊除去失活剂,敞开窝洞,待症状有所缓解后再行失活。

(1)拔髓通常使用拔髓针。拔髓针有1个"0"、2个"0"和3个"0"之分,根管粗大时选择1个"0"的拔髓针,根管细小时,选择3个"0"的拔髓针。根据我们临床经验,选择拔髓针时,应细一号,也就是说,如根管直径应该使用2个"0"的拔髓针,实际上应使用3个"0"的拔髓针。这样使用,可防止拔髓针折断在根管内。特别是弯根管更要注意,以防断针。

(2)活髓牙应在局麻下或采用牙髓失活法去髓。为避免拔髓不净,原则上应术前拍片,了解根管的结构,尽量使用新的拔髓针。基本的拔髓操作步骤:拔髓针插入根管深约2/3处,轻轻旋转使根髓绕在拔髓针上,然后抽出。牙髓颜色和结构,因病变程度而不同,正常牙髓拔出呈条索状,有韧性,色粉红;牙髓坏色者则呈苍白色,或呈瘀血的红褐色,如为厌氧性细菌感染则有恶臭。

(3)对于慢性炎症的牙髓,组织较糟脆,很难完整拔出,未拔净的牙髓可用拔髓针或10号K形挫插入根管内,轻轻振动,然后用3%过氧化氢溶液和生理盐水反复交替冲洗,使炎症物质与新生态氧形成的泡沫一起冲出根管。

(4)正常情况下,对于外伤露髓或意外穿髓的前牙可以将拔髓针插到牙根2/3以下,尽量接近根尖孔,旋转180°将牙髓拔出。对于根管特别粗大的前牙,还可以考虑双针术拔髓。

双针术:先用75%的乙醇消毒洞口及根管口,参照牙根实际长度,先用光滑髓针,沿远中根管侧壁,慢慢插入根尖1/3部,稍加晃动,使牙髓与根管壁稍有分离,给倒钩髓针造一通路。同法在近中制造通路,然后用两根倒钩髓针在近远中沿通路插至根尖1/3部,中途如有阻力,不可勉强深入,两针柄交叉同时旋转180°,钩住根髓拔除。操作时避免粗暴动作,以免断于根管内,不易取出。双针术在临床实践中能够较好地固定牙髓组织,完整拔除牙髓组织的成功率更高,避免将牙髓组织撕碎造成拔髓不全,不失为值得推广的一种好方法。

(5)后牙根管仅使用拔髓针很难完全拔净牙髓,尤其是后牙处在牙髓炎晚期,牙髓组织朽坏,拔髓后往往容易残留根尖部牙髓组织。这会引起术后疼痛,影响疗效。具体处理方法:用小号挫(15~20号,建议不要超过25号),稍加力,反复提拉(注意是提拉)。这样反复几次,如果根管不是很弯(＜30°),一般都能到达根尖,再用 2 个"0"或 3 个"0"的拔髓针,插到无法深入处,轻轻旋转,再拉出来,通常能看到拔髓针尖端有很小的牙髓组织。

(6)如根管内有残髓,可将干髓液(对苯二酚的乙醇饱和液)棉捻在根管内封 5～7 天(根内失活法),再行下一步处置。

(7)拔髓前在根管内滴加少许 EDTA,可起到润滑作用,使牙髓更容易从根管中完整拔出。这是一种特别有效的方法,应贯穿在所有复杂的拔髓操作中。润滑作用仅仅是 EDTA 的作用之一,EDTA 有许多其他的作用:①与 Ca 螯合使根管内壁的硬组织脱钙软化,有溶解牙本质的作用。既可节省机械预备的时间,又可协助扩大狭窄和阻塞的根管,具有清洁作用,最佳效能时间 15 分钟。②具有明显的抗微生物性能。③对软组织中度刺激,无毒,也可用作根管冲洗。④对器械无腐蚀。⑤使牙本质小管管口开放,增加药物对牙本质的渗透。

EDTA 作用广泛,是近年来比较推崇的一种口内用药。

如果临床复诊中不可避免地出现因残髓而致的根管探痛,应在髓腔内注射碧兰麻,然后将残髓彻底拔除干净。

最后,拔髓针拔完牙髓后很难将拔髓针清洗干净,有一种很快且简单的方法,具体操作为右手拿一根牙刷左手拿拔髓针,用牙刷从针尖向柄刷,同时用水冲,最多两下就可洗干净。如果不行,用左手持针顺时针旋转两下,不会对拔髓针有损坏。

(8)砷剂外漏导致牙龈大面积烧伤的处理方法:在局麻下切除烧伤的组织直至出现新鲜血再用碘仿加牙周塞止血,一般临床普遍用此法,使用碘仿纱条时应注意要多次换药,这样效果才会好一点。

防止封砷剂外漏的方法:止血;尽可能地去净腐质;一定要注意隔湿,吹干;丁氧膏不要太硬;棉球不要太大。注意:尽可能不用砷剂,用砷剂封药后应嘱患者,如出现牙龈瘙痒应尽快复诊以免出现不良的后果。医师应电话随访,以随时了解情况。

2.盖髓术

盖髓术是保存活髓的方法,即在接近牙髓的牙本质表面或已经露髓的牙髓创面上,覆盖具有使牙髓病变恢复效应的制剂,隔离外界刺激,促使牙髓形成牙本质桥,以保护牙髓,消除病变。盖髓术又分为直接盖髓术和间接盖髓术。常用的盖髓剂有氢氧化钙制剂,氧化锌丁香油糊剂等。

做盖髓术时,注意要把盖髓剂放在即将暴露或已暴露的牙髓的部位,然后用氧化锌丁香油糊剂暂时充填牙洞。作间接盖髓术需要观察两周,如果两周后牙髓无异常,可将氧化锌去除部分后行永久充填;若出现牙髓症状,有加重的激发痛或出现自发痛,应进行牙髓治疗。做直接盖髓术时,术后应每半年复查 1 次,至少观察两年,复诊要了解有无疼痛,牙髓活动情况,叩诊是否疼痛,X 线片表现,若无异常就可以认为治疗成功。

当年轻人的恒牙不慎受到外伤致使牙髓暴露,以及单纯龋洞治疗时意外穿髓(穿髓直径不超过0.5 mm)可将盖髓剂盖在牙髓暴露处再充填,这是直接盖髓术。当外伤深龋去净腐质后接近牙髓时,可将盖髓剂放至近髓处,用氧化锌丁香油黏固剂暂封,观察1～2周后若无症状再做永久性充填,这是间接盖髓术。

无明显自发痛,龋洞很深,去净腐质又未见明显穿髓点时,可采取间接盖髓术作为诊断性治疗,若充填后出现疼痛,则可诊断为慢性牙髓炎,进行牙髓治疗,盖髓术成功的病例,表现为无疼痛不适,已恢复咀嚼功能,牙髓活力正常,X 线片示有钙化牙本质桥形成,根尖未完成的牙齿,根尖继续钙化。但应注意的是,老年人的患牙若出现了意外穿髓,不宜行直接盖髓术,可酌情选择塑化治疗或根管治疗。

直接盖髓术的操作步骤有以下几点。

(1)局部麻醉,用橡皮障将治疗牙齿与其他牙齿分隔,用麻醉剂或灭菌生理盐水冲洗暴露的牙髓。

(2)如有出血,用灭菌小棉球压迫,直至出血停止。

(3)用氢氧化钙覆盖暴露的牙髓,可用已经配制好的氢氧化钙,也可用当时调配的氢氧化钙(纯氢氧化钙与灭菌水、盐水或麻醉剂混合)。

(4)轻轻地冲洗。

(5)用树脂改良型玻璃离子保护氢氧化钙,进一步加强封闭作用。

(6)用牙釉质/牙本质黏结系统充填备好的窝洞。

(7)定期检查患者的牙髓活力,并拍摄 X 线片。

3.活髓切断术

活髓切断术是指在局麻下将牙冠部位的牙髓切断并去除,用盖髓剂覆盖于牙髓断面,保留正常牙髓组织的方法。切除冠髓后,断髓创面覆盖盖髓剂,形成修复性牙本质,可隔绝外界刺激,根髓得以保存正常的功能。根尖尚未发育完成的牙齿,术后仍继续钙化完成根尖发育。较之全部牙髓去除疗法。疗效更为理想。也比直接盖髓术更易成功,但疗效并不持久,一般都在根尖孔形成后,再做根管治疗。

根据盖髓剂的不同,可分为氢氧化钙牙髓切断术和甲醛甲酚牙髓切断术。年轻恒牙的活髓切断术与乳牙活髓切断术有所不同,年轻恒牙是禁止用甲醛甲酚类药物的,术后要定期复查,术后 3 个月、半年、1 年、2 年复查 X 线片。观察牙根继续发育情况,成功标准为无自觉症状,牙髓活力正常,X 线片有牙本质桥形成,根尖继续钙化,无根管内壁吸收或根尖周病变。

活髓切断术适用于感染局限于冠部牙髓,根部无感染的乳牙和年轻恒牙。深龋去腐质时意外露髓,年轻恒牙可疑为慢性牙髓炎,但无临床症状,年轻恒牙外伤露髓,但牙髓健康;畸形中央尖等适合做活髓切断术。病变发生越早,活髓切断术成功率越高。儿童的身体健康状况也影响治疗效果,所以医师选择病例时,不仅要注意患牙情况,还要观察全身状况。

(1)牙髓切断术的操作步骤:牙髓切断术是指切除炎症牙髓组织,以盖髓剂覆盖于牙髓断面,保留正常牙髓组织的方法。其操作步骤为无菌操作、除去龋坏组织、揭露髓室顶、髓腔入口的部位、切除冠髓、放盖髓剂、永久充填。在这里重点讲髓腔入口的部位。为了避免破坏过多的牙体组织,应注意各类牙齿进入髓腔的部位:①切牙和尖牙龋多发生于邻面,但要揭开髓顶,应现在舌面备洞。用小球钻或裂钻从舌面中央钻入,方向与舌面垂直,钻过釉质后,可以感到阻力突然减小,此时即改变牙钻方向,使之与牙长轴方向一致,以进入髓腔。用球钻在洞内提拉,扩大和修复洞口,以充分暴露近、远中髓角,使髓室顶全部揭去。②上颌前磨牙的牙冠近、远中径在颈部缩窄,备洞时可由颌面中央钻入,进入牙本质深层后,向颊、舌尖方向扩展,即可暴露颊舌髓角,揭出髓室顶。注意备洞时近远中径不能扩展过宽,以免造成髓腔侧穿。③下颌前磨牙的牙冠向舌侧倾斜,髓室不在颌面正中央下方,而是偏向颊尖处。颊尖大,颊髓线角粗而明显,钻针进入的位置应偏向颊尖。④上颌磨牙近中颊、舌牙尖较大,其下方的髓角也较为突出。牙冠的近远中径在牙颈部缩窄,牙钻在颌面备洞应形成一个颊舌径长,颊侧近、远中径短的类似三角形。揭髓室顶应从近中舌尖处髓角进入,然后扩向颊侧近远中髓角,注意颊侧两根管口位置较为接近。⑤下颌磨牙牙冠向舌侧倾斜,髓室偏向颊侧,颊髓角突出明显,备洞应在合面偏向颊侧近颊尖尖顶处,窝洞的舌侧壁略超过中央窝。揭髓室顶也应先进入近中颊侧髓角,以免造成髓腔。

(2)活髓切断术的应用指征和疗效:临床上根髓的状况可根据断髓面的情况来判断。如断面出血情况,出血是否在短时间内可以止住。另外从龋齿的深度,患儿有没有自发症状等情况辅助你判断。疗效方面,我个人感觉成功率比较高,对乳牙来说,因为要替换,所以效果还可以。但是恒牙治疗远期会引起根管钙化,增加日后根管治疗的难度。所以,如果根尖发育已经完成的患牙,建议还是做根管治疗。如果根尖发育未完成,可以先做活切,待根尖发育完成后改做根管治疗,这样可以减轻钙化程度。

乳牙牙髓感染,长处于持续状态,易成为慢性牙髓炎。因牙髓病的临床与病理诊断符合率差别较大,且乳牙牙髓神经分布稀疏,神经纤维少,反应不如恒牙敏感,加上患儿主诉不清,使得临床上很难提出较可靠的牙髓病诊断。因此在处理乳牙牙髓病时,不宜采取过于保守的态度。临床明确诊断为深龋的乳牙,其冠髓组织病理学表现和牙髓血象表示,分别有82.4%和78.4%的冠髓已有慢性炎症表现,因此也提出采用冠髓切断术治疗乳牙近髓深龋,较有实效。

(3)常用的用于活髓切断术的盖髓剂:FC、戊二醛和氢氧化钙。①FC断髓术:FC法用于乳牙有较高的成功率,虽然与氢氧化钙断髓法的临床效果基本相似,但在X片上相比时,发现FC断髓法的成功率超过氢氧化钙断髓法。采用氢氧化钙的乳牙牙根吸收是失败的主要原因,而FC法可使牙根接近正常吸收而脱落。②戊二醛断髓术:近年来发表了一些甲醛甲酚有危害性的报道,认为FC对牙髓组织有刺激性,从生物学的观点看不太适宜。且有报道称成功率只有40%,内吸收的发生与氢氧化钙无明显差异。因此提出用戊二醛做活髓切断的盖髓药物。认为它的细胞毒性小,能固定组织不向根尖扩散,且抗原性弱,成功率近90%。③氢氧化钙断髓术:以往认为有根内吸收的现象,但近年来用氢氧化钙或氢氧化钙碘仿做活髓切断术的动物试验和临床观察,都取得了较好的结果,也是应用最广泛的药物。

4.干髓术

用药物使牙髓失活后,磨掉髓腔上方的牙体组织,除去感染的冠髓,在无感染的根髓表面覆盖干髓剂,使牙髓无菌干化成为无害物质,作为天然的根充材料隔离外界的刺激,根尖孔以闭锁,根尖周组织得以维持正常的功能,患牙得以保留。这种治疗牙髓炎的方法叫干髓术。常用的干髓剂多为含甲醛的制剂,如三聚甲醛、多聚甲醛等。

做干髓术时要注意将干髓剂放在根管口处,切勿放在髓室底处,尤其是乳磨牙,以免药物刺激根分叉的牙周组织。一般干髓术后观察2年,患牙症状及相关阳性体征,X线片未见根尖病变者方可认为成功。

干髓术的远期疗较差,但是操作简便,经济,在我国尤其是在基层仍被广泛应用。干髓术适用于炎症局限于冠髓的牙齿,但临床上不易判断牙髓的病变程度,所以容易失败。成人后牙的早期牙髓炎或意外穿髓的患牙;牙根已形成,尚未发生牙根吸收的乳磨牙牙髓炎患牙;有些牙做根管治疗或塑化治疗时不易操作,如上颌第磨牙,或老年人张口受限时,可考虑做干髓术。

由于各种原因引起的后牙冠髓未全部坏死的各种牙髓病可行干髓术。干髓术操作简便,便于开展,尤其是在医疗条件落后地区。随着我国口腔事业的发展,干髓术能否作为一种牙髓治疗方法而继续应用存在很大的争议。干髓术后随着时间延长疗效呈下降趋势,因我们对干髓剂严格要求,操作严格,分析原因。

(1)严格控制适应证,干髓术后易变色,仅适用于后牙且不伴尖周炎,故对严重的牙周炎、根髓已有病变的患牙、年轻恒牙根尖未发育完成者禁用。

（2）配制有效的干髓剂，用以尽可能保证治疗效果，不随意扩大治疗范围。

（3）严格操作规程，对失活剂用量、时间及干髓剂的用量、放置位置均严格要求。

（4）术后适当降殆，严重缺损的可行冠保护。

5.牙髓息肉

慢性牙髓炎的患牙，穿髓孔大，血运丰富，使炎症呈息肉样增生并自髓腔突出，称之为牙髓息肉。牙髓炎息肉呈红色肉芽状，触之无痛但易出血，是慢性牙髓炎的一种表现，可将息肉切除后按治疗牙髓炎的方法保留患牙。

当查及患牙深洞有息肉时，还要与牙龈息肉和牙周膜息肉相鉴别。牙龈息肉多是牙龈乳头向龋洞增生所致。牙周膜息肉发生于多根牙的龋损发展过程中，不但髓腔被穿通，而且髓室底也遭到破坏，外界刺激使根分叉处的牙周膜反应性增生，息肉状肉芽组织穿过髓室底穿孔处进入髓腔，外观极像息肉。在临床上进行鉴别时。可用探针探察息肉的蒂部以判断息肉的来源，当怀疑是息肉时，可自蒂部将其切除，见出血部位在患牙邻面龋洞龈壁外侧的龈乳头位置即可证实判断。当怀疑是牙周膜息肉时，应仔细探察髓室底的完整性，摄 X 线片可辅助诊断，一旦诊断是牙周膜息肉，应拔除患牙。

(八)C 形根管系统的形态、诊断和治疗

1.C 形根管系统的形态与分类

C 形根管系统可出现于人类上、下颌磨牙中，但以下颌第二磨牙多见。下颌第二磨牙 C 形根管系统的发生率在不同人种之间差异较大，在混合人群中为 8%，而在中国人中则高达 31.5%。双侧下颌可能同时出现 C 形根管系统，Sabala 等对 501 例患者的全口曲面断层片进行了回顾性研究，结果显示在下颌第二磨牙出现的 C 形根管中有 73.9% 呈现对称性。

C 形牙根一般表现为在锥形或方形融合牙根的颊侧或舌侧有一深度不一的冠根向纵沟，该纵沟的存在使牙根的横断面呈 C 形。一般认为，Hertwig 上皮根鞘未能在牙根舌侧融合可导致牙根舌侧冠根向纵沟的出现。从人类进化的角度讲，下颌骨的退化使牙列位置空间不足，下颌第二磨牙的近远中根趋于融合而形成 C 形牙根。C 形牙根中的根管系统为 C 形根管系统。C 形根管最主要的解剖学特征是存在一个连接近远中根管的峡区，该峡区很不规则，可能连续也可能断开。峡区的存在使整个根管口的形态呈现 180°弧形带状外观。

Melton 基于 C 形牙根横断面的研究，发现 C 形根管系统从根管口到根尖的形态可发生明显变化，同时提出了一种分类模式，将所有 C 形根管分为 3 型：C1 型表现为连续的 C 形，近舌和远中根管口通常为圆形，而近颊根管口呈连续的条带状连接在它们之间，呈现 180°弧形带状外观或 C 形外观；C2 型表现为分号样，近颊根管与近舌根管相连而呈扁长形，同时牙本质将近颊与远中根管分离，远中根管为独立圆形；C3 型表现为 2 个或 3 个独立的根管。范兵等对具有融合根的下颌第二磨牙根管系统进行研究，结果显示 C 形根管从根管口到根尖的数目和形态可发生明显变化。

2.C 形根管系统的诊断

成功治疗 C 形根管系统的前提是正确诊断 C 形根管系统，即判断 C 形根管系统是否存在及其大致解剖形态。仅仅从临床牙冠的形态很难判断是否存在 C 形根管系统，常规开、拔髓之后可以探清根管口的形态。敞开根管口后，用小号锉进行仔细探查可更准确地了解 C 形根管口的特点。手术显微镜下，增强的光源和放大的视野使 C 形根管口的形态更清晰，诊断更容易、准确。

Cooke 和 Cox 认为通过术前 X 线片很难诊断 C 形根管,所报道的 3 例 C 形根管的 X 线片均表现为近远中独立的牙根。第 1 例 C 形根管是在根管治疗失败后进行意向再植时诊断的,第 2 和第 3 例则是因为根管预备过程中持续的出血和疼痛类似第 1 例而诊断。最近的研究表明可以通过下颌第二磨牙术前 X 线表现诊断 C 形根管的存在和了解整个根管系统的大致形态。具有 C 形根管系统的牙根多为从冠方向根方具有连续锥度的锥形或方形融合根。少数情况下由于连接近远中两根的牙本质峡区过于狭窄,C 形根管的 X 线影像表现为近远中分离的 2 个独立牙根。将锉置于近颊根管内所摄的 X 线片似有根分叉区的穿孔,这种 X 线特征在 C1 型 C 形根管中更多见。

3.C 形根管系统的治疗

C 形根管系统的近舌及远中根管可以进行常规根管预备,峡区的预备则不可超过 25 号,否则会发生带状穿孔。GG 钻也不能用来预备近颊根管及峡区。由于峡区存在大量坏死组织和牙本质碎屑,单纯机械预备很难清理干净,使用小号锉及大量 5.25% 的次氯酸钠结合超声冲洗是彻底清理峡区的关键。在手术显微镜的直视下,医师可以看清根管壁及峡区内残留的软组织和异物,检查根管清理的效果。

C 形根管系统中,近舌及远中根管可以进行常规充填。放置牙胶以前应在根管壁上涂布一层封闭剂,采用超声根管锉输送技术比手工输送技术使封闭剂在根管壁上的分布更均匀。为避免穿孔的发生,C 形根管的峡区在预备时不可能足够敞开,侧方加压针也不易进入到峡区很深的位置,采用侧方加压充填技术往往很难致密充填根管的峡区,用热牙胶进行充填更合适。热牙胶垂直加压充填可以使大量的牙胶进入根管系统,对峡区和不规则区的充填比侧方加压和机械挤压效果好。Liewehr 等采用热侧方加压法充填 C 形根管取得了较好的效果。手术显微镜下,医师可以清楚地观察到加压充填过程中牙胶与根管壁之间的密合度,有利于提高根管充填的质量。因此,要有效治疗 C 形根管系统需采用热牙胶和超声封闭剂输送技术。

C 形根管系统治疗后进行充填修复时,可以将根管口下方的牙胶去除 2~4 mm,将银汞充入髓室和根管形成银汞桩核;也可以在充填银汞前在根管壁上涂布黏结剂以增加固位力和减少冠面微渗漏的发生。如果要预备桩腔,最好在根管充填完成后行即刻桩腔预备,以减少根管微渗漏的发生。桩腔预备后,根管壁的厚度应不<1 mm 以防根折,根尖区至少保留 4~5 mm 的牙胶。桩钉应置入呈管状的远中根管,因为桩钉与根管壁之间的适应性以及应力的分布更合理,而在近舌或近颊根管中置入桩钉可能导致根管壁穿孔。所选用桩钉的宽度应尽可能小,以最大限度保存牙本质和增加牙根的强度。

4.C 形根管系统的治疗预后

严格按照生物机械原则进行根管预备、充填和修复,C 形根管的治疗预后与一般磨牙没有差别。随访时除观察患牙的临床症状和进行局部检查外,应摄 X 线片观察根分叉区有无病变发生,因为该区很难充填,而且常常有穿孔的危险。由于 C 形牙根根分叉区形态的特殊性,常规根管治疗失败后无法采用牙半切除术或截根术等外科方法进行治疗。可以视具体情况选择根管再治疗或意向再植术。

(九)牙髓-牙周联合病变的治疗

1.原发性牙髓病变继发牙周感染

由牙髓病变引起牙周病变的患牙,牙髓多已坏死或大部坏死,应尽早进行根管治疗。病程短者,单纯进行根管治疗,牙周病变既可完全愈合。若病程长久,牙周袋已存在当时,则应在根管治疗后,观察 3 个月,必要时再行常规的牙周治疗。

2.原发性牙周病变继发牙髓感染

原发性牙周病继发牙髓感染的患牙能否保留,主要取决于该牙周病变的程度和牙周治疗的预后。如果牙周袋能消除或变浅,病变能得到控制,则可做根管治疗,同时开始牙周病的一系列治疗。如果多根牙只有一个牙根有深牙周袋而引起牙髓炎,且患牙不太松动,则可在根管治疗和牙周炎控制后,将患根截除,保留患牙。如牙周病已十分严重则可直接拔除。

3.牙髓病变和牙周病变并存

对于根尖周病变与牙周病变并存,X 线片显示广泛病变的牙,在进行根管治疗与牙周基础治疗中,应观察半年以上,以待根尖病变修复;若半年后骨质仍未修复,或牙周炎症不能控制,则再行进一步的牙周治疗,如翻瓣术等。总之,应尽量查清病源,以确定治疗的主次。在不能确定的情况下,死髓牙先做根管治疗,配合一般的牙周治疗,活髓牙则先做牙周治疗和调颌,若疗效不佳,再视情况行根管治疗。

在牙髓-牙周联合病变的病例中,普遍存在着继发性咬合创伤,纠正咬合创伤在治疗中是一个重要环节,不能期待一个有严重骨质破坏的牙,在功能负担很重的情况下发生骨再生和再附着。

牙髓-牙周联合病变的疗效基本令人满意,尤其是第一类,具有相当高的治愈率,而第二类和第类,其疗效则远不如前者。

(十)急性牙髓炎开髓后仍然剧烈疼痛的原因

急性牙髓炎疼痛机制可分为外源性和内源性两个方面。急性牙髓炎时,由于血管通透性增加,血管内血浆蛋白和中性粒细胞渗出到组织中引起局部肿胀,从而机械压迫该处的神经纤维引起疼痛。这就是引起疼痛的外源性因素。另一方面渗出物中各种化学介质如 5-羟色胺、组织胺、缓激肽和前列腺素在发炎牙髓中都能被检出。这些炎性介质是引起疼痛的内源性因素。据报道有牙髓炎症状时其牙髓内炎性介质浓度高于无症状患者牙髓内浓度。

急性牙髓炎时行开髓引流术能降低髓腔内压力而缓解疼痛,但不能完全去除炎性介质,加上开髓时物理刺激和开放髓腔后牙髓组织受污染,有些患者术后疼痛加重。本组研究急性牙髓炎开髓引流术疼痛缓解率为 78.2%,术后疼痛加重率为 21.8%。

急性牙髓炎时采用封髓失活法,甲醛甲酚具有止痛作用,并能使血管壁麻痹,血管扩张出血形成血栓引起血运障碍而使牙髓无菌性坏死。暂封剂中丁香油也有安抚止痛作用。154 例急性牙髓炎行封髓失活疗法疼痛缓解率为 92.2%,疼痛加重率为 7.8%,与开髓引流比较有显著差异($P<0.01$)。剧烈疼痛患者一般服用镇静止痛药后疼痛缓解。剧痛一般在术后 24 小时内出现,持续 2 小时左右,其后疼痛逐渐消退。本组研究观察到急性牙髓炎时采用封髓疗法完成牙髓治疗总次数少于开髓引流术组($P<0.01$)。该结果与 Weine 结果相近。急性牙髓炎现最好治疗方法是行根管治疗术,但由于受国情所限,对部分有干髓适应证患者行干髓治疗术。

(十一)牙髓炎治疗过程中可能出现的并发症

治疗牙髓炎可采用干髓术、塑化术、根管治疗等方法,治疗过程中可能出现一些并发症。

1.封入失活剂后疼痛

封入失活剂后一般情况下可出现疼痛,但较轻可以忍受,数小时即可消失。有些患牙因牙髓急性炎症未得缓解,暂封物填压穿髓孔处太紧而出现剧烈疼痛。此时应去除暂封药物,以生理盐水或蒸馏水充分冲洗窝洞,开放安抚后再重新封入失活剂或改用麻醉方法去除牙髓。

2.失活剂引起牙周坏死

当失活剂放于邻面龋洞时,由于封闭不严,药物渗漏,造成龈乳头及深部组织坏死。

3.失活剂引起药物性根尖周炎

主要是由于失活剂封药时间过长造成的患牙有明显的咬合痛、伸长感、松动,应立即去除全部牙髓,用生理盐水冲洗,根管内封入碘制剂。因而使用失活剂时,应控制封药时间,交代患者按时复诊。

4.髓腔穿孔

由于髓腔的形态有变异,术者对髓腔解剖形态不熟悉,或开髓的方向与深度掌握失误,根管扩大操作不当等原因造成的。探入穿孔时出血疼痛,新鲜穿孔可在用生理盐水冲洗、吸干后,用氢氧化钙糊剂或磷酸锌黏固粉充填。

5.残髓炎

干髓术后数周或数年,又出现牙髓炎的症状,可诊断为残髓炎,这是由于根髓失活不全所致,是干髓术常见的并发症。塑化治疗的患牙也可出现残髓炎,是由于塑化不全,根尖部尚存残髓未被塑化或有遗漏根管未做处理。若出现残髓炎,则应重新治疗。

6.塑化剂烧伤

牙髓塑化过程中,塑化液不慎滴到黏膜上,可烧伤黏膜,出现糜烂、溃疡,患者感觉局部灼痛。

7.术后疼痛、肿胀

由于操作过程中器械穿出根尖孔或塑化液等药物刺激所致根尖周炎症反应所致。

8.器械折断于根管内

在扩大根管时使用器械不当,器械原有损伤或质量不佳;或当医师进行操作时患者突然扭转头等原因,可导致器械折断于根管内。

9.牙体折裂

经过牙髓治疗后的患牙,牙体硬组织失去了来自牙髓的营养和修复功能,牙体组织相对薄弱,开髓制洞时要磨去髓腔上方的牙齿组织,咀嚼硬物时易致牙折裂,所以在治疗时要注意调整咬合,并防止切割牙体组织过多。必要时做全冠保护,并嘱患者不要咬过硬的食物。

(王聪聪)

第二节　急性根尖周炎

急性根尖周炎(AAP)临床上以患牙及其周围组织肿痛为主要表现。可分为急性浆液性根尖周炎和急性化脓性根尖周炎。根据脓液相对集聚区域的不同,临床上急性化脓性根尖周炎可分为3个阶段:根尖周脓肿、骨膜下脓肿以及黏膜下脓肿。

一、诊断要点

急性根尖周炎各发展阶段的诊断要点见表6-1。

表 6-1　急性根尖周炎各发展阶段的诊断要点

症状和体征	浆液期	根尖周脓肿期	骨膜下脓肿期	黏膜下脓肿期
疼痛	咬合痛	持续跳痛	极剧烈跳痛	咬合痛缓解
叩痛	(＋)~(＋＋)	(＋＋)~(＋＋＋)	最剧烈(＋＋＋)	(＋＋)~(＋)
松动度	Ⅰ°Ⅱ°~Ⅲ°	Ⅲ°	Ⅰ°	
根尖区牙龈	无变化/潮红	小范围红肿	红肿明显,广泛	肿胀明显,局限
扣诊	不适	疼痛	剧烈疼痛＋深波动感	轻痛＋浅波动感
全身症状	无	无/轻	可有发热、乏力,血象升高	消退

二、鉴别诊断

急性根尖周脓肿与急性牙周脓肿的鉴别要点见表 6-2。

表 6-2　急性根尖周脓肿与急性牙周脓肿的鉴别要点

鉴别要点	急性根尖周脓肿	急性牙周脓肿
感染来源	感染根管	牙周袋
病史	较长期牙体缺损史 牙痛史 牙髓治疗史	长期牙周炎病史
牙体情况	深龋洞 近髓的非龋性疾病 修复体	一般无深及牙髓的牙体疾病
牙髓活力	多无	多有
牙周袋	无	深,迂回曲折
感染来源	感染根管	牙周袋
脓肿部位	靠近根尖部 中心位于龈颊沟附近	较近唇(颊)侧或舌(腭)侧牙龈缘
脓肿范围	较弥散	局限于牙周袋壁
疼痛程度	重	相对较轻
牙松程度	相对轻,病愈后牙恢复稳固	明显,消肿后仍很松动
叩痛	很重	相对较轻
X线片表现	无明显异常表现;若患牙为慢性根尖周炎急性发作,根尖周牙槽骨显现透射影像	牙槽骨嵴破坏,可有骨下袋
病程	相对较长,脓液自根尖周向外排出的时间需 5~6 天	相对较短,一般 3~4 天可自溃

三、治疗要点

急性根尖周炎的诊疗程序见图 6-1。

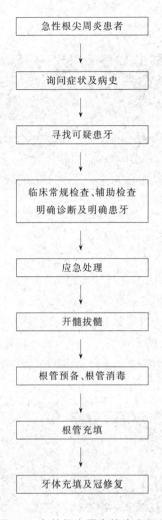

图 6-1　急性根尖周炎的诊疗程序

（王聪聪）

第三节　慢性根尖周炎

慢性根尖周炎（CAP）表现为炎症性肉芽组织的形成和牙槽骨的破坏。慢性根尖周炎一般没有明显的疼痛症状，病变类型可有根尖周肉芽肿、慢性根尖周脓肿、根尖周囊肿和根尖周致密性骨炎。

一、诊断要点

（一）症状

一般无明显的自觉症状，有的患牙可在咀嚼时有不适感。也有因牙龈出现脓包而就诊者。在临床上多可追问出患牙有牙髓病史、反复肿痛史或牙髓治疗史。

(二)检查

(1)患牙可查到深龋洞、充填体或其他牙体硬组织疾病(图 6-2)。

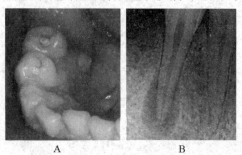

图 6-2　畸形中央尖导致慢性根尖周炎
A.右下第二前磨牙畸形中央尖;B.X 线显
示右下第二前磨牙根尖周透射影

(2)牙冠变色,失去光泽。洞内探诊无反应,牙髓活力测验无反应。

(3)叩痛(一)或叩痛(±)。患牙一般无明显松动。

(4)有窦型慢性根尖周炎的窦道口多数位于患牙根尖部的唇、颊侧牙龈表面,也有开口于患牙舌、腭侧牙龈者,偶尔还可见开口位于远离患根处。此时应仔细检查找出正确的患牙,必要时可自窦道口插入诊断丝拍摄 X 线示踪片以确定窦道的来源,避免将窦道口附近的健康牙误诊为患牙(图 6-3)。

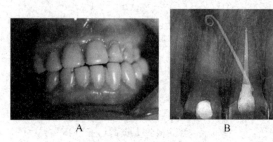

图 6-3　慢性根尖周炎
A.左上中切牙唇侧牙龈可见瘘管;B.X 线片示
踪显示指向右上中切牙根尖区透射影

(5)X 线检查显示患牙根尖区骨质变化的影像(图 6-4)。不同的 X 线影像有时可提示慢性根尖周炎的类型:①根尖部圆形透射影,直径<1 cm,边界清晰,周围骨质正常或稍显致密,多考虑为根尖周肉芽肿;②根尖区透射影边界不清楚,形状也不规则,周围骨质较疏松呈云雾状,多为慢性根尖周脓肿;③较小的根尖周囊肿在根尖片上与根尖周肉芽肿难以区别,大的根尖周囊肿可见有(图 6-5)。

二、鉴别诊断

依据 X 线检查结果对慢性根尖周炎进行诊断时,必须结合临床表现与非牙髓源性的根尖区病损相鉴别。例如,非牙源性的颌骨内囊肿和其他肿物在 X 线片上的表现与各型慢性根尖周炎的影像,尤其是较大的根尖周囊肿的影像极为相似。这些疾病与慢性根尖周炎的主要区别是病变所涉及患牙的牙髓活力多为正常,仔细观察 X 线片可分辨出根尖部牙周膜间隙与根尖周其他部位的牙周膜间隙是连续、规则的透射影像,患牙牙根可因压迫移位。必要时还可辅以口腔科锥体束CT进行诊断。

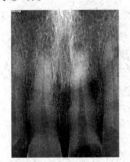

图 6-4　左上中切牙慢性根尖周炎合并牙根外吸收

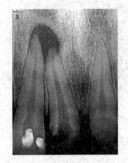

图 6-5　根尖周囊肿 X 线影像

三、治疗要点

慢性根尖周炎的诊疗程序见图 6-6。

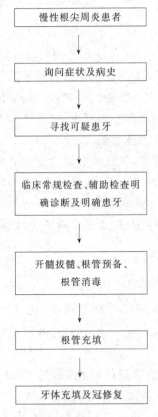

図 6-6　慢性根尖周炎的诊疗程序

（王聪聪）

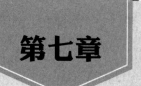

第七章　牙周疾病

第一节　概　述

一、概论

牙周病是一种古老而常见的疾病,自古以来牙周病就伴随着人类存在。目前在我国有 2/3 的成年人患有牙周疾病,它是 35 岁以上人群失牙的主要原因。牙周疾病不仅会导致牙齿的松动脱落,严重者还会影响咀嚼功能,加重胃肠道的负担;再者,牙周病患牙还可能作为感染病灶,造成或加剧某些全身疾病,如亚急性细菌性心内膜炎、风湿性关节炎、类风湿关节炎、肾小球肾炎、虹膜炎及多形红斑等,其对人类的健康危害极大。

口腔内的环境,如温度、水分、营养、氧气和酸碱度都适合细菌的生长、发育和繁殖。牙周组织复杂的生态环境造成牙周微生物种类繁多,数量极大,寄生期长,与宿主终生相伴的特点。近 20 年来,随着现代微生物学、免疫学、微生态学及分子生物学等学科的发展和电子显微镜、免疫荧光、免疫组化、单克隆抗体技术的应用,对牙周疾病的病因、病理、诊断、治疗和预防都有长足的认识。

二、牙周组织结构

牙周组织是指包围牙齿并支持牙齿的软硬组织,由牙周膜、牙龈、牙骨质和牙槽骨组成 (图 7-1)。牙齿依靠牙周组织牢固地附着于牙槽骨内,并承受咬合功能。

(一)牙龈

牙龈由覆盖于牙槽突和牙颈部的口腔黏膜上皮及其下方的结缔组织构成。按解剖部位分为游离龈、附着龈和牙间乳头三部分。游离龈也称边缘龈,宽约 1 mm,呈领圈状包绕牙颈部,正常呈淡红色,菲薄且紧贴牙面,表面覆以角化复层鳞状上皮,其与牙面之间形成的"V"形浅沟为龈沟,正常深度为 1~2 mm,平均 1.8 mm,沟底位于釉牙骨质界处。

附着龈与游离龈相连续。其复层鳞状上皮下方没有黏膜下层,故呈粉红色,坚韧而不能移动,表面有橘皮样的点状凹陷称点彩。它是由数个上皮钉突融合并向结缔组织内突起而形成的。牙间乳头呈锥形充满于相邻两牙接触区根方,其由两个乳头即唇颊侧和舌腭侧的乳头及在邻面接触区下方汇合略凹的龈谷构成。龈谷上皮无角化,无钉突。

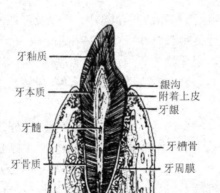

图 7-1　牙周组织结构

（二）牙周膜

牙周膜亦称牙周韧带，由许多成束状的胶原纤维以及束间的结缔组织所构成。这些纤维一端埋入牙骨质内，另一端埋入牙槽骨，借此将牙齿悬吊固定于牙槽骨窝内。牙周膜宽度 0.15～0.38 mm，在 X 线片上呈现围绕牙根的窄黑线。正常情况下牙周膜的纤维呈波纹状，使牙齿有微小的生理性动度。牙周膜内成纤维细胞具有较强的合成胶原的能力，不断形成新的主纤维和牙骨质，并实现牙槽骨的改建。牙周膜内有丰富的血管和神经，可感受痛觉、触觉并准确判断加于牙齿上的压力大小、位置和方向。

（三）牙骨质

牙骨质呈板层样被覆于牙根表面。在牙颈部的牙骨质与釉质交界处即釉牙骨质界有 3 种形式（图 7-2）：①牙骨质与牙釉质不相连接，其间牙本质暴露，占 5%～10%。②两者端口相接，占 30%。③牙骨质覆盖牙釉质，占 60%～65%。第一种情况，当发生牙龈退缩而暴露牙颈部易产生牙本质过敏。牙骨质内仅有少量细胞，无血管、神经及淋巴组织，没有生理性改建。在牙周病治疗过程中，牙周膜细胞分化出成牙骨质细胞，新牙骨质沉积于牙根表面，并将新形成的牙周膜纤维埋于其中，形成牙周新附着。

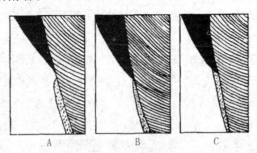

图 7-2　釉牙骨质界的 3 种形式

A.牙骨质与牙釉质不相连接；B.牙骨质与牙釉质端口相接；C.牙骨质覆盖牙釉质

（四）牙槽骨

牙槽骨即颌骨包绕牙根周围的牙槽突起部分，由容纳牙根的凹窝（牙槽窝）和其游离端的牙槽嵴顶构成。牙槽骨的代谢和改建相当活跃,其形成、吸收及形态改变均随牙齿位置和功能状态而变化。正常情况下,𬌗力使牙槽骨吸收和新生保持平衡。X线片上构成牙槽窝内壁的固有牙槽骨呈致密白线,称为硬骨板。当牙槽骨因炎症或𬌗创伤等发生吸收时,硬骨板模糊、中断甚至消失。正畸治疗时,牙槽骨随𬌗力发生改变。在受压力侧,牙槽骨发生吸收;牵引侧有新骨生成。

(五)龈牙结合部

龈牙结合部指牙龈组织借结合上皮与牙齿表面连接,良好地封闭了软硬组织的交界处(图7-3)。结合上皮为复层鳞状上皮,呈领圈状包绕牙颈部,位于龈沟内上皮根方,与牙面的附着由半桥粒体和基底板连接。结合上皮无角化层,无上皮钉突,上皮通透性较高,较易为机械力所穿透或撕裂。牙周探针易穿透结合上皮;深部刮治时,器械较易伤及结合上皮。结合上皮大约5天更新一次,表皮脱落细胞可连同入侵细菌脱落到龈沟内。如果上皮附着被手术剥离,1周左右可重建。

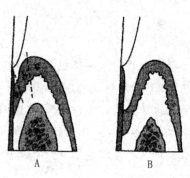

图 7-3　龈牙结合部

龈沟内上皮亦为无角化的复层鳞状上皮,具有一定的双向通透性,其下方有大量的血管丛,其中多为静脉,一些蛋白分子、抗原、抗体、酶类以及各种细胞成分经沟内上皮进入龈沟,形成龈沟液,当受到细菌、化学、机械等方面的刺激,血管丛的通透性增加,龈沟液的量增加。

三、口腔生态环境

(一)口腔及牙周生态环境

口腔内有上百种微生物,包括细菌(需氧菌、兼性厌氧菌和专性厌氧菌),还有真菌、酵母菌、支原体、原虫和病毒。唾液中每毫升细菌为 1.5×10^8 个,牙菌斑中细菌则更多,每克湿重中约为 5×10^{11} 个。从婴儿分娩后 $3 \sim 4$ 小时始,口腔即有微生物存在,自此伴随人一生直到死亡。

寄居口腔各部位的微生物群,正常情况下,处于共生、竞争和拮抗状态,以此保持菌群间的相对平衡以及与菌群宿主之间的动态平衡。一般情况下对人体无害,不致病,这与人体其他三大菌库(皮肤,结肠和阴道)一样对维护人体尤其是口腔的健康极为有利,故称为正常菌群。口腔正常菌群的种类和数量随饮食、年龄、机体状态、卫生习惯不同而有所差异,在不同个体或是同一个体不同部位亦存在明显差异,故正常菌群是可变而相对的。

正常菌群之间及其与宿主之间的相互作用称为生态系。当生态系中微生物之间以及微生物与宿主之间处于平衡的状态,就能保持宿主健康。当正常菌群失去相互制约,或微生物和宿主失去平衡时都可以导致疾病。牙周组织特殊的解剖结构和理化性质各异,牙周袋形成有氧和无氧各种不同氧张力环境和许多特殊的微环境,并提供各种细菌生长的恒定温度(35~37 ℃)、湿度和营养底物,这为许多微生物的生长、繁殖和定居提供适宜的环境和条件。

(二)影响牙周生态系的因素

1.唾液的作用

唾液主要由颌下腺、腮腺、舌下腺分泌,还有许多口腔黏膜小腺体的分泌。一般 24 小时总唾液量为 0.7~1.5 L,白天活动时分泌较睡眠时为多,咀嚼时较休息时为多,唾液流量及流速因人而异。其成分为 99.5% 水分及 0.5% 固体成分。固体成分中有蛋白质、糖类、氨基酸、尿素、氨、抗体、酶类和各种无机盐类以及脱落上皮细胞、白细胞、细菌及食物残渣。唾液酸碱度范围为 5.6~7.6(平均 6.8)。这相对恒定的 pH 主要通过唾液的缓冲来保持,还受饮食(尤其是食糖量)和唾液流率的影响,唾液 pH 对口腔正常菌群的构成影响甚大。唾液的缓冲作用与分泌速度有直接关系,分泌快,缓冲量大。唾液 pH 还决定于碳酸盐离子的浓度及溶解的二氧化碳的比例。口腔内各部位受进食影响,pH 会有较大幅度波动。而在牙周袋内,受干扰少,pH 变化不大,有利于嗜酸或嗜碱细菌的生存。

新鲜唾液的氧化还原电位(Eh)为 +240~+400 MV,有利于需氧菌或兼性厌氧菌的生长。唾液 pH 通过氧化还原电位间接影响微生物的生长。当 pH 降低时,Eh 为正值;pH 升高时,Eh 为负值。唾液中的还原物质能使 Eh 下降,有利于厌氧菌的生长。唾液对口腔黏膜及牙齿表面有润滑和保护作用;唾液的流动机械清洗口腔,将食物残渣和口腔细菌带到消化道;维持口腔的酸、碱平衡,发挥缓冲作用;唾液含有很多抗菌成分,可有利于抗感染并参与免疫反应;对控制菌斑活动,保持口腔健康起积极作用。

2.龈沟液的作用

龈沟液为龈沟底下方结缔组织渗出的液体。正常时龈沟液分泌很少,甚至无分泌。当炎症状态时,牙龈血管扩张,通透性增高,龈沟内渗出液增多。目前多数学者认为观察龈沟液是区别正常牙龈与炎性牙龈的重要临床方法;龈沟液量和质的变化,可用作评价牙龈或牙周炎症程度的指标之一。健康龈沟液成分与血清相似。其中含有大量嗜中性白细胞、淋巴细胞及吞噬细胞,还有脱落上皮细胞和细菌、糖类、蛋白质、酶类以及代谢产物和无机盐类。这些成分在牙龈炎症时比健康时明显增多。钙和磷高出血清 3 倍,这对龈下牙石的形成有利。

龈沟液的保护作用:①机械清洗作用,将沟内细菌和颗粒冲洗清除。②黏附作用,龈沟上皮分泌一种血清蛋白,可以增强上皮与牙面的黏附力。③防御作用,龈沟液中含的吞噬细胞、抗体、溶菌酶,可以吞噬和破坏细菌。牙龈炎症明显时,其防御反应增强。

龈沟作为一个相对隐蔽的场所,口腔一般卫生措施(含漱、刷牙等)以及唾液冲洗作用和食物的摩擦作用均难以影响到微生物的停留和繁殖。氧化还原电势可降至 -300 MV 以下,富含糖、蛋白质、无机盐的龈沟液等便利条件均为各种细菌的生长,尤其是不具备附着能力的、毒性较强的革兰阴性厌氧杆菌、活动菌和螺旋体等提供了一个极有利的生长场所。

四、病因

(一)细菌是主要致病因素

1.菌斑细菌是牙周病的始动因素

(1)1965 年,Loe 设计试验性龈炎,12 名口腔科大学生(志愿者),停止口腔卫生措施(刷牙)。第 10 天开始,堆积于牙面的菌斑造成牙龈充血、水肿,开始早期边缘性龈炎。直到第 21 天,龈炎随时间推移而明显加重;实验结束,恢复刷牙,清除牙面菌斑,龈炎渐消,口腔恢复了健康。

(2)流行病学调查亦发现,口腔卫生差者,牙周疾病发生率高于口腔卫生好者。

(3)动物试验证实,将细钢丝或线栓结在牙颈部不会引起龈炎,加用有细菌的食物饲养,可造成动物的试验性牙周炎。

(4)甲硝唑及四环素等抗生素的应用可以减轻牙周病症状。

口腔内存在有上百种微生物,依不同的生物学特性栖息在口腔内不同部位。厌氧培养技术的不断改进和完善,专性及兼性厌氧菌的检出率大大提高,厌氧菌亦是正常菌群的主要成分。龈袋和牙周袋内氧化还原电势低,其龈下菌斑以厌氧菌占优势。革兰厌氧菌感染的特性与牙周病症状相符,说明两者之间存在密切关系:①革兰阴性厌氧菌属口腔正常菌群的组成部分,其感染可为内源性感染。②当机体抵抗力下降或局部血液供应障碍以及菌群比例失调时,革兰阴性厌氧菌为条件致病菌。③呈现多种厌氧菌共同造成混合感染致病。④引起的病变多呈慢性顽固性,有复发倾向,临床上常表现为炎症、脓肿或组织坏死、分泌物有臭味等。⑤大多数菌含有作用力强的内毒素。⑥用甲硝唑等抗生素可有效控制牙周病症状。从这几个方面来看,革兰阴性厌氧菌与牙周病之间存在密切的联系。

2.细菌致病机制

细菌致病性包括以下几种。

(1)在体表被膜或结构存活或穿入体表侵入宿主。

(2)在体内繁殖。

(3)抑制宿主的防御机制。

(4)对宿主起损伤作用。

(5)引起组织和宿主的特异性反应,间接造成组织损伤。

3.牙周菌斑

牙(根)面的细菌因牙周区域不同的生态环境,其细菌的组成差异很大,故分为龈上菌斑和龈下菌斑。龈上菌斑包括牙冠各部的菌斑,如殆面点隙沟裂菌斑、光滑面菌斑、邻面菌斑和颈缘菌斑。龈上菌斑主要由增生的微生物和基质组成,微生物以需氧菌或兼性厌氧菌为主,如革兰阳性丝状菌和口腔链球菌、一些脱落的上皮细胞、白细胞和巨噬细胞等成分。基质含有机质和无机质两部分,有机质为糖类、蛋白质和脂类,无机成分主要有钙和磷,还有少量的镁、钾和钠,无机成分含量高与菌斑的钙化、牙石的形成关系密切。龈下菌斑是龈上菌斑的延续。紧贴牙根面的菌斑组成主要是革兰阳性丝状菌,但由于牙周袋特殊的理化环境,为大量可动菌、厌氧菌的生长提供了极为有利的条件,龈下菌斑中与牙周病关系密切的细菌包括厌氧弧菌、螺旋体、产黑色素类杆菌、伴放线杆菌、嗜二氧化碳噬纤维菌等。

通过电镜观察,牙周病患者的牙周袋内壁上皮多处溃疡,上皮下方结缔组织内有各种细菌入侵,有的细菌能达到其下方的牙槽骨和牙骨质。细菌通过自身的酶类如透明质酸酶、胶原酶、硫酸软骨素酶、蛋白酶、核酸酶等,对结缔组织产生破坏,成纤维细胞抑制因子使胶原合成减少,附着丧失。如放线共生放线杆菌的白细胞毒素、多形白细胞趋化抑制因子和淋巴因子就可以降低宿主这方面的防御功能。尤其应关注的是革兰阴性杆菌细胞壁、细胞膜或荚膜上的脂多糖内毒素、脂磷壁酸、肽聚糖、胞壁酰二肽等物质以及某些细菌的囊性物质,均能够直接或间接刺激破骨细胞引起骨吸收。

(二)协同因素

协同因素分为局部因素与全身因素。

1.局部因素

(1)牙石:牙石是附着于牙面上的钙化或正在钙化的以菌斑为基质的团块。牙石以牙龈边缘为界,分龈上牙石与龈下牙石。龈上牙石呈淡黄色,常发生于腮腺导管口附近的上颌后牙颊面以及舌下腺导管口的下前牙舌面。而龈下牙石附着于龈沟或牙周袋内的根面上,呈黑色,质地较硬,呈砂粒状或片状,附着很牢,不易直接观察,需用探针做检查。

牙石形成有3个基本步骤:获得性膜形成、菌斑成熟和矿物化。牙石由菌斑和软垢钙化而成,在菌斑形成2～14天中都可以进行钙化。菌斑钙化形成牙石,牙石提供菌斑继续积聚的核心,在牙石粗糙表面堆积有未钙化的菌斑。菌斑和牙石均可致病,因有牙石的存在及其表面菌斑的刺激,会产生机械压迫以及持续性刺激作用,加重了牙龈出血和牙槽骨吸收、牙周袋加深等情况,加速了牙周病的发展。通过电镜观察,牙石附着于牙面的方式有下列几种:①依靠牙菌斑附着;②渗入牙骨质或牙本质表层;③牙石无机盐结晶与牙结构结合。

(2)食物嵌塞:在咀嚼过程中,食物楔入相邻两牙的牙间隙内,称为食物嵌塞。由于塞入的食物机械压迫作用和细菌的代谢作用造成牙周炎症的发生,还可以引起和加重口臭、牙槽骨吸收、牙龈退缩及邻(根)面龋等。食物嵌塞原因复杂,可由牙齿松动或移位、咬合面异常磨耗造成牙尖陡峻、牙齿排列不整齐、接触点异常或是邻面不良修复体所致。

(3)不良修复体:义齿修复时桩冠及全冠边缘的不密合,牙体缺损的充填材料(如复合树脂、银汞合金等)形成的悬突,贴面时边缘粗糙以及不符合生理要求的义齿均有助于颈缘菌斑的堆积而加重牙周炎症。

(4)正畸治疗:矫治器的使用给口腔的清洁卫生带来一定困难,口腔内菌斑堆积增多,会产生暂时性的龈炎。

(5)牙列不齐:牙齿的错位、扭转、过长或萌出不足等,牙齿间接触不良,容易造成菌斑滞留,妨碍口腔清洁工作,牙龈及牙周组织的炎症易于产生和发展。

(6)不良习惯:开唇露齿,以口呼吸患者多见,上前牙牙龈通常较干燥,牙面的正常唾液清洁作用减少,易患肥大性龈炎。

(7)吸烟:吸烟时烟草燃烧产生的温度和积聚的产物是局部性刺激物,使牙龈角化增加;焦油沉积在牙面上形成烟斑,不仅使牙齿着黄色、褐色或黑色,并常与菌斑牙石结合,渗透到牙釉质甚至牙本质小管内。

2.全身性因素

研究证实没有一种全身因素可以引起牙周疾病,但可以有助于牙周疾病的发生和发展。

(1)糖尿病:患者易发生牙龈出血、牙周脓肿、牙齿移位等症状。这主要是由于糖尿病造成牙周组织内的小血管壁和基膜增厚,管腔闭塞,牙周组织供氧不足和代谢产物堆积,这大大降低了牙周组织对感染的抵抗力。

(2)性激素水平:青春期、月经期及妊娠期的内分泌激素水平的变化,可加重牙周组织对局部刺激因素的反应性,而导致青春期龈炎、妊娠性龈炎及妊娠瘤等改变。这是由于牙龈里含有性激素的蛋白受体,如雌激素可促使牙龈上皮过度角化、刺激骨和纤维组织的形成。黄体酮可造成牙龈微血管扩张、充血、循环淤滞、渗出增加,炎症加重。

(3)血液疾病:贫血、白血病及再生障碍性贫血等疾病常伴有牙龈苍白、溃疡、肿大或自发性出血,妨碍口腔卫生,易合并感染。

(4)遗传因素:一些基因异常有家庭遗传背景的疾病如青少年牙周炎、粒性白细胞减少症、

Down 综合征、掌跖角化牙周破坏综合征等,常伴有多形核细胞缺陷,加重牙周疾病进程。

(5)其他因素。①药物因素:抗癫痫病药物苯妥英钠有增强牙龈成纤维细胞合成蛋白质和胶原的能力,因此半数服药者出现牙龈增生呈球状遮掩牙冠。其他还有环孢素 A、硝苯地平等也有类似作用。②维生素 C 缺乏症:由于维生素 C 摄入、吸收障碍,致使牙龈出血,牙齿松动等,大量补充维生素 C 可使症状有明显缓解。

3.免疫反应与牙周病

(1)体液免疫反应:牙周损害的进展期和确立期,在病损区及其下方的结缔组织内有大量的浆细胞浸润,大多数浆细胞能产生 IgG,还可产生 IgA 和 IgE。当龈下细菌受 IgG、IgA 和 IgE 包被时,龈沟中细菌的数量和种类就会发生改变,免疫球蛋白减少了抗原的数目有利于机体的保护作用。

龈沟内存在有多种杀菌或抑菌物质,如溶菌酶、补体、乳铁蛋白等。补体活化产生大量生物活性物质,后者能增强白细胞的吞噬功能,促进溶菌酶的释放。在牙周病的慢性病程中,激活的补体参与抗原-抗体复合物的形成,使肥大细胞脱颗粒引起组织胺释放,增强吞噬细胞活性导致溶菌酶释放和骨吸收。细菌刺激的多克隆活化 B 细胞能产生自身抗体以及白细胞介素-1,后者在牙槽骨的破坏方面起重要作用。

(2)细胞免疫反应:牙周袋内龈下菌斑中的抗原物质与组织中的淋巴细胞接触时,后者会合成和分泌大量的淋巴因子,淋巴因子能刺激吞噬细胞增强吞噬活性和抗菌活性,促进中性粒细胞的趋化性,抑制病毒的复制。因此,细胞免疫是牙周组织抗感染的重要部分。

大量研究表明,牙周炎症的早期,组织中渗出的细胞以 T 淋巴细胞为主,并可发现大量的迟发性超敏反应物质。活化的淋巴细胞、分泌的淋巴因子以及细胞毒反应强弱程度与牙周炎症的严重程度有密切关系。淋巴因子如巨噬细胞趋化因子、巨噬细胞移动抑制因子、巨噬细胞活化因子、破骨细胞活化因子、干扰素和淋巴毒素。这些因子具有放大效应,使吞噬细胞过度释放蛋白溶解酶、胶原酶、溶菌酶和前列腺素加重牙周病变,而破骨细胞活化因子直接造成骨吸收和脱钙等骨破坏。

4.中医学对牙周病的认识

中医学称牙龈为齿龈、牙肉,称牙槽骨组织为牙车或牙床。牙周病实为外感六淫,内伤七情所致。风、寒、暑、湿、燥、火等邪,以及饮食不节,嗜食辛辣煎炒,饮酒无度伤及脾胃。胃热挟邪化火上蒸于口,引起齿衄痈疮等证。七情伤内,脏腑功能失调,与肾气衰弱有密切关系。久病耗损,劳倦过度,生育过多,崩中漏下,先天不足,均致肾气虚损。"肾主骨,齿为骨之余","肾虚而牙病,肾衰则齿豁。"

对牙周疾病的描述包括:牙宣,牙龈宣露,牙漏,齿漏,脓漏齿,牙疳,龈衄血,髓溢,齿豁,风齿,火牙,齿挺,风热龈肿痛,齿根露,齿根欲脱,风冷痛,瘀血痛,溃槽,牙槽风,牙漏吹,暴骨搜牙等。

(1)牙衄(亦名:龈烂、溃槽、齿衄):牙齿清理无方,垢积附齿,三焦之热,蕴于齿龈;手阳明经及足少阴三经行之,阳明与冲、任两脉相连附,多气多血,胃肠热邪循经上行,激血外出成衄,多属热实证。宜去垢敷药含漱。

(2)牙痈(亦名:牙疔):胃肠运化失调,太阳经湿热,胃经火毒,毒盛成疮。

(3)牙宣(亦名:齿豁、齿漏、牙龈宣露):气血不足,揩理无方,肾气虚弱,骨髓里损,风邪袭弱,骨寒血弱,龈肉缩落,渐至宣露。

(4)齿漏:初则肿痛,久呈黄泡,破溃出脓。多因心烦操劳,烟酒过度所致,时出秽脓,串至左右齿根。

五、症状、体征

(一)牙龈炎症

炎症时牙龈色泽呈鲜红或暗红色,牙龈肿胀使龈缘变厚,牙间乳头圆钝,与牙面分离。组织水肿使点彩消失,表面光亮,质地松软脆弱,缺乏弹性。如是增生性炎症,上皮增殖变厚,胶原纤维增殖,牙龈变得坚硬肥厚。健康牙龈的牙龈沟深度不超过 2 mm。当患炎症时,因牙龈肿胀或增生,龈沟加深。如果上皮附着水平没有明显改变,称为龈袋。当牙周袋形成时,袋底结合上皮向根方增殖,上皮附着水平丧失。

(二)牙龈出血

牙龈出血是患者最常见的主诉症状,多在刷牙或咬硬食物时发生,严重时可有自发性出血。牙龈出血可视为牙周疾病的早期症状,探诊后出血,对判断牙周炎症的活动性极具意义。而当牙龈组织纤维增生改变时,牙龈坚实极少出血。

(三)口腔异味或口臭

牙周疾病患者常出现口腔气味异常,患者自觉口内有血腥味,严重者可从患者呼出的气味中闻到。造成口臭的原因最常见的是牙周菌斑的代谢产物和滞留的食物残渣,尤其是挥发性食物。其他由鼻道、鼻旁窦、扁桃体、肺及消化道疾病也会伴有特殊的口臭。

(四)牙周袋形成

牙周袋的形成是牙周病一大特征性改变。牙龈因炎症刺激沟内上皮肿胀、溃疡,沟底结合上皮不规则向根方剥离,结缔组织水肿,慢性炎症细胞浸润,大量增生的毛细血管扩张充血。牙根面暴露于牙周袋内,有牙石、菌斑覆盖。牙周袋内牙骨质因菌斑细菌产酸及酶等化学物质的作用而发生脱矿和软化,易发生根面龋。更有甚之,细菌及内毒素可通过牙骨质深达其下方的牙本质小管,这些改变均加重牙周组织从牙根面上剥离而成深牙周袋。袋内菌斑、软垢、食物碎屑等毒性较大的内容物刺激加重了牙周组织炎症。

牙齿各根面牙周袋的深度不一,通常邻面牙周袋最深,该处最易堆积菌斑,最早受到炎症的侵袭。因此,探查牙周袋就按牙齿颊(唇)、舌(腭)侧之远、中、近三点做测量记录。牙周检查时,应采用带刻度的牙周探针,支点稳,力量适宜压力,即将探针轻轻插入指甲沟而不致疼痛的力量,方向不偏,与牙齿长轴方向一致,这样才能准确反映牙周袋的真实情况。

(五)牙槽骨吸收

牙槽骨吸收是牙周病另一大特征性改变。牙槽骨是人体骨骼系统中代谢和改建最活跃的部分。在生理情况下,牙槽骨的吸收与再生是平衡的,故骨高度保持不变。当牙龈组织中的炎症向深部牙周组织扩展到牙槽骨附近,骨表面和骨髓腔内分化出破骨细胞和吞噬细胞,牙槽骨呈现水平状吸收;距炎症较远处,又有骨的修复性再生,新骨的形成可减缓牙槽骨的丧失速度。后者是牙周治疗的骨质修复的生物学基础。𬌗创伤是牙槽骨吸收的又一原因。由于牙周支持组织的病变,𬌗创伤时常发生。牙齿的压力侧牙槽骨发生明显垂直吸收。牙槽骨吸收可以用 X 线片来显示。早期牙槽骨吸收,X 线片上可表现为牙槽嵴顶的硬骨板消失或模糊,嵴顶的吸收使牙槽间隔由尖变平甚至呈火山状的凹陷,随之是牙槽骨高度降低。正常情况下,牙槽骨嵴顶到釉牙骨质界的距离为 1~2 mm,若超过 2 mm 可认为是牙槽骨发生吸收。X 线片仅能反映牙齿近、远、中的骨质破坏情况,而颊、舌侧骨板与牙齿重叠而无法清晰显示。牙槽骨吸收的程度一般分3度。①Ⅰ°吸收:牙槽骨吸收高度≤根长1/3。②Ⅱ°吸收:牙槽骨吸收高度>根长1/3;但<根长2/3。③Ⅲ°吸收:牙槽骨吸收高度>根长2/3。

(六)牙齿松动、移位

正常情况下,牙齿有水平方向的轻微动度。引起牙齿松动移位的主要原因有牙周组织炎症,尤其是牙槽骨吸收到一定程度(>根长1/2),冠根比例失调者;殆创伤。牙齿松动还可出现于妊娠期及牙周手术时,一经控制,松动度可下降,松动度可视其程度,依方向记录3级。①一级:仅有颊(唇)舌(腭)侧向动度,其范围≤1 mm。②二级:除有颊(唇)舌(腭)侧向动度,亦有水平方向动度,其范围≤2 mm。③三级:水平向动度>2 mm或出现垂直向松动。

牙周疾病常常无明显疼痛等自觉症状,而一个或多个牙齿移位是促使患者就诊的主要原因。牙周病患牙长期受炎症侵扰,牙槽骨吸收,支持组织减少,发生继发性殆创伤。全口牙齿向中线方向移位,造成开唇露齿;牙周病晚期牙齿可向任何方向移位,以缓解继发性殆创伤。

(七)牙龈退缩

牙龈退缩和牙根暴露是牙周疾病常有的表现。炎症和殆创伤使牙槽骨慢慢吸收,牙齿支持组织不断降低,牙周组织附着丧失,牙龈明显退缩,牙根暴露。此时为如实反映牙周组织破坏的严重程度,附着丧失应是龈缘到釉牙骨质界的距离与牙周袋深度之和。

六、预后和治疗计划

(一)预后

预后是预测牙周组织对治疗的反映情况,对治疗效果有一个前瞻性认识。牙周病的致病因素和治疗手段是复杂多样的,必须根据患者的情况选择最适宜的治疗方案,以期得到最佳的治疗效果。因此,判断预后应着重考虑以下几个方面。

1.牙周组织病变程度

(1)牙槽骨破坏情况:依X线片判断牙槽骨的吸收破坏情况。丧失的骨量愈多,预后愈差;骨吸收不足根长1/3,预后不佳。

(2)附着水平和牙周袋深度:附着丧失发生在多侧较单侧严重;垂直型骨吸收较水平型骨吸收预后差。附着丧失近根尖,牙周袋深度>7 mm预后最差。多根牙病变波及根分叉较单根病变预后差。

(3)牙齿松动情况:如果松动度因炎症和殆创伤引起,预后较好;如果松动度由于牙槽骨降低所致,预后较差。

2.年龄与健康情况

一般身体健康状态良好的年轻人对疾病的抵抗力及恢复力较强,预后较好。如果特殊类型牙周炎存在免疫缺陷及糖尿病、白血病、Down综合征、粒细胞减少症等患者牙周治疗预后较差。

3.病因控制

控制菌斑工作需要患者的配合。事先应与患者讲清疾病特点、治疗方法以及保持口腔卫生清洁的意义和具体做法,这对良好的预后和疗效维持至关重要。

4.余留牙情况

余留牙分布不均匀、数量少、不能负担义齿修复的咬合力等预后不好;牙齿形态小、冠根比例异常、排列错位、咬合不正常等预后较差。

（二）治疗计划

牙周病治疗目的：①控制病因。②恢复功能，创造一个健康的牙周环境和外观功能均佳的牙列。完整牙周病的治疗是一个以年为单位较漫长的治疗过程。因此，治疗前应设计一个方案，并向患者进行全面解释，方可开始实施。

1.向患者解释

开始治疗前，应向患者将其牙周病病情、程度、病因以及治疗计划全部讲清，可根据患者的年龄、时间、经济能力等方面提供若干个治疗方案供其选择。

2.治疗前拔牙

牙槽骨吸收至根尖 1/3 应拔除；因牙周病造成牙槽骨吸收＞根长 1/2 并伴严重倾斜移位造成修复困难应拔除。

3.基础治疗

（1）自我菌斑控制：培养和训练正确刷牙方法，使用牙线与牙签，保持口腔清洁，消除食物及菌斑堆积对牙周组织的不良影响。

（2）除牙石及菌斑：采用器械龈上洁治术或龈下刮治术去除牙（根）面上沉积的菌斑及牙石，彻底除去吸收细菌毒素的牙骨质表层组织，并用化学方法处理根面，以降解根面毒素，创造适宜的牙周软硬组织环境以利牙周组织的重建。

（3）咬合调整：消除咬合创伤，重建𬌗平衡对于牙周组织的修复、重建和功能的改善是至关重要的。调𬌗应在炎症控制后及手术前进行。

（4）炎症控制：牙周疾病伴发牙周脓肿或逆行牙髓感染，才会出现明显牙痛。配合抗菌药物的使用，进行牙周-牙髓联合病变的处理方可缓解炎症或疼痛。

牙周骨外科手术应视患者牙周疾病严重程度、年龄、机体状态而定，时间应在基础治疗阶段完成 2 周后进行。目的在于彻底消除牙周袋、纠正牙龈形态的异常和治疗牙槽骨的缺损。术后 2 个月即可进行永久性修复牙列工作。

4.修复重建

此期已进入牙周病稳定控制时期。可用强身健体、补肾固齿药物以增强宿主的免疫功能，巩固疗效。再就是进行牙周病的正畸治疗、永久性夹板、缺失牙修复以及食物嵌塞矫治等治疗。

5.疗效维持

每 3 个月至半年复查 1 次，检查口腔卫生情况，指导口腔保健措施，并进行必要的洁治和刮治工作。两年拍 1 次全口牙片，对患者的牙周情况进行再评价。需要强调的是疗效维持工作绝大部分取决于患者对牙周疾病的认识程度以及自我口腔卫生保健意识的建立与重视，并积极配合治疗，采取有效措施控制菌斑的形成，这样才能取得事半功倍的效果。而这一点恰恰是医务人员所不能取而代之的。如果口腔卫生差，菌斑堆积严重，会使牙周病情加重而前功尽弃。

七、疗效保持与监护

牙周病患者经系统治疗稳定后的疗效保持与维护至关重要，这需要医患双方的共同重视和努力。有资料表明，牙周病治疗后疏于牙周保健的患者失牙率是坚持牙周疗效维护者的 3 倍。牙周系统治疗后第一年为是否复发的关键阶段。

（一）牙周病的复发

牙周病的治疗是复杂而长期的，而其疗效却未必尽如人意。病变是随时可能再发生的，这与多种因素有关:①治疗不当或不充分,未能消除全部潜在的适于菌斑滞留的因素。常见的原因是对牙石的清除不彻底,尤其是龈下牙石的滞留,牙周袋未彻底消除。②牙周治疗完成后,牙齿修复体设计不良,制作不当,造成进一步牙周损伤。③患者放松了牙周护理或未能定期复查,使牙周病损再度出现。④系统性疾病降低了机体对细菌的抵抗力。

复发可从以下几方面加以判断:①牙龈呈炎症改变及探查龈沟时出血。②龈沟加深导致牙周袋的复发和形成。③由X线检查发现骨吸收逐渐加大。④牙齿松动度增加。

(二)疗效维护程序

随访间隔为2~3个月,复查目前的牙周健康状况,进行必要的牙周治疗,并对今后的疗效维护提出指导意见。

询问近期有何与牙周健康相关的问题。逐一检查牙龈组织,龈沟深度或牙周袋情况及其脓性分泌物、牙齿移动度、根分叉病变以及X线片复查牙槽骨高度。菌斑染色以确定滞留区位置及口腔卫生措施有效与否。有条件的可利用暗视野显微镜以及厌氧培养技术查找牙周病致病菌数量及比例,以确定病变是否处于活动期。

(三)维护措施

1.自我口腔卫生保健

有针对性的口腔卫生指导,控制菌斑,对非自洁区即滞留区彻底的清洁极为重要,并结合牙龈按摩及叩齿等措施保持牙周组织的健康。

2.根面平整

对病情有反复的牙周区段或牙位要进行龈下刮治及根面平整手术,以控制病情的发展。

3.抛光与脱敏

牙面经抛光,菌斑及牙石难以沉积。疾病及术后暴露的牙根呈现过敏表现,应用氟化物进行脱敏治疗。

牙周疾病经过系统的临床治疗后并不意味大功告成,治愈的效果并非一成不变,医患双方均应充分以动态的眼光看待疗效,随时间的推移,其疗效可呈双向发展。这就要求医患之间密切配合共同促进牙周组织健康的保持和维护,才可获得稳定的疗效。

(黄其云)

第二节 牙 周 炎

一、慢性牙周炎

慢性牙周炎原名成人牙周炎或慢性成人牙周炎。更改名称是因为此类牙周炎虽最常见于成年人,但也可发生于儿童和青少年,而且由于本病的进程缓慢,通常难以确定真正的发病年龄。大部分慢性牙周炎呈缓慢加重,但也可出现间歇性的活动期。此时牙周组织的破坏加速,随后又可转入静止期。大部分慢性牙周炎患者根本不出现爆发性的活动期。

本病为最常见的一类牙周炎,约占牙周炎患者的95%,由长期存在的慢性牙龈炎向深部牙周组织扩展而引起。牙龈炎和牙周炎之间虽有明确的病理学区别,但在临床上,两者却是逐渐、隐匿地过渡。因此早期发现和诊断牙周炎十分重要,因为牙周炎的后果远比牙龈炎严重。

(一)临床表现

本病一般侵犯全口多数牙齿,也有少数患者仅发生于一组牙(如前牙)或少数牙。发病有一定的牙位特异性,磨牙和下前牙区以及邻接面由于菌斑牙石易堆积,故较易患病。牙周袋的炎症、附着丧失和牙槽骨吸收在牙周炎的早期即已出现,但因程度较轻,一般无明显不适。临床主要的症状为刷牙或进食时出血,或口内有异味,但通常不引起患者的重视。及至形成深牙周袋后,出现牙松动、咀嚼无力或疼痛,甚至发生急性牙周脓肿等,才去就诊,此时多已为晚期。

牙周袋处的牙龈呈现不同程度的慢性炎症,颜色暗红或鲜红、质地松软、点彩消失、边缘圆钝且不与牙面贴附。有些患者由于长期的慢性炎症,牙龈有部分纤维性增生、变厚,表面炎症不明显,但牙周探诊后,袋内壁有出血,也可有脓。牙周袋探诊深度超过 3 mm,且有附着丧失。如有牙龈退缩,则探诊深度可能在正常范围,但可见釉牙骨质界已暴露。因此,附着丧失能更准确地反映牙周支持组织的破坏。

慢性牙周炎根据附着丧失和骨吸收的范围及其严重程度可进一步分型。范围是指根据患病的牙数将其分为局限型和广泛型。全口牙中有附着丧失和骨吸收的位点数占总位点数≤30%者为局限型;若>30%的位点受累,则为广泛型。也可根据牙周袋深度、结缔组织附着丧失和骨吸收的程度来分为轻度、中度和重度。①轻度:牙龈有炎症和探诊出血,牙周袋深度≤4 mm,附着丧失 1～2 mm,X 线片显示牙槽骨吸收不超过根长的 1/3。可有轻度口臭。②中度:牙龈有炎症和探诊出血,也可有脓。牙周袋深度≤6 mm,附着丧失 3～4 mm,X 线片显示牙槽骨水平型或角型吸收超过根长的 1/3,但不超过根长的 1/2。牙齿可能有轻度松动,多根牙的根分叉区可能有轻度病变。③重度:炎症较明显或发生牙周脓肿。牙周袋>6 mm,附着丧失≥5 mm,X 线片示牙槽骨吸收超过根长的 1/2,多根牙有根分叉病变,牙多有松动。上述指标中以附着丧失为重点,它与炎症的程度大多一致,但也可不一致。一般随病程的延长和年龄的增长而使病情累积、加重。流行病学调查资料表明,牙周病的患病率虽高,但重症牙周炎只发生于 10%～15% 的人群。

慢性牙周炎患者除有上述特征外,晚期常可出现其他伴发症状。①牙松动、移位和龈乳头退缩,可造成食物嵌塞。②牙周支持组织减少,造成继发性合创伤。③牙龈退缩使牙根暴露,对温度敏感,并容易发生根面龋,在前牙还会影响美观。④深牙周袋内脓液引流不畅时,或身体抵抗力降低时,可发生急性牙周脓肿。⑤深牙周袋接近根尖时,可引起逆行性牙髓炎。⑥牙周袋溢脓和牙间隙内食物嵌塞,可引起口臭。

(二)诊断特征

(1)多为成年人,也可见于儿童或青少年。

(2)有明显的菌斑、牙石及局部刺激因素,且与牙周组织的炎症和破坏程度比较一致。

(3)根据累及的牙位数,可进一步分为局限性(<30%位点)和广泛型(>30%);根据牙周附着丧失的程度,可分为轻度(AL 1～2 mm)、中度(AL 3～4 mm)、和重度(AL≥5 mm)。

(4)患病率和病情随年龄增大而加重,病情一般缓慢进展而加重,也可间有快速进展的活动期。

(5)全身一般健康,也可有某些危险因素,如吸烟、精神压力、骨质疏松等。

中度以上的慢性牙周炎诊断并不困难,但早期牙周炎与牙龈炎的区别不甚明显,须通过仔细检查而及时诊断,以免贻误正确的治疗(表 7-1)。

表 7-1　早期牙周炎和牙龈炎的区别

鉴别要点	牙龈炎	早期牙周炎
牙龈炎症	有	有
牙周袋	真性牙周袋	假性牙周袋
附着丧失	有,能探到釉牙骨质界	无
牙槽骨吸收	嵴顶吸收,或硬骨板消失	无
治疗结果	炎症消退,病变静止,但已破坏的支持组织难以完全恢复正常	病变可逆,牙龈组织恢复正常

在确诊为慢性牙周炎后,还应通过仔细的病史询问和必要的检查,发现患者有无牙周炎的易感因素,如全身疾病、吸烟等,并根据病情确定其严重程度、目前牙周炎是否为活动期等,并据此制订针对性的治疗计划和判断预后。

(三)治疗原则

慢性牙周炎早期治疗的效果较好,能使病变停止进展,牙槽骨有少量修复。只要患者能认真清除菌斑并定期复查,则疗效能长期保持。治疗应以消除菌斑、牙石等局部刺激因素为主,辅以手术等方法。由于口腔内各个牙的患病程度和病因刺激物的多少不一致,必须针对每个患牙的具体情况,制订全面的治疗计划。

1.局部治疗

(1)控制菌斑:菌斑是牙周炎的主要病原刺激物,而且清除之后还会不断在牙面堆积。因此必须向患者进行细致的讲解和指导,使其充分理解坚持不懈地清除菌斑的重要性。此种指导应贯穿于治疗的全过程,每次就诊时均应检查患者菌斑控制的程度,并做记录。有菌斑的牙面占全部牙面的 20%以下才算合格。牙周炎在龈上牙石被刮除以后,如菌斑控制方法未被掌握,牙石重新沉积的速度是很快的。

(2)彻底清除牙石,平整根面:龈上牙石的清除称为洁治术,龈下牙石的清除称为龈下刮治或深部刮治。龈下刮治除了刮除龈下石外,还须将暴露在牙周袋内的含有大量内毒素的病变牙骨质刮除,使根面平整而光滑。根面平整使微生物数量大大减少,并搅乱了生物膜的结构,改变了龈下的环境,使细菌不易重新附着。牙龈结缔组织有可能附着于根面,形成新附着。

经过彻底的洁治和根面平整后,临床上可见牙龈的炎症和肿胀消退,出血和溢脓停止,牙周袋变浅、变紧。袋变浅是由于牙龈退缩及袋壁胶原纤维的新生,牙龈变得致密,探针不再穿透结合上皮进入结缔组织内,也可能有新的结缔组织附着于根面。洁治和刮治术是牙周炎的基础治疗,任何其他治疗手段只应作为基础治疗的补充手段。

(3)牙周袋及根面的药物处理:大多数患者在根面平整后,组织能顺利愈合,不需药物处理。对一些炎症严重、肉芽增生的深牙周袋,在刮治后可用药物处理袋壁。必要时可用复方碘液,它有较强的消炎、收敛作用,注意避免烧灼邻近的黏膜。

近年来,牙周袋内局部放置缓释型的抗菌药物取得了较好的临床效果,药物能较长时间停留于牙周袋内,起到较好的疗效。可选用的药物如甲硝唑、四环素及其同族药物如米诺环素、氯己定(洗必泰)等。有人报道,用含有上述药物的凝胶或溶液冲洗牙周袋,袋内的微生物也消失或明显减少。但药物治疗只能作为机械方法清除牙石后的辅助治疗,不能取代除石治疗。

（4）牙周手术：上述治疗后，若仍有较深的牙周袋，或根面牙石不易彻底清除，炎症不能控制，则可进行牙周手术。其优点是可以在直视下彻底刮除根面的牙石及不健康的肉芽组织，必要时还可修整牙槽骨的外形或截除患根、矫正软组织的外形等等。手术后牙周袋变浅、炎症消退、骨质吸收停止，甚至可有少量骨修复。理想的手术效果是形成新附着，使牙周膜的结缔组织细胞重新在根面沉积牙骨质，并形成新的牙周膜纤维束和牙槽骨。这就是牙周组织的再生性手术，是目前临床和理论研究的热点，临床取得一定的成果，但效果有待提高。

（5）松动牙固定术：用各种材料和方法制成牙周夹板，将一组患牙与其相邻的稳固牙齿连结在一起，使𬌗力分散于一组牙上，减少了患牙承受的超重力或侧向扭转力的损害。这种固定术有利于牙周组织的修复。一般在松牙固定后，牙齿稳固、咀嚼功能改善。有些病例在治疗数月后，X线片可见牙槽骨硬骨板致密等效果。本法的缺点是，对局部的菌斑控制措施有一定的妨碍。因此，一定要从有利于菌斑控制方面改善设计，才能使本法持久应用。如果患者有缺失牙齿需要修复，而基牙或邻近的患牙因松动而需要固定，也可在可摘式义齿上设计一定的固定装置，或用制作良好的固定桥来固定松动牙。并非所有松动牙都需要固定，主要是患牙动度持续加重、影响咀嚼功能者才需要固定。

（6）调𬌗：如果X线片显示牙槽骨角形缺损或牙周膜增宽，就要对该牙做有无𬌗干扰的检查。如有扣诊震颤，再用蜡片法或咬合纸法查明早接触点的部位及大小，然后进行选磨。如果不能查到𬌗干扰，说明该牙目前并不存在创伤，可能是曾经有过创伤，但由于早接触点已被磨损，或由于牙周组织的自身调节，创伤已经缓解，这种情况不必做调𬌗处理。

（7）拔除不能保留的患牙：严重而无法挽救的患牙必须及早拔除，以免影响治疗和增加再感染的机会。拔牙创的愈合可使原来的牙周病变区破坏停止而出现修复性改变，这一转机对邻牙的治疗有着良好的影响。

（8）坚持维护期治疗：牙周炎经过正规治疗后，一般能取得较好的效果，但长期疗效的保持取决于是否能定期复查和进行必要的后续治疗，患者的自我菌斑控制也是至关重要的。根据患者的病情以及菌斑控制的好坏来确定复查的间隔时间，每次复查均应对患者进行必要的口腔卫生指导和预防性洁治。若有病情未被控制的牙位，则应进行相应的治疗。总之，牙周炎的治疗绝非一劳永逸的，维护期治疗是保持长期疗效的关键。

2.全身治疗

慢性牙周炎除非出现急性症状，一般不需采用抗生素类药物。对严重病例可口服甲硝唑0.2 g，每天3～4次，共服1周，或服螺旋霉素0.2 g，每天4次，共服5～7天。有些患者有慢性系统性疾病，如糖尿病、心血管疾病等，应与内科医师配合，积极治疗和控制全身疾病。成功的牙周治疗对糖尿病的控制也有积极意义。

大多数慢性牙周炎患者经过恰当的治疗后，病情可得到控制，但也有少数患者疗效很差。有报告显示，对600名牙周炎患者追踪观察平均22年后，83%患者疗效良好、13%病情加重、4%则明显恶化（人均失牙10～23个）。过去把后两类患者称为难治性牙周炎或顽固性牙周炎。这些患者可能有特殊的致病菌，或牙体和牙周病变的形态妨碍了彻底地清除病原刺激物。有学者报告此类患者常为重度吸烟者。

二、侵袭性牙周炎

侵袭性牙周炎是一组在临床表现和实验室检查（包括化验和微生物学检查）均与慢性牙周炎

有明显区别的、相对少见的牙周炎。它包含了 1989 年旧分类中的 3 个类型,即青少年牙周炎、快速进展性牙周炎和青春前期牙周炎,一度曾将这 3 个类型合称为早发性牙周炎。实际上这类牙周炎虽多发于年轻人,但也可见于成年人。本病一般来说发展较迅猛,但也可转为间断性的静止期,而且临床上对进展速度也不易判断。因此在 1999 年的国际研讨会上建议更名为侵袭性牙周炎。

(一)侵袭性牙周炎的危险因素

对侵袭性牙周炎的病因尚未完全明了,大量的病因证据主要源于过去对青少年牙周炎的研究结果。现认为某些特定微生物的感染及机体防御能力的缺陷是引起侵袭性牙周炎的主要因素。

1.微生物

大量的研究表明伴放线菌嗜血菌是侵袭性牙周炎的主要致病菌,其主要依据如下。

(1)从局限性青少年牙周炎患牙的龈下菌斑中可分离出伴放线菌嗜血菌,阳性率高达90%～100%,而同一患者口中的健康牙或健康人则检出率明显得低(<20%),慢性牙周炎患者伴放线菌嗜血菌的检出率也低于局限性青少年牙周炎。但也有些学者(尤其是中国和日本)报告未能检出伴放线菌嗜血菌,或是所检出的伴放线菌嗜血菌为低毒性株,而主要分离出牙龈卟啉单胞菌、腐蚀艾肯菌、中间普氏菌、具核梭杆菌等。这可能是重症患者的深牙周袋改变了微生态环境,使一些严格厌氧菌成为优势菌,而伴放线菌嗜血菌不再占主导,也可能确实存在着种族和地区的差异。广泛型侵袭性牙周炎的龈下菌群主要为牙龈卟啉单胞菌、福赛拟杆菌、腐蚀艾肯菌等。也有学者报告,在牙周健康者和儿童口腔中也可检出伴放线菌嗜血菌,但占总菌的比例较低。

(2)伴放线菌嗜血菌产生多种对牙周组织有毒性和破坏作用的毒性产物,例如白细胞毒素,能损伤乃至杀死中性粒细胞和单核细胞,并引起动物的实验性牙周炎。伴放线菌嗜血菌表面的膜泡脱落可使毒素播散,还产生上皮毒素、骨吸收毒素、细胞坏死膨胀毒素和致凋亡毒素等。

(3)引发宿主的免疫反应:局限性侵袭性牙周炎患者的血清中有明显升高的抗伴放线菌嗜血菌抗体,牙龈局部和龈沟液内也产生大量的特异抗体甚至高于血清水平,说明这种免疫反应发生于牙龈局部。伴放线菌嗜血菌产生的内毒素可激活上皮细胞、中性粒细胞、成纤维细胞和单核细胞产生大量的细胞因子,引发炎症反应。

(4)牙周治疗可使伴放线菌嗜血菌量明显减少或消失,当病变复发时,该菌又复出现。有人报告,由于伴放线菌嗜血菌能入侵牙周组织,单纯的机械治疗不能消除伴放线菌嗜血菌,临床疗效欠佳,口服四环素后,伴放线菌嗜血菌消失,临床疗效转佳。

近年来有些学者报告,从牙周袋内分离出病毒、真菌甚至原生动物,可能与牙周病有关。

2.全身背景

(1)白细胞功能缺陷:已有大量研究证明本病患者有周缘血的中性粒细胞和/或单核细胞的趋化功能降低。有的学者报告,吞噬功能也有障碍,这种缺陷带有家族性,患者的同胞中有的也可患侵袭性牙周炎,或虽未患牙周炎,却也有白细胞功能缺陷。但侵袭性牙周炎患者的白细胞功能缺陷并不导致全身其他部位的感染性疾病。

(2)产生特异抗体:研究还表明与伴放线菌嗜血菌的糖类抗原发生反应的抗体主要是 IgG_2 亚类,在局限性侵袭性牙周炎患者中水平升高,而广泛性侵袭性牙周炎则缺乏此亚类。提示 IgG_2 抗体起保护作用,可阻止病变的扩散。

(3)遗传背景:本病常有家族聚集现象,也有种族易感性的差异,本病也可能有遗传背景。

（4）牙骨质发育异常：有少量报道，发现局限性青少年牙周炎患者的牙根尖而细，牙骨质发育不良，甚至无牙骨质，不仅已暴露于牙周袋内的牙根如此，在其根方尚未发生病变处的牙骨质也有发育不良。说明这种缺陷不是疾病的结果，而是发育中的问题。国内有报告侵袭性牙周炎患者发生单根牙牙根形态异常的概率高于牙周健康者和慢性牙周炎患者；有牙根形态异常的牙，其牙槽骨吸收重于形态正常者。

3.环境和行为因素

吸烟的量和时间是影响年轻人牙周破坏范围的重要因素之一。吸烟的广泛型侵袭性牙周炎患者比不吸烟的广泛型侵袭性牙周炎患者患牙数多、附着丧失量也多。吸烟对局限型患者的影响似较小。口腔卫生的好坏也对疾病有影响。

总之，现代的观点认为牙周炎不是由单一种细菌引起的，而是多种微生物共同和相互作用。高毒性的致病菌是必需的致病因子，而高易感性宿主的防御功能低下和/或过度的炎症反应所导致牙周组织的破坏是发病的重要因素，吸烟、遗传基因等调节因素也可能起一定的促进作用。

（二）组织病理学改变

侵袭性牙周炎的组织学变化与慢性牙周炎无明显区别，均以慢性炎症为主。免疫组织化学研究发现，本病的牙龈结缔组织内也以浆细胞浸润为主，但其中产生 IgA 的细胞少于慢性牙周炎者，游走到袋上皮内的中性粒细胞数目也较少，这两种现象可能是细菌易于入侵的原因之一。电镜观察到在袋壁上皮、牙龈结缔组织甚至牙槽骨的表面可有细菌入侵，主要为革兰阴性菌及螺旋体。近年还有学者报告，中性粒细胞和单核细胞对细菌的过度反应，密集的白细胞浸润及过量的细胞因子和炎症介质表达，可能导致严重的牙周炎症和破坏。

（三）临床表现

根据患牙的分布可将侵袭性牙周炎分为局限型和广泛型。局限型大致相当于过去的局限型青少年牙周炎，广泛型相当于过去的弥漫型青少年牙周炎和快速进展性牙周炎。局限型侵袭性牙周炎和广泛型侵袭性牙周炎的临床特征有相同之处，也各有其不同处。在我国，典型的局限型侵袭性牙周炎较为少见，这一方面可能由于患者就诊较晚，病变已蔓延至全口多个牙，另一方面可能有种族背景。

1.快速进展的牙周组织破坏

快速的牙周附着丧失和骨吸收是侵袭性牙周炎的主要特点。严格来说，"快速"的确定应依据在两个时间点所获得的临床记录或 X 线片来判断，然而此种资料不易获得。临床上常根据"严重的牙周破坏发生在较年轻的患者"来做出快速进展的判断。有人估计，本型患者的牙周破坏速度比慢性牙周炎快 3～4 倍，患者常在 20 岁左右即已须拔牙或牙自行脱落。

2.年龄与性别

本病患者一般年龄较小，发病可始于青春期前后，因早期无明显症状，患者就诊时常在 20 岁左右。有学者报告，广泛型的平均年龄大于局限型患者，一般也在 30 岁以下，但也可发生于35 岁以上的成年人。女性多于男性，但也有人报告年幼者以女性为多，稍长后性别无差异。

3.口腔卫生情况

本病一个突出的表现是局限型患者的菌斑、牙石量很少，牙龈表面的炎症轻微，但却已有深牙周袋，牙周组织破坏程度与局部刺激物的量不成比例。牙龈表面虽然无明显炎症，实际上在深袋部位是有龈下菌斑的，而且袋壁也有炎症和探诊后出血。广泛型的菌斑、牙石量因人而异，多数患者有大量的菌斑和牙石，也可很少。牙龈有明显的炎症，呈鲜红色，并可伴有龈缘区肉芽性增殖,易出血,可有溢脓,晚期还可以发生牙周脓肿。

4.好发牙位

1999年新分类法规定,局限型侵袭性牙周炎的特征是"局限于第一恒磨牙或切牙的邻面有附着丧失,至少波及两个恒牙,其中一个为第一磨牙。其他患牙(非第一磨牙和切牙)不超过两个"。换言之,典型的患牙局限于第一恒磨牙和上下切牙,多为左右对称。X线片可见第一磨牙的近远中均有垂直型骨吸收,形成典型的"弧形吸收"(图7-4),在切牙区多为水平型骨吸收。但早期的患者不一定波及所有的切牙和第一磨牙。广泛型的特征为"广泛的邻面附着丧失,侵犯第一磨牙和切牙以外的牙数在三颗以上"。也就是说,侵犯全口大多数牙。

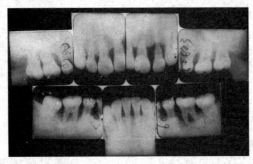

图7-4　局限型侵袭性牙周炎的X线像第一恒磨牙处牙槽骨的"弧形吸收"

5.家族聚集性

家族中常有多人患本病,患者的同胞有50%患病机会。其遗传背景可能与白细胞功能缺陷有关,也有人认为是X连锁性遗传或常染色体显性遗传等。但也有一些学者认为是牙周致病菌在家族中的传播所致。临床上并非每位侵袭性牙周炎患者均有家族史。

6.全身情况

侵袭性牙周炎患者一般全身健康,无明显的系统性疾病,但部分患者具有中性粒细胞和/或单核细胞的功能缺陷。多数患者对常规治疗,如刮治和全身药物治疗,有明显的疗效,但也有少数患者经任何治疗都效果不佳,病情迅速加重直至牙齿丧失。

广泛型和局限型究竟是两个独立的类型,抑或广泛型侵袭性牙周炎是局限型发展和加重的结果,尚不肯定。但有不少研究结果支持两者为同一疾病不同阶段的观点。①年幼者以局限型较多,而年长者患牙数目增多,以广泛型为多。②局限型患者血清中的抗伴放线菌嗜血菌特异抗体水平明显地高于广泛型患者,起保护作用的IgG_2亚类水平也高于广泛型。③有些广泛型侵袭性牙周炎患者的第一磨牙和切牙病情较重,且有典型的"弧形吸收"影像,提示这些患者可能由局限型病变发展而来。

(四)诊断特点

本病应抓住早期诊断这一环,因患者初起时无明显症状,待就诊时多已为晚期。如果一名青春期前后的年轻患者,菌斑、牙石等刺激物不多,炎症不明显,但发现有少数牙松动、移位或邻面深袋,局部刺激因子与病变程度不一致等,则应引起重视。重点检查切牙及第一磨牙邻面,并拍摄X线片,殆翼片有助于发现早期病变。有条件时,可做微生物学检查,发现伴放线菌嗜血菌或大量的牙龈卟啉单胞菌,或检查中性多形核白细胞有无趋化和吞噬功能的异常,若为阳性,对诊断本病十分有利。早期诊断及治疗对保留患牙和控制病情极为重要。对于侵袭性牙周炎患者的同胞进行牙周检查,有助于早期发现其他病例。

临床上常以年龄(35 岁以下)和全口大多数牙的重度牙周破坏,作为诊断广泛型侵袭性牙周炎的标准,也就是说牙周破坏程度与年龄不相称。但必须明确的是,并非所有年轻患者的重度牙周炎均可诊断为侵袭性牙周炎,应先排除一些明显的局部和全身因素:①是否有严重的错𬌗导致咬合创伤,加速了牙周炎的病程。②是否曾接受过不正规的正畸治疗,或在正畸治疗前未认真治疗已存在的牙周病。③有无食物嵌塞、邻面龋、牙髓及根尖周病、不良修复体等局部促进因素,加重了菌斑堆积,造成牙龈的炎症和快速的附着丧失。④有无伴随的全身疾病,如未经控制的糖尿病、白细胞黏附缺陷、HIV 感染等。上述①~③的存在可以加速慢性牙周炎的牙槽骨吸收和附着丧失,如有④则应列入伴有全身疾病的牙周炎中,其治疗也不仅限于口腔科。如有条件检测患者周缘血的中性粒细胞和单核细胞的趋化及吞噬功能、血清 IgG_2 水平,或微生物学检测,则有助于诊断。有时阳性家族史也有助于诊断本病。

最近有学者提出,在有的年轻人和青少年,有个别牙齿出现附着丧失,但其他方面不符合早发性牙周炎者,可称之为偶发性附着丧失。例如个别牙因咬合创伤或错𬌗所致的牙龈退缩、拔除智齿后第二磨牙远中的附着丧失等。这些个体可能为侵袭性牙周炎或慢性牙周炎的易感者,应密切加以复查和监测,以利早期诊断。

(五)治疗原则

1.早期治疗,防止复发

本病常导致患者早年失牙,因此特别强调早期、彻底的治疗,主要是彻底消除感染。治疗原则基本同慢性牙周炎,洁治、刮治和根面平整等基础治疗是必不可少的,多数患者对此有较好的疗效。治疗后病变转入静止期。但因为伴放线菌嗜血菌及其他细菌可入侵牙周组织,单靠机械刮治不易彻底消除入侵的细菌,有的患者还需用翻瓣手术清除组织内的微生物。本病治疗后较易复发(国外报道复发率约为 1/4),因此应加强定期的复查和必要的后续治疗。根据每位患者菌斑和炎症的控制情况,确定复查的间隔期。开始时为每 1~2 个月 1 次,半年后若病情稳定,可逐渐延长。

2.抗菌药物的应用

有报告,本病单纯用刮治术不能消除入侵牙龈中的伴放线菌嗜血菌,残存的微生物容易重新在牙根面定植,使病变复发。因此主张全身服用抗生素作为辅助疗法。国外主张使用四环素0.25 g每天 4 次,共服 2~3 周。也可用小剂量多西环素(强力霉素),50 mg,每天 2 次。这两种药除有抑菌作用外,还有抑制胶原酶的作用,可减少牙周组织的破坏。近年来还主张在龈下刮治后口服甲硝唑和阿莫西林,两者合用效果优于单一用药。在根面平整后的深牙周袋内放置缓释的抗菌制剂,如甲硝唑、米诺环素、氯己定等,也有良好疗效。文献报道,可减少龈下菌斑的重新定植,减少病变的复发。

3.调整机体防御功能

宿主对细菌感染的防御反应在侵袭性牙周炎的发病和发展方面起重要的作用。近年来人们试图通过调节宿主的免疫和炎症反应过程来减轻或治疗牙周炎。例如多西环素可抑制胶原酶,非甾体抗炎药(NSAIDs)可抑制花生四烯酸产生前列腺素,阻断和抑制骨吸收,这些均有良好的前景。中医学强调全身调理,国内有些学者报告用六味地黄丸为基础的固齿丸(膏),在牙周基础治疗后服用数月,可提高疗效和明显减少复发率。服药后,患者的白细胞趋化和吞噬功能以及免疫功能也有所改善。吸烟是牙周炎的危险因素,应劝患者戒烟。还应努力发现和调整其他全身因素及宿主防御反应方面的缺陷。

4.综合治疗

在病情不太重而有牙移位的患者,可在炎症控制后,用正畸方法将移位的牙复位排齐,但正畸过程中务必加强菌斑控制和牙周病情的监控,加力也宜轻缓。牙体或牙列的修复也要注意应有利于菌斑控制。

总之,牙周炎是一组临床表现为慢性炎症和支持组织破坏的疾病,它们都是感染性疾病,有些人长期带菌却不发病,而另一些人却发生牙龈炎或牙周炎。牙周感染与身体其他部位的慢性感染有相同之处,但又有其独特之处,主要由牙体、牙周组织的特点所决定。龈牙结合部直接暴露在充满各种微生物的口腔环境中,细菌生物膜长期不断地定植于表面坚硬且不脱落的牙面上,又有丰富的来自唾液和龈沟液的营养。牙根及牙周膜、牙槽骨则是包埋在结缔组织内,与全身各系统及组织有密切的联系,宿主的防御系统能达到牙周组织的大部分,但又受到一定的限制。这些都决定着牙周炎的慢性、不易彻底控制、容易复发、与全身情况有双向影响等特点。

牙周炎是多因素疾病,决定着发病与否和病情程度的因素有微生物的种类、毒性和数量;宿主对微生物的应战能力;环境因素(如吸烟、精神压力等);某些全身疾病和状况的影响(如内分泌、遗传因素)等。有证据表明牙周炎也是一个多基因疾病,不是由单个基因所决定的。

牙周炎在临床上表现为多类型。治疗主要是除去菌斑及其他促进因子,但对不同类型、不同阶段的牙周炎及其并发病变,需要使用多种手段(非手术、手术、药物、正畸、修复等)的综合治疗。

牙周炎的治疗并非一劳永逸的,而需要终身维护和必要的重复治疗。最可庆幸和重要的一点是,牙周炎和牙龈炎都是可以预防的疾病,通过公众自我保护意识的加强、防治条件的改善及口腔医务工作者不懈的努力,牙周病是可以被消灭和控制的。

三、反映全身疾病的牙周炎

属于本范畴的牙周炎主要有两大类,即血液疾病(白细胞数量和功能的异常、白血病等)和某些遗传性疾病。以下介绍一些较常见而重要的全身疾病在牙周组织的表现。

(一)掌跖角化-牙周破坏综合征

本病特点是手掌和足跖部的皮肤过度角化,牙周组织严重破坏。有的病例还伴有硬脑膜的钙化。患者全身一般健康,智力正常。本病罕见,患病率为$(1\sim4)/10^6$。

1.临床表现

皮损及牙周病变常在 4 岁前共同出现,有人报告,可早在出生后 11 个月。皮损包括手掌、足底、膝部及肘部局限的过度角化、鳞屑、皲裂,有多汗和臭汗。约有 1/4 的患者易有身体他处感染。牙周病损在乳牙萌出不久即可发生,深牙周袋炎症严重,溢脓、口臭,骨质迅速吸收,在 5～6 岁时乳牙即相继脱落,创口愈合正常。待恒牙萌出后又发生牙周破坏,常在 10 多岁时自行脱落或拔除。有的患者第三磨牙也会在萌出后数年内脱落,有的则报告第三磨牙不受侵犯。

2.病因

(1)本症的菌斑成分与成人牙周炎的菌斑较类似,而不像侵袭性牙周炎。在牙周袋近根尖区域有大量的螺旋体,在牙骨质上也黏附有螺旋体。有人报告,患者血清中有抗伴放线菌嗜血菌的抗体,袋内可分离出该菌。

(2)本病为遗传性疾病,属于常染色体隐性遗传。父母不患该症,但可能为血缘婚姻(约占23%),双亲必须均携带常染色体基因才使其子女患本病。患者的同胞中也可有患本病者,男女患病机会均等。有学者报告本病患者的中性粒细胞趋化功能异常。

3.病理

与慢性牙周炎无明显区别。牙周袋壁有明显的慢性炎症,主要为浆细胞浸润,袋壁上皮内几乎见不到中性粒细胞。破骨活动明显,成骨活动很少。患牙根部的牙骨质非常薄,有时仅在根尖区存在较厚的有细胞的牙骨质。X线片见牙根细而尖,表明牙骨质发育不良。

4.治疗原则

对于本病,常规的牙周治疗效果不佳,患牙的病情常持续加重,直至全口拔牙。近年来有人报告,对幼儿可将拔除全部乳牙,当恒切牙和第一恒磨牙萌出时,再口服 10～14 天抗生素,可防止恒牙发生牙周破坏。若患儿就诊时已有恒牙萌出或受累,则将严重患牙拔除,重复多疗程口服抗生素,同时进行彻底的局部牙周治疗,每 2 周复查和洁治 1 次,保持良好的口腔卫生。在此情况下,有些患儿新萌出的恒牙可免于罹病。这种治疗原则的出发点是基于本病是伴放线菌嗜血菌或某些致病微生物的感染,而且致病菌在牙齿刚萌出后即附着于该牙面。在关键时期(如恒牙萌出前)拔除一切患牙,创造不利于致病菌生存的环境,以防止新病变的发生。这种治疗原则取得了一定效果,但病例尚少,仍须长期观察,并辅以微生物学研究。患者的牙周炎控制或拔牙后,皮损仍不能痊愈,但可略减轻。

(二)Down 综合征

本病又名先天愚型,或染色体 21-三体综合征,为一种由染色体异常所引起的先天性疾病。一型是典型的染色体第 21 对三体病,有 47 个染色体,另一型为只有 23 对染色体,第 21 对移到其他染色体上。本病可有家族性。

患者有发育迟缓和智力低下。约一半患者有先天性心脏病,约 15% 患儿于 1 岁前夭折。患者面部扁平、眶距增宽、鼻梁低宽、颈部短粗,常有上颌发育不足、萌牙较迟、错牙合畸形、牙间隙较大、系带附着位置过高等。几乎 100% 患者均有严重的牙周炎,且其牙周破坏程度远超过菌斑、牙石等局部刺激物的量。本病患者的牙周破坏程度重于其他非先天愚型的弱智者。全口牙齿均有深牙周袋及炎症,下颌前牙较重,有时可有牙龈退缩。病情迅速加重,有时可伴坏死性龈炎。乳牙和恒牙均可受累。

患者的龈下菌斑微生物与一般牙周炎患者并无明显区别。有人报告,产黑色素普雷沃菌群增多。牙周病情的快速恶化可能与中性粒细胞的趋化功能低下有关,也有报告白细胞的吞噬功能和细胞内杀菌作用也降低。

本病无特殊治疗,彻底的常规牙周治疗和认真控制菌斑,可减缓牙周破坏。但由于患儿智力低下,常难以坚持治疗。

(三)糖尿病

糖尿病是与多种遗传因素有关的内分泌异常。由于胰岛素的生成不足、功能不足或细胞表面缺乏胰岛素受体等机制,产生胰岛素抵抗,患者的血糖水平升高,糖耐量降低。糖尿病与牙周病在我国的患病率都较高,两者都是多基因疾病,都有一定程度的免疫调节异常

1999 年的牙周病分类研讨会上,专家们认为糖尿病可以影响牙周组织对细菌的反应性。他们把"伴糖尿病的牙龈炎"列入"受全身因素影响的菌斑性牙龈病"中,然而在"反映全身疾病的牙周炎"中却未列入糖尿病。在口腔科临床上看到的大多为 2 型糖尿病患者,他们的糖尿病主要影响牙周炎的发病和严重程度。尤其是血糖控制不良的患者,其牙周组织的炎症较重,龈缘红肿呈肉芽状增生,易出血和发生牙周脓肿,牙槽骨破坏迅速,导致深袋和牙松动,牙周治疗后也较易复发。血糖控制后,牙周炎的情况会有所好转。有学者提出将牙周炎列为糖尿病的第六并发症(其

他并发症为肾病变、神经系统病变、视网膜病变、大血管病变、创口愈合缓慢）。文献表明,血糖控制良好的糖尿病患者,其对基础治疗的疗效与无糖尿病的、牙周破坏程度相似的患者无明显差别。近年来国内外均有报道,彻底有效的牙周治疗不仅使牙周病变减轻,还可使糖尿病患者的糖化血红蛋白(HbA1c)和 TNFa 水平显著降低,胰岛素的用量可减少,龈沟液中的弹力蛋白酶水平下降。这从另一方面支持牙周炎与糖尿病的密切关系。但也有学者报告,除牙周基础治疗外,还需全身或局部应用抗生素,才能使糖化血红蛋白含量下降。

（四）艾滋病

1.临床表现

1987 年,Winkler 等首先报告艾滋病患者的牙周炎,患者在 3～4 个月内牙周附着丧失可达 90％。目前认为与 HIV 有关的牙周病损主要有 2 种。

（1）线形牙龈红斑。在牙龈缘处有明显的、鲜红的、宽 2～3 mm 的红边,在附着龈上可呈瘀斑状,极易出血。此阶段一般无牙槽骨吸收。现认为该病变是由白色念珠菌感染所致,对常规治疗反应不佳。对线形牙龈红斑的发生率报告不一,它有较高的诊断意义,可能为坏死性溃疡性牙周炎的前驱。但此种病损也可偶见于非 HIV 感染者,需仔细鉴别。

（2）坏死性溃疡性牙周病。1999 年的新分类认为尚不能肯定坏死性溃疡性牙龈炎和坏死性溃疡性牙周炎是否为两个不同的疾病,因此主张将两者统称为坏死性溃疡性牙周病。

艾滋病患者所发生的坏死溃疡性牙龈炎临床表现与非 HIV 感染者十分相似,但病情较重,病势较凶。需结合其他检查来鉴别。坏死性溃疡性牙周炎则可由患者抵抗力极度低下而从坏死性溃疡性牙龈炎迅速发展而成,也可能是在原有的慢性牙周炎基础上,坏死性溃疡性牙龈炎加速和加重了病变。在 HIV 感染者中坏死性溃疡性牙周炎的发生率为 4％～10％。坏死性溃疡性牙周炎患者的骨吸收和附着丧失特别重,有时甚至有死骨形成,但牙龈指数和菌斑指数并不一定相应的高。换言之,在局部因素和炎症并不太重,而牙周破坏迅速,且有坏死性龈病损的特征时,应引起警惕,注意寻找其全身背景。有人报告,坏死性溃疡性牙周炎与机体免疫功能的极度降低有关,T 辅助细胞(CD4$^+$)的计数与附着丧失程度呈负相关。正常人的 CD4$^+$ 计数为(6～10)×10^8/L,而艾滋病合并坏死性溃疡性牙周炎的患者则明显降低,可达 10^9/L 以下,此种患者的短期病死率较高。严重者还可发展为坏死性溃疡性口炎。

艾滋病在口腔黏膜的表现还有毛状白斑、白色念珠菌感染、复发性口腔溃疡等,晚期可发生 Kaposi 肉瘤,其中约有一半可发生在牙龈上,必要时可做病理检查以证实。

如上所述,线形牙龈红斑、坏死性溃疡性牙龈炎、坏死性溃疡性牙周炎、白色念珠菌感染等均可发生于正常的无 HIV 感染者,或其他免疫功能低下者。因此不能仅凭上述临床表征就做出艾滋病的诊断。口腔科医师的责任是提高必要的警惕,对可疑的病例进行恰当和必要的化验检查,必要时转诊。

2.治疗原则

坏死性牙龈炎和坏死性牙周炎患者均可按常规的牙周治疗,如局部清除牙石和菌斑,全身给以抗菌药,首选为甲硝唑 200 mg,每天 3～4 次,共服 5～7 天,它比较不容易引起继发的真菌感染,还需使用 0.12％～0.20％的氯己定含漱液,它对细菌、真菌和病毒均有杀灭作用。治疗后疼痛常可在 24～36 小时内消失。线形牙龈红斑(LGE)对常规牙周治疗的反应较差,难以消失,常需全身使用抗生素。

四、根分叉病变

根分叉病变是牙周炎的伴发病损,指病变波及多根牙的根分叉区,可发生于任何类型的牙周炎。下颌第一磨牙患病率最高,上颌前磨牙最低。

(一)病因

(1)本病只是牙周炎发展的一个阶段,菌斑仍是其主要病因。只是由于根分叉区一旦暴露,该处的菌斑控制和牙石的清除比较困难,使病变加速或加重发展。

(2)𬌗创伤是本病的一个加重因素,因为根分叉区是对𬌗力敏感的部位,一旦牙龈的炎症进入该区,组织的破坏会加速进行,常造成凹坑状或垂直型骨吸收。尤其是病变局限于一个牙齿或单一牙根时,更应考虑𬌗创伤的因素。

(3)解剖因素:约40%的多根牙在牙颈部有釉突,有的可伸进分叉区,在该处易形成病变。约有75%的牙齿,其根分叉距釉牙骨质界较近,一旦有牙周袋形成,病变很容易扩延到根分叉区。在磨牙的髓室底常有数目不等的副根管,可使牙髓的炎症和感染扩散到根分叉区。尤其在患牙的近远中侧牙槽骨完整,病变局限于分叉区者,更应考虑此因素。

(二)病理

根分叉区的组织病理改变并无特殊性。牙周袋壁有慢性炎症,骨吸收可为水平型或垂直型,邻近部位可见不同程度的骨质修复。牙根表面有牙石、菌斑,也可见到有牙根吸收或根面龋。

(三)临床表现

根分叉区可能直接暴露于口腔,也可被牙周袋所遮盖,须凭探诊来检查。除用牙周探针探查该处的牙周袋深度外,还需用弯探针水平方向地探查分叉区病变的程度。Glickman提出根据病变程度可分为四度。

1.一度

牙周袋深度已到达根分叉区,探针可探到根分叉外形,但分叉内的牙槽骨没有明显破坏,弯探针不能进入分叉区。X线片上看不到骨质吸收(图7-5)。

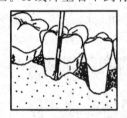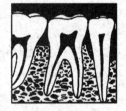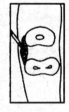

图7-5 一度分叉区病损

2.二度

分叉区的骨吸收仅局限于颊侧或舌侧,或虽然颊、舌侧均已有吸收,却尚未相通。X线片显示该区仅有牙周膜增宽,或骨质密度略减低。根据骨质吸收的程度,又可将二度病变分为早期和晚期。早期二度为探针水平方向探入根分叉的深度小于3 mm,或未超过该牙颊舌径的1/2;晚期二度病变则探针水平探入超过3 mm,或超过颊舌径的1/2,但不能与对侧相通,也就是说,分叉区尚有一部分骨间隔存在(图7-6)。

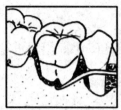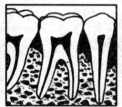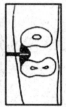

早期二度分叉病根

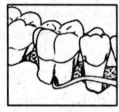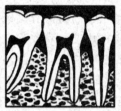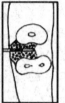

晚期二度分叉病根

图 7-6　二度分叉区病损

3.三度

病变波及全部根分叉区,根间牙槽骨全部吸收,探针能通过分叉区,但牙龈仍覆盖分叉区。X线片见该区骨质消失呈透射区(图 7-7)。

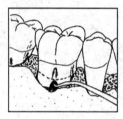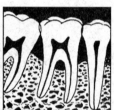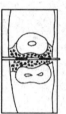

图 7-7　三度分叉区病损

4.四度

病变波及全部根分叉区,根间骨间隔完全破坏,牙龈退缩而使分叉区完全开放而能直视(图 7-8)。

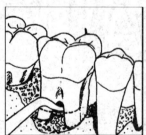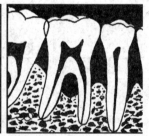

图 7-8　四度分叉区病损

以上分度方法同样适用于上颌的三根分叉牙。但由于三根分叉在拍 X 线片时牙根重叠,因而影像模糊不清。临床检查时可用弯探针从腭侧进入,探查近中分叉及远中分叉是否尚有骨质存在,或已完全贯通。借此法来辨别是二度或三度病损。但这些检查都只能探查水平向的根分叉骨缺损。

X线片在根分叉病变的诊断中只能起辅佐作用,实际病变总是比 X 线片所显示的要严重些。这是由影像重叠、投照角度不同及骨质破坏形态复杂所造成的。当见到分叉区已有牙周膜增宽的黑线,或骨小梁略显模糊时,临床上已肯定有二度以上的病变,应仔细检查。当磨牙的某一个牙根有明显的骨吸收时,也应想到根分叉区可能已受波及。

根分叉区易于存积菌斑,故此处牙周袋常有明显的炎症或溢脓。但也有时表面似乎正常,而袋内壁却有炎症,探诊后出血常能提示深部存在炎症。当治疗不彻底或其他原因使袋内引流不畅时,能发生急性牙周脓肿。当病变使牙根暴露或发生根面龋,或牙髓受累时,患牙常可出现对温度敏感直至自发痛等症状。早期牙齿尚不松动,晚期牙齿松动。

(四)治疗原则

根分叉区病变的治疗原则与单根牙病变基本一致,但由于分叉区的解剖特点,如分叉的位置高低,两根(或三根)之间如过于靠拢,则妨碍刮治器械的进入。根面的凹槽,骨破坏形态的复杂性等因素,使分叉区的治疗难度大大提高,疗效也受到一定影响。治疗的目标有两个:①消除或改善因病变所造成的缺损,形成一个有利于患者控制菌斑和长期保持疗效的局部形态。②对早期病变促使其有一定程度的新附着,这方面尚有较大难度。

对一度根分叉病变处的浅牙周袋,做彻底的龈下刮治和根面平整即可,袋深且牙槽骨形态不佳者则做翻瓣术并修整骨外形。

二度病变牙周袋较深者不宜做单纯的袋切除术,因会使附着龈丧失,且效果不持久。此时应做翻瓣术,必要时修整骨外形,并将龈瓣根向复位,使袋变浅,根分叉区得以充分外露,便于患者自我控制菌斑,防止病变复发。若牙齿、牙槽骨的形态较好,分叉区能彻底进行根面平整,则可用引导性组织再生手术加植骨术,促使分叉处新骨形成。此法为目前研究的热点。

三度和四度根分叉病变,因分叉区病变已贯通,单纯翻瓣术难以消除深袋和保持分叉区的清洁。可将病变最严重的牙根截除或用分牙术等消除分叉区,以利患者自我保持清洁。

(黄其云)

第三节 牙 龈 病

牙龈病指发生于牙龈组织而不侵犯深部其他牙周组织的一组疾病,其中牙龈炎最常见。几乎所有的牙龈疾病中均有慢性炎症存在,因为龈牙结合部总是存在牙菌斑及其他激惹因素。除炎症外,也可伴有增生、变性、萎缩、坏死等病理变化。在有些牙龈病中,炎症可以为原发和唯一的变化,如最常见的菌斑性龈炎;炎症也可以是后发生或伴发于某些全身因素所致的疾病,如药物性牙龈增生常因伴有菌斑引起的炎症而加重;有些全身情况本身并不引起牙龈疾病,但它们可改变机体对微生物的反应性,从而促发或加重牙龈的炎症,如妊娠期的牙龈炎。

一、慢性缘龈炎

慢性缘龈炎是局限于边缘龈和龈乳头的慢性炎症性疾病,无结缔组织附着丧失,没有明显的骨质破坏,X线诊断结果通常为阴性。

患者自觉症状不明显,常有刷牙、咀嚼、吮吸等引起牙龈出血的现象。最早的临床改变是牙龈颜色由粉红转为亮红，龈乳头变钝或轻度水肿。进一步发展，颜色改变更明显，患处牙龈充血发红，变为深红色乃至紫红色，表面光亮水肿，点彩消失，质地松软，龈缘变厚、圆钝，不再与牙面贴附，龈沟液的分泌增加。龈沟一般较浅，不超过2 mm，但有的部位由于牙龈的炎性肿胀，龈沟加深，此时龈沟底仍位于釉牙骨质界的冠方，附着上皮并无根向移位。加深了的龈沟与发生炎性反应的龈组织一起合称为龈袋。在龈炎中，袋的形成是由于牙龈的增生，而不是袋底的根方移位，因此称为假性牙周袋。袋上皮可有溃疡或糜烂，触诊易出血。病变范围可以是全口的边缘龈和龈乳头，也可能只影响局部牙龈。一般以前牙区最为明显，其次为上后牙颊侧及下后牙舌侧，常常在相应部位有菌斑、牙石、软垢堆积。

慢性缘龈炎是持续的、长期存在的牙龈炎症。在程度上起伏波动，常常是可复性的。组织破坏和修复同时或交替出现，破坏与修复的相互作用影响了牙龈的临床外观，因此牙龈的颜色可表现为淡红、深红或紫红色。牙龈的颜色还与上皮组织角化程度、血管密度、扩张血管周围纤维结缔组织的量、血流量及局部血液循环障碍的严重程度相关。牙龈的外形也取决于组织破坏与修复的相互作用。纤维组织大量破坏，牙龈质地软；当修复反应产生大量纤维组织，有时甚至是过量的纤维组织时，牙龈质地较硬、边缘宽而钝。因此，龈缘变钝可能是因为水肿，也可能是因为纤维增生。另外，如果牙龈组织较薄，炎症反应可能导致牙龈退缩，胶原丧失，探诊龈沟深度变浅甚至为零。

显微镜下可见菌斑及钙化沉积物沉积于牙面，并与沟内上皮相接触，龈组织内有大量浆细胞、淋巴细胞及中性粒细胞浸润，牙龈纤维组织被溶解，有时可见纤维结缔组织增生成束。结合上皮及龈上皮均增生，白细胞迁移出血管，穿过结合上皮进入龈沟。发炎的牙龈血管扩张，血管周围可见炎性细胞。超微结构的研究显示，上皮细胞的细胞间隙增大，部分细胞间联合被破坏，有时淋巴细胞和浆细胞均会进入增大了的细胞间隙。牙龈内血管周围纤维组织溶解，炎症区成纤维细胞显示退行性改变，包括明显的胞质水肿、内质网减少、线粒体的嵴减、胞质膜破裂等。这些细胞病理改变常伴随淋巴细胞的活性增高，在龈炎初期，血管周围纤维组织的丧失更易于在电镜下发现，淋巴细胞、浆细胞在胶原纤维破坏处大量存在，肥大细胞、中性白细胞、巨噬细胞也常见。

龈炎的这些改变被认为是菌斑内抗原及趋化因子造成的宿主反应。通常情况，炎症和免疫反应对宿主起到保护作用，然而在一定条件下，炎症和免疫反应也可造成宿主的损害。

在发病因子中，菌斑诱导的效应机制是龈炎病理发生的主要原因，尤其是靠近牙龈边缘处的龈上菌斑及龈下菌斑。在牙龈健康部位，龈上菌斑薄而稀疏，主要含有革兰阳性球菌和丝状菌，其中以革兰阳性放线菌居多，研究发现引起龋病的菌斑细菌与引起龈炎的菌斑细菌不一样，附着在牙冠上的菌斑主要含有能合成葡聚糖的链球菌，而附着在牙颈部的菌斑主要含有能合成果聚糖的链球菌。随着菌斑的成熟，菌斑增厚，细菌数量增多，并逐渐有革兰阴性菌定植，如韦荣球菌、类杆菌、纤毛菌等，但从总的比例来看，仍然是革兰阳性球菌、杆菌和丝状菌占优势。在近龈缘的成熟龈上菌斑的外表面上，常见到细菌聚集成"玉米棒"样或"谷穗"状，研究证实其中心为革兰阳性丝状菌，如颊纤毛菌、放线菌，表面附着较多的球菌，如链球菌、韦荣球菌。龈下菌斑厚度和细菌数目明显增加，在龈炎初期，由正常的革兰阳性球菌为主变为以革兰阴性杆菌为主，其中的黏性放线菌可能发挥着重要作用。在实验性龈炎形成过程中，菌斑中的黏性放线菌数量明显增多，比例增加，且发生在临床炎症症状出现之前。黏性放线菌借助菌毛与合成的果聚糖，可粘附于牙面，与变形链球菌有共凝集作用，产生种间粘合，聚集成菌斑，在动物实验中，黏性放线菌可造成田鼠牙周的破坏。由人类中分离的黏性放线菌已证实可造成人类和啮齿动物实验性牙周损害和根面龋。一般认为黏性放线菌是早期龈炎的主要致病菌之一,与龈组织的血管扩张充血、牙龈出血有关。随着牙龈炎症的长期存在,龈下菌斑中革兰阳性球菌和杆菌比例减少,革兰阴性厌氧杆菌的比例增加,如具核梭杆菌、牙龈卟啉单胞菌等。

除了菌斑成分对牙龈组织的刺激以外,其他的外源性和内源性因素也影响慢性缘龈炎的临床表现及发生、发展。外源性因素常见的是组织创伤和张口呼吸,牙龈的创伤一般是由刷牙或使用牙签不当、咀嚼硬物等造成,如果创伤是短暂的,牙龈可迅速恢复正常,如果创伤反复发生或持续存在,比如下颌切牙反复创伤上颌腭侧黏膜,可能导致牙龈长期肿胀发炎,甚至发展成急性龈炎。食物嵌塞或不良牙科修复体造成的慢性创伤也很常见。张口呼吸或闭唇不全者,牙龈常肿大、流血,受损区域常常与唇外形一致。内源性因素,如不良修复体、食物嵌塞等,纠正不良习惯如张口呼吸,发炎的牙龈可以在短期内恢复正常。更重要的是教会患者正确的刷牙方法,养成刷牙习惯,防止龈炎的再次发生。

二、青春期龈炎

青春期龈炎是与内分泌有关的龈炎,在新分类中隶属于菌斑性龈病中受全身因素影响的牙龈病。

牙龈是性激素作用的靶器官。性激素波动发生在青春期、月经期、妊娠期和绝经期。女性在生理期和非生理期(如性激素替代疗法和使用性激素避孕药)时,激素的变化可引起牙周组织的变化,尤其是已存在菌斑性牙龈炎时变化更明显。这类龈炎的特点是非特异性炎症伴有突出的血管成分,临床表现为明显的出血倾向。青春期龈炎为非特异性的慢性炎症,是青春期最常见的龈病。

(一)病因

青春期龈炎与牙菌斑和内分泌明显有关。青春期牙龈对局部刺激的反应往往加重,可能是激素(最重要的是雌激素和睾丸激素)水平高使得龈组织对菌斑介导的反应加重。不过这种激素作用是短暂的,通过口腔卫生措施可逆转。这一年龄段的人群,乳牙与恒牙的更替、牙齿排列不齐、口呼吸及戴矫治器等,造成牙齿不易清洁。加之该年龄段患者一般不注意保持良好的口腔卫生习惯,如刷牙、用牙线等,易造成菌斑的滞留,引起牙龈炎,而牙石一般较少。

成人后,即使局部刺激因素存在,牙龈的反应程度也会减轻。但要完全恢复正常必须去除这些刺激物。此外,口呼吸、不恰当的正畸治疗、牙排列不齐等也是儿童发生青春期龈炎的促进因素。青春期牙龈病的发生率和程度均增加,保持良好的口腔卫生能够预防牙龈炎的发生。

(二)临床表现

青春期发病,牙龈的变化为非特异性的炎症,边缘龈和龈乳头均可发生炎症,好发于前牙唇侧的牙间乳头和龈缘。其明显的特征:龈色红、水肿、肥大,轻刺激易出血,龈乳头肥大常呈球状突起。牙龈肥大发炎的程度超过局部刺激的程度,且易于复发。

(三)诊断

(1)青春期前后的患者。

(2)牙龈肥大发炎的程度超过局部刺激的程度。

(3)可有牙龈增生的临床表现。

(4)口腔卫生情况一般较差,可有错殆、正畸矫治器、不良习惯等因素存在。

(四)治疗

(1)口腔卫生指导。

(2)控制菌斑洁治,除去龈上牙石、菌斑和假性袋中的牙石。

(3)纠正不良习惯。

(4)改正不良修复体或不良矫治器。

(5)经上述治疗后仍有牙龈外形不良、呈纤维性增生者可行龈切除术和龈成形术。

(6)完成治疗后应定期复查,教会患者正确刷牙和控制菌斑的方法,养成良好的口腔卫生习惯,以防止复发。对于准备接受正畸治疗的青少年,应先治愈原有的牙龈炎,并教会他们掌握正确的控制菌斑的方法。在正畸治疗过程中,定期进行牙周检查和预防性洁治,对于牙龈炎症较重无法控制者应及时中止正畸治疗,待炎症消除、菌斑控制后继续治疗,避免对深部牙周组织造成损伤和刺激。

三、妊娠期龈炎

妊娠期龈炎是指妇女在妊娠期间,由于女性激素水平升高,原有的牙龈炎症加重,牙龈肿胀或形成龈瘤样的改变(实质并非肿瘤)。分娩后病损可自行减轻或消退。妊娠期龈炎的发生率报告不一,在 $30\%\sim100\%$ 之间。国内对上海 700 名孕妇的问卷调查及临床检查的研究结果显示,妊娠期龈炎的患病率为73.57%,随着妊娠时间的延长,妊娠期龈炎的患病率也提高,妊娠期龈瘤患病率为 0.43%。有文献报告,孕期妇女的龈炎发生率及程度均高于产后,虽然孕期及产后的菌斑指数均无变化。

(一)病因

妊娠期龈炎与牙菌斑和患者的黄体酮水平升高有关。妊娠本身不会引起龈炎,只是由于妊娠时性激素水平的改变,原有的慢性炎症加重。因此,妊娠期龈炎的直接病因仍然是牙菌斑,此外与全身内分泌改变即体内性激素水平的变化有关。

研究表明,牙龈是雌性激素的靶器官,妊娠时雌激素水平增高,龈沟液中的雌激素水平也增高,牙龈毛细血管扩张、淤血,炎症细胞和液体渗出增多。有文献报告,雌激素和黄体酮参与调节牙龈中花生四烯酸的代谢,这两种激素刺激前列腺素的合成。妊娠时雌激素和黄体酮水平的增高影响龈上皮的角化,导致上皮屏障的有效作用降低,改变结缔组织基质,并能抑制对菌斑的免疫反应,使原有的龈炎临床症状加重。

有学者发现妊娠期龈炎患者的牙菌斑内中间普氏菌的比率增高,并与血浆中雌激素和黄体酮水平的增高有关。因此在妊娠期炎症的加重可能是由于菌斑成分的改变而不只是菌斑量的增加。分娩后,中间普氏菌的数量降至妊娠前水平,临床症状也随之减轻或消失。有学者认为黄体酮在牙龈局部的增多,为中间普氏菌的生长提供了营养物质。在口腔卫生良好且无局部刺激因素的孕妇,妊娠期龈炎的发生率和程度均较低。

(二)临床病理

组织学表现为非特异性、多血管、大量炎细胞浸润的炎症性肉芽组织。牙龈上皮增生、上皮钉突伸长,表面可有溃疡,基底细胞有细胞内和细胞间水肿。结缔组织内有大量的新生毛细血管,血管扩张充血,血管周的纤维间质水肿,伴有慢性炎症细胞浸润。有的牙间乳头可呈瘤样生长,称妊娠期龈瘤,实际并非真性肿瘤,而是发生在妊娠期的炎性血管性肉芽肿。病理特征为明显的毛细血管增生,血管间的纤维组织可有水肿及黏液性变,并有炎症细胞浸润,其毛细血管增生的程度超过了一般牙龈对慢性刺激的反应,致使牙龈乳头炎性过长而呈瘤样表现。

(三)临床表现

1.妊娠期龈炎

患者一般在妊娠前即有不同程度的牙龈炎,从妊娠2～3个月后开始出现明显症状,至8个月时达到高峰,且与黄体酮水平相一致。分娩后约2个月时,龈炎可减轻至妊娠前水平。妊娠期龈炎可发生于个别牙或全口牙龈,以前牙区为重。龈缘和龈乳头呈鲜红或暗红色,质地松软、光亮,呈显著的炎性肿胀,轻触牙龈极易出血,出血常为就诊时的主诉症状。一般无疼痛,严重时龈缘可有溃疡和假膜形成,有轻度疼痛。

2.妊娠期龈瘤

妊娠期龈瘤亦称孕瘤。据报告,妊娠期龈瘤在妊娠妇女的发生率为1.8％～5.0％,多发生于个别牙列不齐的牙间乳头区,前牙尤其是下前牙唇侧乳头较多见。通常在妊娠第3个月,牙间乳头出现局限性反应性增生物,有蒂或无蒂、生长快、色鲜红、质松软、易出血,一般直径不超过2 cm。有的病例在肥大的龈缘处呈小分叶状,或出现溃疡和纤维素性渗出。严重病例可因巨大的妊娠瘤妨碍进食,但一般直径不超过2 cm。妊娠期龈瘤的本质不是肿瘤,不具有肿瘤的生物学特性。分娩后,妊娠瘤大多能逐渐自行缩小,但必须除去局部刺激物才能使病变完全消失。

妊娠妇女的菌斑指数可保持相对无改变,临床变化常见于妊娠期4～9个月时,有效地控制菌斑可使病变逆转。

(四)诊断

(1)孕妇,在妊娠期间牙龈炎症明显加重且易出血。

(2)临床表现为牙龈鲜红、松软、易出血,并有菌斑等刺激物的存在。

(3)妊娠瘤易发生在孕期的第4个月到第9个月。

(五)鉴别诊断

(1)有些长期服用避孕药的育龄妇女也可有妊娠期龈炎的临床表现,一般通过询问病史可鉴别。

(2)妊娠期龈瘤应与牙龈瘤鉴别。牙龈瘤的临床表现与妊娠期龈瘤十分相似,可发生于非妊娠的妇女和男性患者。临床表现为个别牙间乳头的无痛性肿胀、突起的瘤样物、有蒂或无蒂、表面光滑、牙龈颜色鲜红或暗红、质地松软极易出血,有些病变表面有溃疡和脓性渗出物。一般多可找到局部刺激因素,如残根、牙石、不良修复体等。

(六)治疗

(1)细致认真的口腔卫生指导。

(2)控制菌斑(洁治),除去一切局部刺激因素(如牙石、不良修复体等),操作手法要轻巧。

(3)一般认为分娩后病变可退缩。妊娠瘤若在分娩以后仍不消退则需手术切除,对一些体积较大妨碍进食的妊娠瘤可在妊娠4～6个月时切除。手术时注意止血。

(4)在妊娠前或早孕期治疗牙龈炎和牙周炎,并接受口腔卫生指导是预防妊娠期龈炎的重要举措。

虽然受性激素影响的龈炎是可逆的,但有些患者未经治疗或不稳定可引发牙周附着丧失。

四、药物性牙龈增生

药物性牙龈增生又称药物性牙龈肥大,是指全身用药引起牙龈完全或部分的肥大,与长期服用药物有关。我国在 20 世纪 80 年代以前,药物性牙龈增生主要是由抗癫痫药苯妥英钠引起。近年来,临床上经常发现因高血压和心、脑疾病服用钙通道阻滞剂以及用于器官移植患者的免疫抑制剂——环孢素等引起的药物性牙龈肥大,而苯妥英钠引起的龈肥大相对少见。目前我国高血压患者已达 1.34 亿,心、脑血管疾病亦随着我国社会的老龄化进一步增加,最近这些疾病又出现低龄化的趋势。依据中国高血压协会的统计,目前我国高血压患者接受药物治疗者约 50% 使用钙通道阻滞剂,其中约 80% 的高血压患者服用硝苯地平等低价药,由此可见,钙通道阻滞剂诱导的药物性牙龈增生在口腔临床工作中会越来越多见。

药物性龈肥大的存在不仅影响到牙面的清洁作用,妨碍咀嚼、发音等功能,有时还会造成心理上的障碍。

(一)病因

与牙龈增生有关的常用药物有 3 类:①苯妥英钠,抗惊厥药,用于治疗癫痫病。②环孢素,免疫抑制剂,用于器官移植患者以避免宿主的排异反应,以及治疗重度牛皮癣等。③钙通道阻滞剂,如硝苯地平,抗高血压药。长期服用这些药物的患者易发生药物性龈增生,其增生程度与年龄、服药时间、剂量有关,并与菌斑、牙石有关。

1.药物的作用

上述药物引起牙龈增生的真正机制目前尚不十分清楚。据报告,长期服用苯妥英钠治疗癫痫者有 40%～50% 发生牙龈纤维性增生,年轻人多于老年人。组织培养表明苯妥英钠能刺激成纤维细胞的分裂活动,使合成蛋白质和胶原的能力增强,同时,细胞分泌无活性的胶原溶解酶。合成大于降解,致使结缔组织增生。有人报告药物性龈增生患者的成纤维细胞对苯妥英钠的敏感性增高,易产生增殖性变化,此可能为基因背景。环孢素 A 为免疫抑制剂,常用于器官移植或某些自身免疫性疾病患者。有学者报告该药会引起牙龈肥大,服用此药者有 30%～50% 发生牙龈纤维性增生,另有研究发现服药量＞500 mg/d 会诱导牙龈增生。硝苯地平为钙通道阻滞剂,对高血压、冠心病患者具有扩张外周血管和冠状动脉的作用,对牙龈也有诱导增生的作用,约有 20% 的服药者发生牙龈增生。环孢素和钙通道阻滞剂两药联合应用,会增加牙龈增生的发生率和加重严重程度。这两种药引起牙龈增生的原因尚不十分清楚,有人报告两种药物以不同的方式降低了胶原酶活性或影响了胶原酶的合成。也有人认为牙龈成纤维细胞可能是钙通道阻滞剂的靶细胞,硝苯地平可改变其细胞膜上的钙离子流动而影响细胞的功能,使胶原的合成大于分解,从而使胶原聚集而引起牙龈增生。

最近的研究表明,苯妥英钠、环孢素可能通过增加巨噬细胞的血小板生长因子的基因表现而诱导牙龈增生。这些药物能抑制细胞的钙离子摄入(钙是细胞内 ATP 酶活动所必需的)导致牙龈的过度生长。此外,药物对牙龈上皮细胞凋亡的影响作用不可忽视,甚至有的与药物剂量和用药时间呈正相关。这些相关凋亡蛋白的异常表达,可破坏上皮组织的代谢平衡,最终导致龈组织增生。

2.菌斑的作用

菌斑引起的牙龈炎症可能促进药物性牙龈增生的发生。长期服用苯妥英钠,可使原来已有炎症的牙龈发生纤维性增生。有研究表明,牙龈增生的程度与原有的炎症程度和口腔卫生状况有明显关系。人类和动物实验也证实,若无明显的菌斑微生物、局部刺激物及牙龈的炎症或对服药者施以严格的菌斑控制,药物性牙龈增生可以减轻或避免。但也有人报告,增生可发生于无局部刺激物的牙龈。可以认为,局部刺激因素虽不是药物性牙龈增生的原发因素,但菌斑、牙石、食物嵌塞等引起的牙龈炎症能加速和加重药物性牙龈增生的发展。

（二）病理

不同药物引起的龈肥大不仅临床表现相似，组织病理学表现也相同。上皮和结缔组织有显著的非炎症性增生。上皮棘层增厚，钉突伸长到结缔组织深部。结缔组织内有致密的胶原纤维束，成纤维细胞和新生血管均增多。炎症常局限于龈沟附近，为继发或伴发。

（三）临床表现

药物性龈增生好发于前牙（特别是下颌），初起为龈乳头增大，继之扩展至唇颊龈，也可发生于舌、腭侧牙龈，大多累及全口龈。增生龈可覆盖牙面 1/3 或更多。病损开始时，点彩增加并出现颗粒状和疣状突起，继之表面呈结节状、球状、分叶状，色红或粉红，质地坚韧。口腔卫生不良、创伤殆、龋齿、不良充填体和矫治器等均能加重病情。增生严重者可波及附着龈并向冠方增大，以致妨碍咀嚼。当牙间隙较大时，病损往往较小，可能由此处清洁作用较好所致。无牙区不发生本病损。牙龈肥大、龈沟加深，易使菌斑、软垢堆积，大多数患者合并有牙龈炎症。此时增生的牙龈可呈深红或暗红色，松软易于出血。增生的牙龈还可挤压牙齿移位，以上、下前牙区较多见。

苯妥英钠性牙龈增生一般在停药后数月之内增生的组织可自行消退。切除增生牙龈后若继续服药，病变仍可复发。

（四）诊断与鉴别诊断

1.诊断

（1）患者有癫痫或高血压、心脏病或接受过器官移植，并有苯妥英钠、环孢素、硝苯地平或维拉帕米等的服药史。一般在用药后的 3 个月即发病。

（2）增生起始于牙间乳头，随后波及龈缘，表面呈小球状、分叶状或桑椹状，质地坚实、略有弹性。牙龈色泽多为淡粉色。

（3）若合并感染则有龈炎的临床表现，存在局部刺激因素。

2.鉴别诊断

药物性龈增生主要应与伴有龈增生的菌斑性龈炎和龈纤维瘤病相鉴别。

（1）伴有龈增生的菌斑性龈炎：又称为增生性龈炎，是慢性炎症性肥大，有明显的局部刺激因素，多因长期接触菌斑所引起。增生性龈炎是牙龈肿大的常见疾病，好发于青少年。龈增生一般进展缓慢，无痛。通常发生于唇颊侧，偶见舌腭侧，主要局限在龈乳头和边缘龈，可限于局部或广泛，牙龈的炎症程度较药物性龈增生和遗传性牙龈纤维瘤病重。口呼吸患者的龈增生位于上颌前牙区，病变区的牙龈变化与邻近未暴露的正常黏膜有明显的界限。牙龈增生大多覆盖牙面的 1/3～2/3。一般分为 2 型。①炎症型（肉芽型）：炎症型表现为牙龈深红或暗红，松软，光滑，易出血，龈缘肥厚，龈乳头呈圆球状增大。②纤维型：纤维型表现为牙龈实质性肥大，较硬而有弹性，颜色接近正常。临床上炎症型和纤维型常混合存在，病程短者多为炎症型，病程长者多转变为纤维型。

（2）龈纤维瘤病：龈纤维瘤病可有家族史，而无服药史。龈增生较广泛，大多覆盖牙面的 2/3以上，以纤维性增生为主。

（五）治疗

（1）停止使用或更换引起牙龈增生的药物是最根本的治疗，然而大多数患者的病情并不允许停药。因此必须与相关的专科医师协商，考虑更换使用其他药物或与其他药物交替使用，以减轻不良反应。

（2）去除局部刺激因素，通过洁治、刮治去除菌斑、牙石，消除其他一切导致菌斑滞留的因素，并指导患者切实掌握菌斑控制的方法。治疗后多数患者的牙龈增生可明显好转甚至消退。

（3）局部药物治疗对于牙龈炎症明显的患者，除了去除菌斑和牙石外，可用3%过氧化氢液冲洗龈袋，并在袋内置入抗菌消炎的药物，待炎症减轻后再进行下一步的治疗。

（4）手术治疗：对于虽经上述治疗但增生的牙龈仍不能完全消退者，可进行牙龈切除并成形的手术治疗；对于重度增生的患者为避免角化龈切除过多可采用翻瓣加龈切术的方法。术后若不停药和忽略口腔卫生，则易复发。

（5）指导患者严格控制菌斑，以减轻服药期间的牙龈增生程度，减少和避免手术后的复发。

对于需长期服用苯妥英钠、硝苯地平、环孢素等药物的患者，应在开始用药前先治疗原有的慢性牙龈炎。

（常菊花）

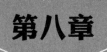

第八章　口腔黏膜疾病

第一节　唇部疾病

皮肤及黏膜共同构成唇,从解剖上看唇红缘是从皮肤到黏膜的过度,有人称其为半黏膜,因此,虽然黏膜皮肤病均可发生于唇,但临床表现有其自身的特点。唇在面部及患者心理中占特殊重要的位置,唇暴露在外,易受外界物理化学刺激而发病。检查时应注意其形态、颜色,有无水肿、皲裂、脱屑、糜烂、色素、质地、结节、压痕和运动情况。

一、慢性唇炎

慢性唇炎为唇病中常见的慢性非特异性炎症性疾病。

(一)病因

有时原因不明,多与各种慢性长期持续刺激有关,如气候干燥、风吹、寒冷以及机械、化学、温度、药物等因素,或嗜好烟酒、舔唇、咬唇等不良习惯。有人观察由舔唇、咬唇等不良习惯引起的"人工性唇炎",可能与患者心理障碍有关,病情反复发作,在唇部形成干燥、皲裂、渗出、结痂等慢性损害。

(二)临床表现

病情特点为反复发作、时轻时重、寒冷干燥季节易发,唇部干燥、灼热或疼痛。唇肿、充血,唇红部脱屑、皲裂,表面渗出结痂。有的糜烂、脓肿或血性痂皮,疼痛明显。这些症状贯穿整个病程。部分患者唇周皮肤亦可受累。慢性反复发作时,肿胀渗出、炎症浸润,可引起持久的淋巴回流障碍,致使唇部长期肿胀,局部淋巴组织可因反复慢性感染而增生。下唇为好发部位,有时局部干胀发痒,患者常伸舌舔唇,试图用唾液湿润干唇。发痒时用手揉搓唇,用牙咬唇,唇部出现脱屑时用手撕扯屑皮,使唇破溃裂口、出血渗出,继发感染后唇部充血肿胀明显,甚至影响唇部的活动。

(三)病理

黏膜上皮部分有剥脱缺损及角化不全,上皮内层细胞水肿。固有层有炎症细胞浸润,以淋巴细胞、浆细胞等为主,血管充血。

(四)诊断

本病根据反复发作、时轻时重、寒冷干燥季节易发,唇部干燥脱屑、灼热或胀痒疼痛等特点不难做出诊断。严重者可有水肿渗出结痂。

（五）治疗

首先应除去一切刺激因素，改变舔唇、咬唇等不良习惯。避免风吹、寒冷等刺激，忌食辛辣食物。对有心理障碍者应进行心理治疗。干燥、脱屑、皲裂损害，可涂以抗炎软膏或激素类软膏，亦可用维生素 A、维生素 B_6 及鱼肝油类软膏，以改善上皮代谢，减少鳞屑干裂症状。有急性渗出肿胀、糜烂结痂等损害时，可用 0.1％依沙吖啶溶液湿敷，也可用金霉素液或金霉素甘油涂擦。在炎症较重时，可酌情给予抗生素以控制感染，或局部注射泼尼松龙混悬液等，以消除炎症、促进愈合。

二、腺性唇炎

腺性唇炎比较少见。特征是下唇肿胀，偶为上唇或上下唇同时发病。

（一）病因

病因尚不明了，一般认为有先天遗传及后天性两种可能。后天性可与龈炎、牙周炎、梅毒等口腔病灶或局部因素长期慢性刺激有关，如牙膏、吸烟、辛辣刺激及某些局部药物等。

（二）临床表现

1.单纯型

单纯型以唇黏液腺增生为主，临床最常见。唇部肿胀增厚，自觉有紧胀感，唇红缘及唇内黏膜可见散在的针头大小紫色斑点，中心有凹陷的黏液腺导管口，边缘清晰，用手触之，黏膜下有多个粟粒大小硬韧结节，为肿大的唇腺，挤压或轻轻向外牵拉患唇，可见露珠样黏液由导管口流出。由于黏液不断分泌，在唇部常形成胶性薄膜，睡眠时，唇部运动减少，唾液分泌降低，常使上下唇互相粘连。表面可有干燥脱屑，糜烂结痂。

2.化脓型

化脓型是由单纯型继发感染而成，又称脓肿性腺性唇炎。感染表浅时局部形成浅溃疡、表面结痂、痂下有脓液、疼痛明显。感染较深时，可有脓肿和窦道形成。挤压唇部，有脓性分泌物从导管口排出。病程持久时可形成巨唇。

（三）病理

黏液腺体明显增生，腺管肥厚变大，黏膜深层有异位黏液腺，在黏液腺体及小叶内导管的周围有淋巴样细胞、组织细胞、浆细胞浸润。唾液腺导管扩张，并含有嗜伊红物质。部分有纤维化。在脓肿性腺性唇炎，除上皮结缔组织有较多的炎症细胞浸润，部分有小脓肿形成。

（四）诊断

本病依据临床表现，唇部肿胀、增厚，黏液腺体增大，有黏稠或脓性液体从腺导管口溢出，黏膜表面常有痂膜附着可以诊断。

（五）治疗

目前无满意的治疗方法，首先应去除诱因，治疗口腔病灶，保持口腔卫生。10％碘化钾每次 10 mL 口服，每天 2 次。化脓感染时，用抗生素消除感染控制炎症。局部可注射激素或涂氟轻松软膏、金霉素甘油等。因本病多为慢性非特异性炎症，一般抗感染治疗多不理想。另外去除诱发因素及不良刺激也很必要。

对唇肿明显外翻，疑有癌变可能时，应及时切除作活检，唇肿明显外翻时，可考虑手术成形，亦可考虑放疗。

三、肉芽肿性唇炎

肉芽肿性唇炎特征是单发于上唇或下唇,而以上唇多见,上下唇也可同时受累。慢性反复性肿胀肥厚,最后形成巨唇或硬结。有认为此病与结节病有关但未能证实。男性较多见,但性别无明显差异。20～40岁发病较多,但也可见于儿童或老年人,一般多在青春期后发病。

(一)病因

病因不明确,有人认为与根尖炎、冠周炎、扁桃体炎有关,可能是对病灶、脂膜炎特发性迟发型变态反应,或对组织变性特别是皮下脂肪变性的一种异物反应。与局部血管运动性障碍及局部淋巴管系统闭塞性炎症有关。有人认为是结核或结节病,因为病理表现相似,但动物接种、细菌培养、结核菌素试验均未能证实。有人认为是硅肉芽肿,推测是由于使用含二氧化硅的牙膏或创伤时沾染含硅的污物,有人用偏光检查肉芽肿性唇炎的组织,发现其中有水晶样微粒,但若要确定是矽引起该病还缺少证据。亦有人认为是克罗恩病的局部表现。有人观察病损局部主要是T辅助淋巴细胞浸润和IgM沉积,推测局部有细胞免疫反应增加伴体液免疫参与,为免疫调节治疗提供依据。有人在患者血清中发现抗伯氏疏螺旋体抗体,BB抗体(Borrelia Burgdorferi),认为与螺旋体感染有关。

(二)临床表现

多在青春期后发生,先从一侧开始,唇肿发展较快,但病程缓慢持久。呈弥散性肿胀,肥厚而有弹性。早期触之柔软无压痛,亦无可凹性水肿,不出现糜烂溃疡。自觉厚胀感,可有轻微发痒。早期皮肤呈淡红色,日久呈暗红色,唇红部可有纵行裂沟,左右对称呈瓦楞状。可有渗出结痂,扪诊可触及颗粒样结节。病情时轻时重,早期多能恢复正常,多次反复发作则难恢复。若持续肿胀,可从一侧扩展至另一侧,发展成不同程度的巨唇。如同时伴有舌裂及面神经麻痹,应考虑为梅-罗综合征。如除口唇肿胀外,在前额、颏部、颊部、硬腭、眼睑或舌黏膜发生肿胀,称为复发性水肿性结节性肉芽肿症。

(三)病理

本病为非特异性炎症,上皮下肉芽肿,上皮细胞形成的结节及朗格汉斯细胞,间质水肿及血管炎,血管周围上皮细胞、淋巴细胞、浆细胞形成结节样聚集。

(四)诊断

根据临床症状,上唇多见,外翘突起增厚,初起色红,炎症明显,并伴有沟裂,反复肿胀,不能完全恢复正常,色呈暗红,无可凹性水肿,不难诊断。

(五)治疗

无特效疗法,去除可能的诱因,如口腔内及口腔周围各种慢性炎症病灶,治疗龋齿、牙周炎,拔除残根,给予适当的抗生素治疗,如甲硝唑、青霉素、四环素。可酌情应用X线浅层照射,类固醇皮质激素口服或局部注射,亦有采用氯喹治疗的报道,亦可采取唇整形术。

四、梅-罗综合征

梅-罗综合征(Melkersson-Rosenthal syndrome)又称唇肿-面瘫-舌裂三联征,肉芽肿性唇炎综合征等。本征最早因由瑞士医师Melkersson(1928)与德国医师Rosenthal(1930)所报告而命名。有些学者认为肉芽肿性唇炎是梅-罗综合征不全型,也有认为梅-罗综合征可能是结节病的变异型。这三者具有共同的发病因素及性质,组织病理学表现相似。

梅-罗综合征病因不明,青春期以后发病较多,男性略多于女性。唇肿、面瘫、舌裂病损多不同时出现,可相隔较长时间。唇部呈弥漫性肿胀,单侧或双侧,呈棕红色,触之有弹性,无凹陷,也无触压痛。可有沟裂但无溃烂结痂,唇周皮肤正常。颊、腭、牙龈也可发生肿胀。舌表面有深沟裂纹,使舌呈皱褶状。面神经麻痹多在青春期前后突然发生,属外周性麻痹,与周围性面神经炎所致麻痹难以区别。麻痹可为部分或全部,也可为双侧,开始可为间歇性,以后则呈永久性。面瘫与唇肿可不在同侧。还可出现嗅神经、听神经、舌咽神经和舌下神经麻痹的症状,以及嗅觉异常、头痛头晕等。

组织病理表现上皮增厚,结缔组织明显水肿,胶原纤维紊乱断裂,血管周围有淋巴细胞浸润,在肌层可见孤立性肉芽肿。

三大症状俱全诊断为完全型,有两项症状诊断为不完全型,但唇肿为多数具备的症状。

可口服皮质激素,或泼尼松龙混悬液加普鲁卡因局部注射。也有应用 X 线照射或物理治疗取得疗效者。

五、光化性唇炎

光化性唇炎是因过多接受日光照射而引起的唇黏膜损害,又称日光性唇炎。

(一)病因

本病为对紫外线过敏所致。正常人经受一定强度日光照射吸收紫外线后,皮肤暴露部位可以变黑产生晒斑,颈、颧、鼻及下唇都可发生。少数人对紫外线具有特殊敏感性而发生本病。夏季多发,下唇多见。

卟啉对紫外线具有高度敏感性,植物中含的叶绿素为卟啉衍生物,故食用一些蔬菜、生药等,可影响卟啉代谢,增强对日光敏感性而致病。肝脏疾病也可引起卟啉代谢障碍,使对日光敏感性增加。

有人认为,日光照射的最初时,细胞中的 DNA、RNA 与蛋白质合成及有丝分裂均被抑制,24 小时后逐渐恢复。细胞功能加速进行,有丝分裂明显增加,长期反复的照射可不断促进 DNA 合成和分裂,造成棘层肥厚以致癌变。

(二)临床表现

以下唇红部黏膜损害多见。按其发作程度分为急性和慢性两种类型。

1.急性型

突然发作,整个唇红部水肿充血明显,灼热刺痛。有散在或成簇的小水疱,疱破溃形成表浅糜烂面,渗出结痂,并易于破裂出血,使加剧疼痛。损害重而深者,预后留有瘢痕。轻而表浅者,预后可留有色素沉着。

2.慢性型

反复持久日光照射,唇部反复持续损害,症状逐渐加重。表现为干燥脱屑,充血肿胀,皲裂,血管扩张。唇红部不断出现灰白色秕糠状鳞屑,较少瘙痒和结痂。时间久之,口周皮肤可脱色,或有灰白色角化条纹和肿胀。

(三)病理

急性者表现为细胞内及上皮细胞间水肿和水疱形成,慢性者表现有不全角化、棘层增厚、基底细胞空泡变性,突出表现是胶原纤维嗜碱性变。在地衣红染色下,呈弹性纤维状结构。有人发现偶有异型核和异常有丝分裂区域存在,这部分最终导致浸润鳞癌。

（四）诊断

依据临床表现,结合病史可以诊断。除唇部肿胀水疱、糜烂结痂损害外,结合皮损及日光照射史可明确诊断。慢性则表现为黏膜增厚脱落,口周粗糙等特点。

（五）治疗

有人认为,由于光化性唇炎可能转变成鳞癌,因此,要尽快制订治疗方案。

（1）物理性遮光:避免日光直接照射,采取避光遮阳措施,如戴帽遮光和戴口罩等。

（2）化学性遮光:涂避光软膏,如5％奎宁软膏、50％二氧化钛软膏或20％水杨酸霜等。立即停止食用诱发本病的蔬菜和药物。

（3）渗出水肿明显者应用1％依沙吖啶溶液湿敷,去除痂膜,涂以激素类软膏及抗生素软膏。口服氯喹,氯喹能吸收$280\sim350$ nm紫外线,稳定溶酶体膜,与体内外卟啉结合迅速排出体外,减轻光敏作用。避免长期直接的紫外线照射。其次是涂液状、胶状、防水、防光物品对唇部起到保护作用。含有对氨基苯甲酸及其脂类物作用较好。5％奎宁软膏、50％二氧化钛软膏、20％水杨酸霜。

（4）立即停用可能使卟啉代谢障碍的食物、药物,服用氯喹。

（5）渗出结痂时用0.1％依沙吖啶溶液湿敷去痂,涂激素软膏或抗生素软膏。

光化性唇炎的治疗重点之一是防止鳞癌的发生。氟尿嘧啶通过抑制胸腺嘧啶合成酶,在DNA合成方面起到抗代谢作用,用于有白色角化处。亦可用冷冻、CO_2激光治疗。

六、口角炎

口角炎是上下唇联合处口角区发生的各种炎症的总称。可单侧或双侧对称性发生,病损多由口角黏膜皮肤连接处向外扩散发生。如无明显充血水肿炎症,称为口角症。

（一）病因

口角炎发病因素较为复杂,如营养不良、维生素缺乏、感染,尤其是白假丝酵母菌感染、创伤、变态反应,主要是接触药物、化学物质,以及牙齿磨耗或缺牙过多,而造成颌间垂直距离过短、口角流涎等,均可成为发病因素。其致病因素不同,临床表现和治疗也有差别。

（二）临床表现

上下唇联合处潮红充血、干燥脱屑、皲裂糜烂、渗出结痂,张口裂开,可有出血,可伴继发感染,引起灼热疼痛。一般$1\sim3$周愈合,损害重者可留有灰色瘢痕。

1.营养不良或维生素缺乏性口角炎

两侧口角皮肤黏膜区呈对称性非特异性炎症。有湿白糜烂、平行横纹皲裂,糜烂面覆以灰黄色或黄褐色粘痂。多无明显自发性疼痛。核黄素缺乏者还同时伴有唇炎、舌炎等症状。

2.颌间垂直距离过短性口角炎

由于牙齿重度磨耗、牙齿大部分缺失或义齿修复不良等,造成颌间垂直距离过短,两侧口角凹陷下垂,常有唾液溢出,刺激局部组织发生炎症。局部浸软和潮红、干燥脱屑、充血渗出,可有横纹或向外下裂口和糜烂,伴有灼痛,在进食时更为明显。

3.细菌、真菌感染性口角炎

这种感染性口角炎主要为链球菌、葡萄球菌和白假丝酵母菌感染,在两侧口角区出现红色炎症,上皮发白状如被浸软化,局部皮肤黏膜变厚,伴有细小横行或放射状裂纹,覆以薄的结痂,疼痛不重,可长期不愈。

4.反应性口角炎

反应性口角炎可由变态性或毒性反应导致。局部炎症明显,充血水肿、糜烂渗出均较为突出,发病迅速,疼痛明显。

(三)诊断

依据临床病损特点,结合口腔和全身情况,以及病史过程,有无接触变态原、有无造成营养不良的客观条件或全身有营养不良的表现、是否曾长期服用抗生素或免疫抑制剂、是否有多牙缺失。亦可进行细菌、真菌涂片镜检或培养,或采用除外法试探性治疗以明确诊断。

(四)治疗

主要针对发病原因进行治疗。去除局部刺激因素和对症处理。如给予多种维生素,尤其是维生素 B_2;修改修复体,矫正过短垂直距离,恢复正常颌间高度。

口角局部用0.1%依沙吖啶溶液湿敷,小檗碱软膏外涂。亦可外用抗生素软膏。在渗出皲裂结痂时,可于湿敷后涂以甲紫。

七、血管神经性水肿

血管神经性水肿亦称巨型荨麻疹或 Quincke 水肿,是变态反应的一种,属第1型变态反应局部反应型。特点是突然发作、局限性水肿,消退也较迅速。

(一)病因

引起发作的因素,如食物、肠道寄生虫、药物、寒冷刺激、感染、外伤、情绪波动等,都是致病诱发因素。某些抗原或半抗原物质第1次进入机体后作用于浆细胞,产生 IgE(反应素),这些抗体附着于黏膜下方微血管壁附近肥大细胞表面。当相同抗原第二次进入机体时,则立即与附着在肥大细胞表面的 IgE 相结合并发生反应,引起肥大细胞脱颗粒,释放出组胺、慢反应物质、激肽等,使血管扩张通透性增加,引起水肿等相应症状。

(二)临床表现

多发于面部疏松组织,唇部好发,尤以上唇多见,表现为肥厚翘突,可波及鼻翼和颧部,反复发作则可形成巨唇。可发生于下唇,或上下唇同时受累。可发生于眼睑、耳垂、阴囊、舌、咽等组织疏松部位,手足也可发生。舌部肿胀如巨舌,影响饮食说话及吞咽活动。局部表现广泛弹性水肿,光亮如蜡,扪之有韧性,无凹陷性水肿。边界不清,皮肤颜色正常或微红,有灼热微痒或无不适。全身多无明显症状,偶有头晕乏力。肿胀常突然发生,亦可缓慢发作,持续数小时或半天以上,逐渐消退。一般消退较快,不留痕迹,但也可持续较长时间。慢性者往往在同一部位反复发作,持续更长时间,并难以恢复正常状态。

(三)病理

血管及淋巴管扩张,充血渗出,形成局限性水肿,伴有炎性细胞浸润,病理改变可波及皮下组织。

(四)诊断

发病突然,好发于面部疏松组织,水肿而有弹性,色泽正常或微红,无压痛。根据病史及临床症状不难诊断。

(五)治疗

寻找变态原,避免接触,但有相当数量的患者难以找到变态原。可用肾上腺素、激素、抗组胺等药物治疗。

咽喉发生水肿而窒息者,则需进行气管插管或气管切开手术,以保证呼吸道通畅。

(常菊花)

第二节 舌 部 疾 病

舌是构成口腔的重要器官之一,也是口腔黏膜病最易发生的部位,它有着随意活动的肌群。舌的血管神经丰富,故能十分灵敏地反映机体的很多变化,并有感觉、触觉、温度觉及特殊的味觉。

舌诊是中医望诊的一个组成部分,人体有病时,可以反映于舌,出现各种病理舌象。临床常结合辨舌来诊断和治疗各种疾病。

一、地图舌

地图舌是一种非感染性炎症性疾病,损害具有不定性和游走性,乳头在舌不同部位出现萎缩和恢复,故又称游走性舌炎。

(一)病因

尚不清楚,部分患者有遗传倾向,有认为与遗传因素有关。因儿童患病较多,由于患儿神经系统尚不健全稳定;或发作与情绪波动有关,因此,有人认为本病的发生与精神、神经因素有关。另外也有人认为发病与体质因素、寄生虫、月经周期、面部炎症刺激等有一定联系。

(二)临床表现

病变主要发生于舌背部,也可发生于舌尖和舌侧缘。病损特征为丝状乳头萎缩,留下圆或椭圆形红色光滑凹陷剥脱区,周围有丝状乳头增厚黄白色的边缘,相互衔接呈弧形边缘,丝状乳头角化并伸长。正常与病变区形成轮廓鲜明的地图形状,故称地图舌。损害形状大小不一,可单独或多个存在,可相互融合遍及整个舌背。一般多无明显的自觉症状,多为偶然发现,少数患者可有轻度烧灼及痒感。损害可突然出现,可持续多日或几周而无改变,也可一昼夜即发生变化,不断改变其位置和形状,因而常呈现恢复消失和新生萎缩的交替状态,所以又称游走性舌炎。本病有自限性,有间隔缓解期,舌黏膜表面能完全恢复正常。临床50%以上病例合并裂纹舌。

(三)病理

非特异性炎症,萎缩区上皮变性,乳头消失,基底细胞层无改变,结缔组织有淋巴细胞、浆细胞及组织细胞浸润,损害边缘呈过度角化及角化不全,有上皮细胞碎屑及坏死物质。

(四)诊断

依据病损特征,轮廓形态及位置不断改变,不难做出诊断。有时与舌扁平苔藓不好区分,可借助病理检查确诊。

(五)治疗

无特效治疗方法,一般不需治疗,向患者进行解释和定期观察即可。主要是消除不良刺激因素,去除口腔病灶,注意饮食及消化功能,保持口腔卫生。可用弱碱性溶液含漱,如2%碳酸氢钠液、2%硼酸钠液含漱。有炎症感染疼痛者,可用金霉素溶液含漱,局部涂金霉素甘油或其他抗生素软膏。还可给予B族维生素药物如烟酰胺等。合并念珠菌感染,口含制霉菌素或其混悬液外涂。必要时口服氟康唑。

二、沟纹舌

沟纹舌又称阴囊舌、裂纹舌或皱褶舌。

(一)病因

目前尚无一致肯定的意见。过去多认为是先天性舌发育异常所致。舌上纵肌发育异常，舌黏膜随舌肌发育的裂隙出现沟纹。不少患者有家族发育倾向，所以认为与遗传因素有关。但通过对患者细胞遗传学分析，未发现患者染色体数目、结构方面有特异性改变和染色体畸变率异常增高现象。也有人认为可能是遗传因素和环境因素共同作用所致。现也不排除后天因素，如地理环境、饮食营养等因素影响。因本病可见地区性发作，常为后天发现，也有人认为病毒感染、迟发性变态反应、自主神经功能紊乱等，可能为其致病因素。

(二)临床表现

特征为舌背表面出现不同形态的裂隙，裂纹大小、数目、形态及深度不一。有时需舌伸出向下卷曲或用牙轻咬才能看得清晰。舌背中央呈前后向深纵行脉纹裂隙，两旁分叉若干但较浅，对称排列，支脉裂隙伸向两旁舌缘，有如叶脉状。脑纹舌沟纹则迂回舌背如大脑沟回。舌裂隙内上皮完整，乳头大部存在，多无明显不适，如上皮受到损伤破坏，经微生物感染，则发生炎症，可有敏感症状。沟纹舌舌体较肥大，可形成巨舌。本病病程发展缓慢，发病可随年龄增长而增加，在性别上无明显差异。

(三)病理

沟纹可深达黏膜下层或肌层，沟纹表面上皮增生角化，上皮钉突增长，形状不规则。炎症时可见淋巴细胞、浆细胞及毛细血管扩张和组织水肿。扫描电镜检查可见丝状乳头、菌状乳头明显改变，乳头呈半球状或矮柱状，形成机制可能是由于上皮细胞内折成裂隙，裂隙逐渐加深增宽和延长。

(四)治疗

应向患者解释，消除恐癌疑虑。平时应保持口腔卫生，以避免裂沟内存在食物残屑和细菌并滋生感染。有继发感染可涂以甲紫或抗生素软膏，也可外用养阴生肌散。有报道采取广泛切除裂沟病灶恢复外形，在舌背前 2/3，从边缘向中央呈 W 形切口。

三、正中菱形舌

正中菱形舌炎为一种先天性发育异常。

(一)病因

正中菱形舌是舌部发育不全的遗迹，为胚胎奇结节留存。正常时舌在发育中邻近的侧突生长超过奇结节，使之陷入舌体内不露出，而两侧突在中线连接起来。假如两侧突联合不全时，则奇结节在舌盲孔前露出舌面，而形成正中菱形舌炎样改变。也有认为是良性炎症反应的结果。

(二)临床表现

1.光滑型

临床以光滑型为多，在舌背人字沟前方，形成界限清楚色泽深红的椭圆形病损，其前后径大于左右径，约 2 cm×1.5 cm 大小，质软、表面光滑。病损区乳头缺失、无硬结，不影响舌的功能，多无自觉症状。成年男性较多见。

2.结节型

表现在菱形病损表面,出现大小不等,由粟粒到绿豆大小的暗红色或浅灰白色突起结节或乳头,一般为数个紧密排列,触之稍有坚韧感,基底无硬结,无功能障碍和明显症状。对结节型正中菱形舌炎应予追踪,如基底出现硬结或其他症状,应及时做活检。有人认为结节型有癌前损害倾向。

沟纹舌、地图舌、正中菱形舌患者,常诉有舌痛症状,应注意与频繁吐舌伸舌、对镜反复自检观察,造成舌肌筋膜劳损而引起舌钝痛灼痛区别。如精神紧张、疑虑加重,则症状更趋明显。

(三)病理

光滑型病损表面乳头消失,上皮萎缩,细胞形态无改变,固有层有少量炎症细胞浸润。结节型上皮有不同程度增生和不全角化,棘层增殖,上皮钉突伸长。有的上皮有异常增生,或伴有白假丝酵母菌感染。

(四)治疗

无症状者一般不需治疗。局部应保持清洁。若合并感染,局部可涂抗生素软膏或硼酸软膏、养阴生肌散等。如合并白假丝酵母菌感染,可涂克霉唑软膏,口含制霉菌素。如病损基底变硬,应做活检明确诊断。也可试用电凝烧灼或液氮冷冻。对患者应予以解释病情,并嘱避免伸舌吐舌及自检,避免精神过度紧张。有人认为对结节型要追踪观察,因此型有发生癌变的可能。

四、毛舌

毛舌是舌背人字沟前方丝状乳头密集区域,丝状乳头过度伸长形成丝毛状改变,呈黑色或黑褐色称黑毛舌,如为白色称为白毛舌。

(一)病因

一般认为与口腔局部环境改变有关,如口腔卫生不良、过度吸烟、长期应用抗生素或某些含漱剂等,影响角蛋白酶的功能而延缓丝状乳头角化上皮细胞的脱落,上皮增生成毛状。唾液 pH 降低偏酸也有利于真菌生长繁殖。最常见的是黑根霉菌,由黑根霉菌孢子产生黑色素,将丝状乳头染成黑色,使舌背呈黑色绒毛状。吸烟过多或食用含有色素的食物,可加重色素沉着。有人认为与化学因素刺激有关,如长期使用发氧剂可诱发本病。如牙膏、含漱剂等内含过氧化氢、过硼酸钠、高锰酸钾等药物,因刺激舌而发生微小损伤,使口内硫化氢与血液结合,产生硫化物形成沉积着色。

此外某些全身疾病,如发热、慢性炎症、放线菌病、贫血、糖尿病、放射治疗等,都会导致黑毛舌的发生。

(二)临床表现

在舌背中部和后部,可见丝状乳头伸长呈丛毛状,颜色呈黑或黑褐色,越接近中心颜色越深。用探针可拨开伸长的乳头,有如麦浪倒伏,如乳头过度增生伸长,可刺激软腭或腭垂,引起恶心不适。病损由后向前逐渐向中央发展,汇合于中线,多呈三角形,可波及全舌大部,靠近边缘则丛毛物减少。毛长由数毫米到 1 cm 以上,表面可有食物残渣停留而显污秽。多无自觉症状,也可伴有口臭、口干和口苦等。如只有黑色积滞而无长的丛毛,则称黑舌。少数患者毛舌呈黄绿白等色丛毛,但以黑色毛舌最多。

(三)病理

舌丝状乳头角质细胞明显伸长,乳头之间有细菌和真菌团块及剥脱角质和其他残渣,上皮钉突显著伸长,固有层有淋巴细胞和浆细胞浸润,为非特异性炎症。

(四)诊断

根据临床表现,舌背丝状乳头呈毛状伸长,不难诊断。

(五)治疗

应找出诱发因素,采取相应措施,避免与之接触。停止吸烟与进食可疑食物或药物,加强口腔卫生,毛舌可逐渐恢复正常。亦可用5%水杨酸酒精溶液涂布局部以溶解角质。还可用1%鬼臼树脂(足叶树脂)丙酮酒精溶液涂擦后冲洗。或涂4%尿素溶液后漱口刷牙。如为真菌感染,可用制霉菌素含化或混悬液外涂。

五、舌乳头炎

舌背有4种乳头,即丝状、菌状、轮廓、叶状乳头。当乳头受到刺激可发生炎症,并产生不同程度的疼痛和不适。

(一)病因

引起舌乳头产生炎症的以全身因素较为多见,如营养不良、维生素缺乏、内分泌失调、月经周期影响、贫血、血液疾病及真菌感染、滥用抗生素等。局部因素如锐利牙尖边缘、不良修复体、不良习惯及其他外界刺激因素。

(二)临床表现

舌乳头炎为一组疾病,发病部位和致病因素各有不同,因之其临床表现也有差别。

1.光滑舌

光滑舌为慢性舌乳头萎缩性炎症,多系全身疾病的口腔表现。可见于贫血(缺铁性贫血、恶性贫血)、B族维生素缺乏、营养吸收障碍、绝经期、妊娠期,以及真菌感染、大量使用抗生素等。丝状乳头萎缩、上皮变薄,舌背呈火红色、有浅沟裂隙。菌状乳头可无萎缩,并可显得突出,晚期菌状乳头也可萎缩而成光滑舌。可伴有口干、麻木、灼痛、遇刺激食物可激惹疼痛。

2.菌状乳头炎

菌状乳头分布于舌前及舌尖部,因有痛觉感受器,故对疼痛较敏感。发炎时表现为红肿光亮、上皮薄而呈深红充血状,与贫血、维生素缺乏有关。局部刺激因素如牙石、不良修复体、锐利牙缘,以及辛辣食物、烟酒、牙膏等刺激均可引起本病。

3.叶状乳头炎

叶状乳头位于舌两侧缘后部,在舌根部较明显,呈上下垂直排列的皱褶,因接近咽部、富于淋巴样组织,因此,咽部炎症可波及此处。局部刺激亦可激惹和加重炎症。发炎时叶状乳头明显充血肿大,伴有轻度疼痛。如炎症长期不退、局部破溃长期不愈,则应取活检,明确诊断。

4.轮廓乳头较少发炎肿大,多无明显不适

因有味觉功能,在其受损发炎时,可有味觉障碍。部分患者常因偶然发现而误认为肿物而来就诊,应予检查除外后给予解释以消除顾虑。

(三)治疗

主要针对其发病原因进行对症治疗,给予维生素。炎症明显时,给予抗生素。要去除各种局部刺激因素,保持口腔清洁。

六、舌痛症

舌灼痛引起的原因很多,有全身因素和局部因素,表现症状和轻重程度不一。

(一)病因

舌痛原因是多方面的,可由系统病引起,如贫血、糖尿病、肝病、硬皮病、营养不良、维生素缺乏、慢性酒精中毒、肿瘤等。局部性因素如牙齿锐利边缘、不良修复体、长期伸吐舌自检、微生物感染及牙膏、药物等刺激因素。另外为神经、精神因素,如三叉神经舌支及舌咽神经痛引起的舌痛。还有主诉舌痛,而无客观检查指标的,如Costen综合征舌痛、更年期妇女常见的舌灼痛等。

(二)临床表现

全身系统性疾病引起的舌痛,除有全身症状外,局部可见某些表征,如舌干质红少津、舌乳头萎缩,上皮变薄、充血发红,或上皮浅层剥脱等。局部因素引起的,多见于舌某些部位表现充血水肿、糜烂溃疡等炎症。神经性因素引起的则可有阵发性短暂的剧烈疼痛,说话、进食等动作可激发疼痛,病史较长,可用局部麻醉法确定诊断。由颞下颌关节功能紊乱和咀嚼功能障碍引起的舌痛,从临床检查、X线片、肌电图等可确诊。精神因素舌痛,以更年期妇女多见,但舌部多无任何异常可见。有灼痛、钝痛或刺痛,短暂或持续性。发作时间、部位可固定也可不固定,多不影响进食和睡眠。舌部无触痛和味觉异常,舌体运动自如,局部无刺激因素。全身可有兴奋性增高或情绪抑郁、失眠忧虑及恐癌心理。严重者可有奇特感觉异常、游走性舌痛,常固执认为有严重躯体疾病,影响正常生活。

(三)治疗

主要针对不同病因,进行相应处理。去除局部刺激因素,停用可能致敏药物、牙膏、含漱剂及刺激性食物。精神因素性舌痛,应进行心理治疗,消除悲观恐癌心理,适当应用调整神经功能和镇静药物,如谷维素,维生素 B_1、维生素 B_6 等,以及维生素 B_{12}、烟酰胺、罗通定等。亦可用 0.5%～1.0%普鲁卡因或加维生素 B_{12} 局部或舌神经封闭。

(常菊花)

第三节　口腔念珠菌病

口腔念珠菌病是真菌——念珠菌感染引起的口腔黏膜疾病,多发于哺乳期婴幼儿及体弱儿童,亦称雪口病或鹅口疮。

一、病因

病原菌为白假丝酵母菌,常存在于正常人口腔、肠道、阴道、皮肤等处,一般情况下不致病。当口腔感染、机体抵抗力低下或全身长期大量应用广谱抗生素及免疫抑制剂导致菌群失调时,该菌就会大量繁殖而致病。婴儿常在分娩过程中被阴道念珠菌感染或通过被念珠菌污染的哺乳器及母亲乳头感染。

二、临床分型

由于念珠菌病患病诱因、临床症状、体征及病程长短不同,表现多种多样,无论全身或口腔念珠菌病均易与其他疾病混淆。为了有利于诊断和治疗,应进行分型、分类。

（一）口腔念珠菌病分型

目前通用的分型是按 Lehner(1966)提出的分型法。我们根据临床情况将 Lehner 分型与易感因素结合进行分型，发现更有利于疾病的诊治和预防。

1.原发性口腔念珠菌病

原发性口腔念珠菌病是指发病无任何全身疾病和口腔黏膜病的影响，仅与局部因素，如义齿、吸烟及短期用抗生素有关。此型治疗效果好，不易复发。

2.继发性口腔念珠菌病

继发性口腔念珠菌病是指在有全身性疾病及其他口腔黏膜病的基础上发生的念珠菌感染。此型治疗较困难，易复发。

原发及继发性念珠菌病均再分 4 型：①急性假膜型念珠菌病（鹅口疮、雪口病）；②急性萎缩（红斑）型念珠菌病；③慢性萎缩（红斑）型念珠菌病；④慢性增殖型念珠菌病：念珠菌性白斑、念珠菌性肉芽肿。

（二）全身念珠菌病分类

1.急性黏膜皮肤念珠菌病

此类是由于全身大量应用抗生素、激素，久病后全身抵抗力降低，或因局部创伤，皮肤潮湿使局部抵抗力降低等引起的局部或全身的黏膜和皮肤的念珠菌病。口腔念珠菌病中的急性假膜型和急性萎缩型均属此类。这类仅为表层感染，一般并不发展为播散性的内脏器官感染。

2.急性全身性念珠菌病

此类是由于全身严重的疾病，如白血病、恶性肿瘤等，使全身极度衰竭，抵抗力低下而引起的致命性内脏器官的感染。一般表层的感染并不严重。在口腔科临床上很少见。

3.慢性黏膜皮肤念珠菌病

此类病因复杂，除常见引起念珠菌病的易感因素外，还可能有遗传因素。可以是家族性，有些患者一家几代数人有病。通常在婴幼儿期发病，偶见于成人期发病。其临床表现多样化，可以有组织萎缩或组织增生。在黏膜、皮肤、指（趾）甲等部位有慢性或反复发作性念珠菌感染。有些患者还可发生内分泌障碍，常见甲状腺、甲状旁腺、肾上腺皮质等功能低下，则称为念珠菌内分泌病综合征。口腔的慢性萎缩型和慢性增殖型念珠菌病属于此类。

三、临床表现

（一）急性假膜型念珠菌病

急性假膜型念珠菌病又称鹅口疮或雪口病多见于婴儿，可因母亲阴道有念珠菌感染，出生时被传染。成人较少见，但久病体弱者也可发生。病程为急性或亚急性。病损可发生于口腔黏膜的任何部位。表现为口腔黏膜上出现乳白色绒状膜，为白假丝酵母菌的菌丝及坏死脱落的上皮汇集而成。轻时，病变周围的黏膜无明显变化，重则四周黏膜充血发红。这些绒状膜紧贴在黏膜上不易剥离，如强行剥离则发生渗血，且不久又有新的绒膜形成。自觉症状为口干、烧灼不适、轻微疼痛。小儿哭闹不安。艾滋病患者常见有口腔黏膜急性假膜型念珠菌感染，有些可呈慢性假膜型。

（二）急性萎缩型念珠菌病

此型又称抗生素性口炎，近年来又称为慢性红斑型，多见于大量应用抗生素或激素的患者。临床表现为黏膜上出现外形弥散的红斑。以舌黏膜多见，严重时舌背黏膜呈鲜红色并有舌乳头萎缩。但两颊、上腭及口角亦可发生红斑。唇部有时可见,但不如上述部位多发。由于上皮萎缩变薄故使黏膜表现发红。往往白假丝酵母菌菌丝已穿透到上皮层内,多在上皮浅层,故涂片时不易发现菌丝,但有时同急性假膜型同时发生,如取绒膜做涂片则可见大量菌丝。自觉症状主要为口干,亦可有烧灼感及疼痛。少数人有发木不适等。艾滋病患者常见有口腔黏膜急性红斑型念珠菌感染。

(三)慢性萎缩型念珠菌病

此型又称为义齿性口炎、慢性红斑型念珠菌病,因其多发生于戴义齿的患者。临床表现为义齿的承托区黏膜广泛发红,形成鲜红色界限弥散的红斑。基托组织面和承托区黏膜不密合时,可在红斑表面有颗粒形成。患者大多数为老年女性,晚上没有摘下义齿的习惯,但无明显的全身性疾病或免疫缺陷。有些患者合并铁质缺乏或贫血。绝大多数伴有口角炎。义齿性口炎按其原因及表现又可分为3型。①Ⅰ型义齿性口炎:是由于局部创伤或对牙托材料过敏引起的病变,与白假丝酵母菌感染关系不大。其表现为黏膜有点状充血或有出血点,或为局限性的小范围红斑。②Ⅱ型义齿性口炎:表现为广泛的红斑,整个基托相应黏膜区均发红,形成的红斑表面光滑。患者有口干、烧灼痛症状,与白假丝酵母菌感染有关。③Ⅲ型义齿性口炎:为基托面与黏膜组织不贴合时在红斑基础上有颗粒形成。患者有口干及烧灼痛症状,此型亦与白假丝酵母菌感染有关。

有些患者有完整的牙列,未戴义齿,亦可发生慢性萎缩性白假丝酵母菌感染。在舌、腭、颊等处黏膜上同时有萎缩性红斑,亦可伴有口角炎及唇炎,有的学者称此类病例为慢性多灶性念珠菌病。患者的自觉症状有口干、烧灼感及刺激性痛。病程可数月至数年,病变反复发作,时好时坏。艾滋病患者常见有口腔黏膜慢性红斑型念珠菌感染。

(四)慢性增殖型念珠菌病

慢性增殖型念珠菌病由于临床表现不同,又可分为两种亚型。

1.念珠菌性白斑

临床表现为黏膜上有白色斑块,为白斑样增生及角化病变,黏膜上亦见有红色斑块。严重者白斑表面有颗粒增生,黏膜失去弹性,与其他原因引起的白斑不易区别。病变常见部位为颊黏膜,口角内侧的三角区最多见,腭部、舌背等亦可发生,约半数患者伴有口角炎。自觉症状为口干、烧灼感及轻微疼痛。

2.念珠菌性肉芽肿

临床表现为口腔黏膜上发生结节状或肉芽肿样增生,以舌背、上腭多见。有时颊黏膜亦可见到,颜色较红,在各型中比较少见。常与红斑同时存在,有时亦可同时伴发念珠菌性白斑。

以上所述各型口腔念珠菌病的临床表现,主要特点为形成白色绒膜及红斑,其次为白斑及结节状增生。糜烂较少见,仅在口角,极少数在唇红部偶有糜烂。口角及唇红部仍以红斑病损为主,多在红斑的基础上出现皲裂及糜烂。发病部位主要在舌背、上腭及口角,约占80%,颊部占10%,唇及龈发病较少,在10%以下。

四、诊断

(1)根据各型口腔念珠菌病的临床特点。

(2)在病损处或义齿的组织面做直接涂片,滴加10%氢氧化钾或用PAS染色法或革兰染色法染色,在镜下查看菌丝和孢子,如为阳性可以诊断为感染。义齿性口炎者在义齿的组织面取标本做涂片比在黏膜上取标本阳性率更高。

(3)收集患者非刺激性混合唾液 1~2 mL,接种于 Sabouraud 培养基,分离培养可得阳性结果。此法比棉拭子法阳性率能提高 10%。对口干患者,可选用含漱浓缩培养法。必要时可用 API 生化鉴定试剂盒鉴定念珠菌菌种,以及动物接种等鉴定其致病性,并进行抗真菌药物敏感试验,为临床选择药物治疗提供依据。

(4)检测患者血清和唾液抗念珠菌荧光抗体滴度。如血清抗念珠菌荧光抗体滴度>1∶16,唾液抗念珠菌荧光抗体滴度>1∶1,可以作为念珠菌感染的辅助诊断依据。

(5)检查血清铁含量部分患者可有血清铁降低,可作为辅助诊断的一个指标。

(6)对于慢性增殖型念珠菌病应作活检,用高碘酸-希夫(PAS)染色找白假丝酵母菌菌丝,并观察上皮有无异常增生。

(7)仔细询问用药史,是否曾大量应用抗生素、激素等,有无潜在疾病,了解可能引起念珠菌感染的诱因,为诊断提供线索。

五、治疗

念珠菌病的治疗原则是改善口腔环境,使口腔 pH 偏碱性。用抗真菌药物治疗并纠正身体的异常状态,免疫功能低下者应提高免疫功能,特别是细胞免疫功能。缺铁者给予补铁治疗。各型念珠菌病有相应的治疗特点。

(一)急性念珠菌病的治疗

(1)对于婴儿的鹅口疮应注意卫生,奶瓶应严密消毒,哺母乳者喂奶前应洗净奶头。

(2)用弱碱性含漱剂,如 3%~5%碳酸氢钠水溶液,清洗口腔,亦可用 2%硼砂溶液或 0.05%氯己定液清洗口腔病损,可以抑制真菌生长。

(3)病损处可涂 1%甲紫溶液或敷养阴生肌散、冰硼散等。

(4)病情严重者应给予抗真菌药物。临床常用制霉菌素,成人用量为每次 50 万 U,每天3 次。1 岁以下儿童每次 7.5 万 U,1 至 3 岁每次 10 万 U,3 岁以上每次 25 万 U,每天 3 次。对急性感染者疗程不必太长,一般用 7~10 天即可有效。此药肠道不易吸收,可以将药物在口腔内含化后吞服,以增加药物对局部病损的作用。婴幼儿不宜含化,可将制霉菌素配成混悬液,每毫升含 10 万 U 于局部涂擦。制霉菌素一般在体内不易产生耐药性,但口服有肠道反应,如恶心、呕吐、食欲缺乏、腹泻等。也可选用氟康唑口服,每次 100 mg,连续服 7~14 天,首次剂量加倍。

(5)成人的急性念珠菌病多有诱发的全身因素,治疗时应注意,酌情暂时停用抗生素及激素等药物。

(二)慢性萎缩型念珠菌病的治疗

(1)首先除去发病的诱发因素。如有全身性疾病,或代谢、内分泌紊乱者给予相应治疗。口腔不洁者改善口腔卫生状况。吸烟者最好戒烟。

(2)对义齿的灭菌很重要。可用 5%碳酸氢钠水溶液或每毫升 10 万 U 新鲜配制的制霉菌素混悬液浸泡义齿。如果义齿组织面上的念珠菌不易杀灭,病情得不到控制,并经常复发时应重衬义齿或重新做义齿。晚上睡觉时应摘下义齿并浸泡在 5%碳酸氢钠水溶液中。

(3)抗真菌治疗用制霉菌素含化后吞服。如有口角炎及唇炎,可用 3%克霉唑软膏、咪康唑软膏或制霉菌素混悬液局部涂抹。

(4)病损表面有颗粒增生时,将病损切除,除去增生的病变组织,并观察组织学变化。

(5)铁缺乏者应补充铁。根据情况口服硫酸亚铁,剂量为每次 0.3～0.6 g,每天 3 次,直至纠正铁质缺乏。

(三)慢性增殖型念珠菌病的治疗

(1)首先除去发病诱因,如有全身异常情况,予以纠正。吸烟者严格戒烟。

(2)抗真菌药物治疗,同前述。

(3)对念珠菌性白斑应作活检以确定有无异常增生。最好手术切除病损,并定期复查。严密观察病情的变化以防癌变。

(四)慢性黏膜皮肤念珠菌病的治疗

(1)此型念珠菌病治疗较困难,易复发。治疗时首先要处理潜在性疾病,特别是铁质缺乏的纠正。如果缺铁得到补偿,有些病例免疫功能低下可得以恢复。如为免疫功能低下或缺陷,可使用转移因子,每次 1 mg 于腋窝或腹股沟淋巴回流较丰富的部位皮下注射。每周 1～2 次,1 个疗程一般 10 次,根据情况用药 1～3 个疗程。

(2)抗真菌治疗。因本型较顽固,不易治愈,常反复发作,故使用抗真菌药物一定要治疗彻底,同时也应注意全身用抗真菌药物的肝肾毒性。根据情况可选择应用下列药物 1～2 种。①制霉菌素:用法同其他型。可连续使用数月,一般不易产生耐药性。②克霉唑:用量为每千克体重每天 30～60 mg,成人一般每天 1～3 g,可服 1～2 个月。③两性霉素 B:口服每次 200 mg,每天 1 次,5 天为 1 个疗程。口腔念珠菌感染可用 2～3 个疗程。④氟康唑:根据病情严重程度,首日剂量可用 100～200 mg 口服,以后每天 50～100 mg,连续用药 7～21 天能收到较好疗效。

以上各型念珠菌病用药均应至症状和病损消失,病原菌检查转阴为止,并应在停药 1 周后复查临床表现及病原菌涂片培养。

(常菊花)

第四节　复发性口腔溃疡

复发性口腔溃疡(recurrent oral ulceration,ROU)又称复发性阿弗他溃疡(recurrent aphthous ulcer,RAU)、复发性口疮,专指一类原因不明、反复发作但又有自限性的、孤立的、圆形或椭圆形溃疡。阿弗它一词本是希腊文"烧灼痛"的译音。但现在已普遍把它译为"小溃疡"或"口疮"。

一、病因

多数学者认为 RAU 的发生是多种因素综合作用的结果。免疫、遗传和环境可能是 RAU 发病的"三联因素",即遗传背最与适当的环境因素(包括精神神经体质、心理行为状态以及生活、工作和社会环境等)可引发异常的免疫反应而出现 RAU 特征性病损。也有人提出"二联因素"论,即外源性因素(病毒和细菌)和内源性诱导因素(激素变化、精神心理因素、营养缺乏系统性疾病及免疫功能紊乱)相互作用而致病。以下因素一般被认为是该病的诱因:口部创伤;精神压力;内分泌失调,例如激素分泌不平衡;身体免疫系统失调;肠胃功能失调;B 族维生素、叶酸、铁质、微量元素缺乏以及病毒感染等。

二、病理

组织病理变化为非特异性炎症。早期表现为上皮水肿,继之上皮破坏脱落形成溃疡。表面有纤维素性渗出物。固有层及黏膜下层有炎症细胞浸润,大多为淋巴细胞,还有浆细胞及中性多形核白细胞。胶原纤维分解断裂。毛细血管扩张充血。小血管管壁增生,管腔可闭塞坏死。其中疱疹样口疮急性炎症表现较明显。重型口疮溃疡病变深达黏膜下层,黏膜腺泡可被炎症破坏,有许多淋巴细胞浸润。腺导管上皮增生变性,且周围有小范围坏死。

三、临床表现

临床表现为反复发作的圆形或椭圆形溃疡,具"黄、红、凹、痛"特征,即损害表面覆有黄色或灰白色假膜;周边有约 1 mm 的充血红晕带;中央凹陷,基底柔软;灼痛明显。发作周期约数天或数月,具有不治而愈的自限性。目前分为轻型溃疡、重型溃疡和疱疹样溃疡。

(一)轻型(小型)口疮

该型最多见,好发于唇、颊、舌,口底等非角化黏膜区,牙龈及硬腭少见。病损开始为小充血点,局部有烧灼感,持续 1～3 天后形成小溃疡,此时疼痛加重。溃疡逐渐扩大,一般为直径 2～4 mm 的小圆形或椭圆形,在唇颊沟处则为条状。溃疡数目每次 1～5 个,边缘光整,基底不硬,中心凹陷,周围有红晕。一般持续 7～14 天,不治而愈,愈合后不留瘢痕。患者复发的间隔期因人而异,一般在开始时较长,以后缩短,甚至连绵不断,无间歇期。溃疡数目可增多或减少,严重影响患者的身心健康。

(二)重型(大型)口疮

该型又称腺周口疮、复发坏死性黏膜腺周围炎或腺周口疮,较少见,发病情况与前者相似,好发于口腔的后部、颊、咽旁、硬软腭交界处、舌腭弓、悬雍垂。溃疡一般为单发,直径 10～30 mm,深及黏膜下层或肌层,周围红肿,边缘隆起,基底偏硬,溃疡持续时间较长,可达 3～6 个月,药物治疗效果欠佳,愈合后留有瘢痕或有组织缺损。溃疡数目为 1～2 个大溃疡,周围或有数个小溃疡,患者全身情况好。

(三)疱疹样口疮

疱疹样口疮又叫口炎型口疮、疱疹样口炎。溃疡小,直径仅 1～2 mm,但数目多,有数十个或更多,散在分布于黏膜的任何部位,以舌腹,口底多见。

四、诊断

溃疡发作具有周期性复发史,且病程有自限性。表现为散在分布孤立的圆形或椭圆形小浅溃疡。轻型口疮溃疡数目不多,一般为 1 个或数个,灼痛明显。疱疹样口疮溃疡数目多,可达十几个至几十个,散在分布,不成簇,疼痛明显。腺周口疮表现为深而大的溃疡,愈合时间长,部分患者预后可有瘢痕形成。无身体其他部位的病损。

五、鉴别诊断

疱疹样口疮应与单纯性疱疹病毒感染的疱疹性口炎相鉴别。疱疹性口炎原发病损为明显的疱疹,疱破溃后形成溃疡。腺周口疮应与癌性溃疡、结核性溃疡、压疮性溃疡等相鉴别。

六、治疗

目前没有有效根治方法,主要是局部对症治疗,以消炎、止痛、促进愈合为目的。对病情较重者,可考虑全身治疗尤其是针对性的病因治疗以减少复发并促进愈合。

(一)局部治疗

主要是消炎、止痛并促进愈合,常使用消炎药膜如用金霉素药膜、氯己定药膜等贴于患处;也可使用中药散剂如锡类散、冰硼散、养阴生肌散等,散于溃疡面上,每天数次;还可使用漱口液如氯己定液、复方硼砂含漱液、复方氯己定漱口液、西帕依固龈液等,每次含漱 1~2 分钟,每天多次。

临床上还可使用止痛剂,0.5%达克罗宁、0.1%普鲁卡因、2%利多卡因、利多卡因凝胶等在进食前使用,以减轻疼痛;腐蚀剂如三氯醋酸、硝酸银、氯化锌等烧灼溃疡表面,使其变为创伤性溃疡,加速愈合;口含片如西地碘含片、草珊瑚含片等,每天 3~5 次,每次 1 片。

物理疗法也常用于局部治疗,如在口内使用紫外线灯、激光等照射,可以止痛并促进溃疡愈合。还可使用皮质激素局部封闭,用 2.5%醋酸泼尼松龙混悬液 0.5~1.0 mL,加入普鲁卡因 0.5~1.0 mL;以浸润方式注射于溃疡下方,主要用于重型口疮。

(二)全身治疗

病情较重者可考虑全身治疗。

1.肾上腺皮质激素

泼尼松,每次 5~15 mg,每天 4 次;地塞米松,每次 0.75~1.5 mg,每天 2~4 次。

2.免疫增强剂

转移因子(TF),1 次 1 支,每周 1~2 次;左旋咪唑每天 150~250 mg,分 3 次服,连服 2 天,停药 5 天,4~8 周为 1 个疗程,注意监测白细胞计数;胸腺素每次 1~10 mg,每天或隔天 1 次;胎盘脂多糖每次0.5~1.0 mg,每天 1 次,20 天为 1 个疗程。

临床上,还使用免疫抑制剂,但均有毒副作用,长期应用时应特别注意。严重的口疮患者为控制症状,首选皮质激素,对疗效不理想或不耐受的少数病例,可考虑合用免疫抑制剂,常用的有小剂量环磷酰胺或硫唑嘌呤、昆明山海棠等。

(常菊花)

第五节　细菌感染性疾病

一、球菌性口炎

球菌性口炎是急性感染性口炎的一种,主要是以各种球菌感染为主。由于细菌种类不同,引起的病损特征也有差别。临床表现虽常以某种细菌感染为主,但常为混合性感染。本病损害以假膜为特征,所以又称为膜性口炎或假膜性口炎。多见于婴幼儿,偶见于成人。

(一)病因

在正常人口腔内存在一定数量的各种细菌,为人群共有常驻菌,一般情况下并不致病。但当内外环境改变,身体防御能力下降时,如感冒发热、传染病、急性创伤、感染,以及滥用激素、化疗和放疗后等,口内细菌增殖活跃、毒力增强、菌群失调,即可发病。以金黄色葡萄球菌、溶血性链球菌或肺炎链球菌致病为多。

(二)临床表现

发病急骤,多伴有头痛、发热、白细胞增高、咽痛和全身不适等症状。口腔黏膜和牙龈充血发红、水肿糜烂,或表浅溃疡,散在或聚集融合成片。由于疼痛影响进食,唾液增多,有较厚纤维素性渗出物,形成灰白或黄色假膜。多伴有轻度口臭和尖锐疼痛。局部淋巴结肿大压痛。经过数天体温恢复正常,口腔病损需持续1周左右愈合。

1.葡萄球菌性口炎

葡萄球菌性口炎为金黄色葡萄球菌引起的口炎,多见于儿童,以牙龈为主要发病区。牙龈充血肿胀,有暗灰白色薄的假膜,由纤维素性渗出物组成,易被拭去,牙龈乳头及龈缘无破溃糜烂。在舌缘、颊咬合线处可有充血水肿,多有尖锐灼痛。涂片可见大量葡萄球菌,进行细菌培养可明确诊断。

2.链球菌性口炎

链球菌性口炎儿童发病率较高,常伴有上呼吸道感染、发热、咽痛、头痛、全身不适。呈弥散性急性龈口炎,受累组织呈鲜红色。唇、颊、软腭、口底、牙槽黏膜可见大小不等的表浅上皮剥脱和糜烂,有略微高起的假膜,剥去假膜则留有出血糜烂面,不久重新被假膜覆盖。有轻度口臭和疼痛。涂片可见大量革兰阳性链球菌,培养可见大量链球菌,即可明确诊断。

3.肺炎球菌性口炎

肺炎球菌性口炎好发于硬腭、口底、舌下及颊黏膜。在充血水肿黏膜上出现银灰色假膜,呈散在斑块状。涂片可见大量肺炎链球菌。有时并发肺炎,但也可在口内单独发生。本病不常见,好发于冬末春初,老人及儿童易罹患,体弱成人也可发生。

(三)病理

口腔黏膜充血水肿,上皮坏死糜烂,上覆大量纤维素性渗出物和坏死组织,以及细菌、白细胞等组成的假膜,固有层有大量白细胞浸润。

(四)治疗

主要是消炎控制感染,可给予抗生素或磺胺类药,如青霉素、乙酰螺旋霉素、交沙霉素、头孢拉定、头孢氨苄、增效联磺片等。也可根据细菌药物敏感试验选用抗生素,则效果更好。止痛也是对症处理的重要措施,局部用1%丁卡因溶液外涂,或用1%~2%普鲁卡因溶液饭前或痛时含漱。局部病损可外用抗生素软膏和药膜,亦可外用中药散剂以消肿止痛促进溃疡愈合。口腔局部含漱或病损局部湿敷也是不可缺少的,保持口腔卫生,消炎止痛。

二、坏死性溃疡性龈口炎

坏死性溃疡性龈口炎本病同义词病名很多,如奋森口炎、战壕口炎、假膜溃疡性口炎、Plant-Vincent口炎、梭螺菌龈口炎、腐败性口炎等。中华人民共和国成立前本病常有流行,中华人民共和国成立后随着人民生活条件改善,营养水平提高,卫生状况好转,已很少见,但由于20世纪80年代后艾滋病的全球流行,坏死性溃疡性龈口炎已成为艾滋病的重要口腔表现之一。

(一)病因

本病病原体为梭状杆菌和螺旋体,在病变部位涂片,可见大量这些细菌。在口内两菌共生,单独一般不易感染致病。但在局部或全身抵抗力下降时,则可使这两种细菌大量繁殖而发病。在口腔卫生不良,营养状况不佳时则发病迅速,病损严重。本病常是复杂混合感染,可合并其他细菌,如链球菌、丝状菌、黑色素类杆菌等。

(二)临床表现

本病为急性感染性炎症,发病急骤,症状显著,多见于儿童及青壮年。好发于前牙牙龈,主要特征为牙龈缘及龈乳头形成穿掘性坏死溃疡,可波及多个牙齿,溃疡边缘不整,互相融合成大片溃疡面,并向周围及深层侵犯。

除牙龈病损外,可波及唇、颊、舌、腭、咽、口底等处黏膜,局部形成不规则形状的坏死性深溃疡,上覆灰黄或灰黑色假膜,周围黏膜有明显的充血水肿,触之易出血。

本病因有剧烈疼痛而影响进食、说话,常伴有流涎、发热、头痛、全身乏力,颏下或下颌下淋巴结肿大压痛等症状。

(三)组织病理

非特异性炎症改变,上皮破坏有大量纤维素性渗出,坏死上皮细胞、多形核白细胞及多种细菌和纤维蛋白形成假膜。固有层有大量炎症细胞浸润。基层水肿变性,结缔组织毛细血管扩张。

(四)诊断

突然发病,牙龈坏死溃疡,牙间乳头消失,有特殊腐败臭味,自动出血,唾液黏稠混有血液,有剧烈疼痛或持续钝痛。唇、颊、舌、腭、咽、口底等处黏膜,可有不规则形状坏死性溃疡。涂片有大量梭状杆菌和螺旋体。白细胞数增加,淋巴结肿大。

(五)治疗

为急性感染性炎症,全身状况不佳,口腔黏膜、牙龈损害广泛而深在,所以应及早进行治疗,给予抗感染治疗和支持疗法,以控制感染,消除炎症,防止病损蔓延和促进组织恢复。

全身抗感染可给予广谱抗生素,如青霉素、氨苄西林、头孢拉定、乙酰螺旋霉素、红霉素及交沙霉素等。也可使用抗无芽孢厌氧菌活性较强药物,如甲硝唑(灭滴灵)等。

全身应给予高维生素、高蛋白饮食,加强营养。必要时给予输液,补充液体和电解质。

局部治疗、局部处理对缓解症状、消除感染、减少疼痛、防止病变蔓延和促进组织愈合有重要作用。针对病因应用氧化剂反复冲洗、含漱、湿敷,如 1‰～3‰ 过氧化氢溶液、1/5 000～1/2 000 过锰酸钾溶液。

另外除去一切刺激因素和对使用器具清洁消毒,也是很重要的。

(六)预后

预后一般良好。如全身状况极度衰弱、营养不良、口腔卫生不佳,合并产气荚膜杆菌与化脓性细菌、腐败细菌等,病变可迅速坏死崩解,甚至造成组织破溃穿孔,穿腮露颊成坏疽性口炎,口角及颊部发生感染较为多见。由于组织分解毒性产物和细菌毒素,被机体吸收可发生全身中毒症状。

(七)预防

经常保持口腔卫生,除去一切刺激因素,注意合理营养,增强抗病能力。

三、口腔结核

结核病是常见的慢性传染病之一。在人体抵抗力降低时因感染结核菌而发病。结核病为全身性疾病,各个器官均可发病,而以肺结核最为多见。口腔结核虽有原发病例,但结核初疮极少见,大多继发于肺结核或肠结核等。在口腔黏膜多表现为结核性溃疡、结核性肉芽肿。少数口周皮肤的结核性寻常狼疮可向口腔黏膜发展。

(一)病因

病原菌为结核杆菌,是一种革兰阴性杆菌。往往在身体免疫功能低下、抵抗力降低时易被感染而发病。口腔病损多因痰中或消化道的结核菌而引起。

(二)临床表现

1.结核初疮

临床上少见。可发于牙龈、拔牙窝、咽、舌、移行皱襞、颊、唇等处。多见于缺乏免疫及体质较差的儿童,口腔黏膜可能是结核杆菌首先侵入的部位。一般经2～3周的潜伏期后,在入侵处出现一小结节,并可发生顽固性溃疡,周围有硬结。患者无明显疼痛感。

2.结核性溃疡

结核性溃疡多为继发性感染。溃疡可发生于口腔黏膜任何部位,为慢性持久性溃疡。病变由浅而深逐渐发展,成为口腔黏膜的深溃疡。一般面积均较大,直径可达1 cm以上。特征是溃疡底和壁有许多粟粒状小结节,溃疡边缘不齐并微隆起呈倒凹状,表面多有污秽的假膜覆盖。溃疡基底及四周无明显硬结。早期即可感到疼痛。溃疡外形不规则,有时成线状深溃疡病程较长常在数月以上。

3.结核性寻常狼疮

寻常狼疮是皮肤的原发性结核,由口周皮肤可向口腔黏膜发展,表现为黏膜上有发红的小结节,且结节不断扩大,融合,破溃后形成狼疮的原始溃疡。如感染未得到及时控制,则溃疡面逐渐扩大成为结核性溃疡。病程十分缓慢,一般疼痛不很明显。

因口腔黏膜结核多为继发感染,所以患者常有口腔以外的结核病灶,主要是肺结核或肠结核等,或有结核接触史。

(三)病理

病变组织中可见结核结节,为一种增殖性病变。结节的中心有干酪样坏死,其外环绕着多层上皮样细胞和朗格汉斯细胞(多核巨细胞)。最外层有密集的淋巴细胞浸润,并伴有成纤维细胞增生。老化的结核结节中细胞成分减少而逐渐形成瘢痕。结节中心的干酪样物质不能被吸收而发生钙化。

(四)诊断

(1)根据临床表现及全身的结核病灶。

(2)病变组织涂片用抗酸染色法能找到结核杆菌,但有时因取材关系未找到结核菌,亦不能轻易否认结核感染,可进一步作结核菌培养。

(3)最后可作活检,病理表现为结核的特殊病变,即形成结核结节。

(五)治疗

1.全身抗结核治疗

全身抗结核治疗,现多采用化疗方案,即几种抗结核药同时应用,可提高疗效,缩短疗程如同时应用异烟肼和利福平,根据病情严重程度还可同时加用链霉素,或再加用吡嗪酰胺等4种药同时应用。亦可选用链霉素、异烟肼及对氨基水杨酸钠等同时应用。用药时间为6个月以上。

2.局部抗结核治疗

口腔局部除注意控制继发感染及对症治疗外,还可于病损处用抗结核药物。用链霉素0.5 g,隔天 1 次,于病损处局部注射。

（常菊花）

第六节　病毒感染性疾病

一、单纯疱疹

单纯疱疹是由单纯疱疹病毒引起的皮肤和黏膜疾病。单纯疱疹病毒(herpes simplex virus, HSV)的天然宿主是人,侵入人体可引起全身性损害及多种皮肤黏膜疾病。口腔、皮肤、眼、会阴、中枢神经等都是该病毒易于侵犯的部位。儿童成人均可罹患,有自限性,但也可复发。

(一)病因

单纯疱疹病毒原发感染后一般转为潜伏感染,神经节中的神经细胞是病毒潜伏的场所,正常情况下不发病,在宿主免疫力下降时,潜伏的病毒被激活,病毒增殖,沿神经纤维下行至神经末梢支配的上皮细胞内继续增殖,并造成损害,引起局部的疱疹。

(二)病理

上皮内疱,是上皮退行性变引起,即气球样变性和网状变性。气球变性为上皮细胞显著肿大呈圆形,胞浆嗜酸性染色均匀,胞核为 1 个或多个,或无胞核,细胞间桥可消失,细胞彼此分离形成水疱,气球变性的上皮细胞多在水疱底部。网状液化为上皮细胞内水肿,细胞壁膨胀破裂,相互融合成多房水疱,细胞核内有嗜伊红病毒小体(包涵体),上皮下方结缔组织伴有水肿和炎症细胞浸润。

(三)临床表现

临床上可表现为两种类型,急性疱疹性龈口炎和唇疱疹。

急性疱疹性龈口炎多发生于婴幼儿,有较重的全身前驱症状,如发热、头痛、流涎、拒食等,口腔黏膜、口周皮肤出现小疱,一般成簇,疱易破溃,融合成不规则糜烂面,全口或局部灼痛明显,牙龈红肿,易出血,愈合期 7～14 天。

唇疱疹主要侵犯唇部,儿童、成人均可发生,口唇及口周皮肤出现成簇小水疱,局部有刺痛、烧灼、麻痹感,疱破后形成糜烂面,上结痂壳,全身症状轻,7～14 天愈合。

(四)诊断

根据临床病史及症状表现,婴幼儿多发,急性黏膜疱疹口炎特征,全身伴有发热咽痛,淋巴结肿大压痛,病程有自限性和自行愈合特点,不难做出诊断。发病期可取疱疹液或唾液作病毒接种证实诊断,或取疱疹基底涂片,可见气球变性细胞、多核巨细胞及核内包涵体,但特异性不高。血液抗单纯疱疹病毒抗体效价明显升高,如成人血液中有这种抗体,说明有过原发感染。病毒分离培养对诊断有重要意义,但需在实验室进行。

(五)预防

因患者唾液、粪便中有病毒存在,所以对患儿应予休息隔离,避免与其他儿童接触,对体内潜伏的单纯疱疹病毒尚缺少预防其复发的方法。

（六）治疗

目前还缺少抗病毒的特效疗法。主要是对症治疗以缩短疗程,减轻痛苦,促进愈合。

1.支持疗法

应充分休息,给予高能量、易消化、富于营养的流食或软食。口服大量多种维生素。损害重、疼痛显著影响进食者,酌情静脉滴注葡萄糖溶液及维生素。

2.对症治疗

体温升高、炎症明显、痛重者,给予解热、镇痛、消炎药物,以控制病情,缓解症状,消除感染,促进恢复。

3.局部治疗

可用1%～2%普鲁卡因溶液含漱,或0.5%～1.0%达克罗宁溶液、1%丁卡因局部涂敷,均可达到减轻疼痛的作用。0.1%依沙吖啶或0.025%～0.05%硫酸锌溶液局部湿敷,有助于消除继发感染。也可用0.5%金霉素液漱口。用1%金霉素甘油局部涂敷,亦可用新霉素或杆菌肽或硼酸软膏外用。唇疱疹可用氦氖激光照射,10 mW,光斑3 mm 照5分钟,可止痒镇痛,促进疱疹体吸收结痂,缩短疗程。局部还可外用0.1%疱疹净(碘苷)。

二、带状疱疹

带状疱疹是病毒感染性疾病。特点是剧烈疼痛,沿神经走向发生水疱、溃疡,呈单侧性分布。疱疹单独或成簇地排列并呈带状,故而得名。本病痊预后很少复发,很少发生于婴幼儿及青少年,中年以上较为多见,性别无明显差别。

（一）病因

本病由带状疱疹病毒引起,病原体为水疱带状疱疹病毒(herpes zoster virus,HZV)属 DNA 病毒,可引起水痘或带状疱疹。一般认为第1次接触带状疱疹病毒可发生全身原发性感染——水痘。病毒可通过唾液飞沫或皮肤接触而进入人体,病毒可经皮肤黏膜进入血管,侵犯神经末梢,以后潜伏于脊髓神经的后结节或脑神经髓外节、三叉神经节,病毒被激活则引起带状疱疹。激活因素如上呼吸道感染、传染病、外伤、药物、恶性肿瘤、免疫缺陷病等。有人认为儿童感染本病毒,则可发生水痘,也可不发生症状成为隐性感染。

（二）临床表现

本病多发于春秋季节,发生前可有发热、倦怠、全身不适、食欲缺乏等前驱症状。患侧皮肤有烧灼感,神经性疼痛,疼痛程度不一,亦可无前驱症状,直接出现疱疹。疱疹与疼痛沿着神经分布发生,开始发病时皮肤可见不规则红斑,继而出现密集成簇的疱疹,呈粟粒大小透明小水疱,疱壁紧张,周围有红晕。几天之内陆续出现水疱,继而疱疹变为混浊,逐渐吸收干涸结痂。小水疱亦有破裂成糜烂面,最后结痂脱落。

口腔颌面部带状疱疹与三叉神经被侵有关,损害可见于额、眼、面颊、唇口、颏部,口内如腭、舌、颊、龈等部位,可侵犯1支或2支以上,但多为单侧不超过中线。

胸、腰、腹、背部及四肢也可发生,多局限于一侧,少数可超过中线。全身可有发热不适等症状。重者可并发肺炎、脑炎等,甚至导致死亡。病毒侵犯眼部,可发生结膜炎、角膜炎。病毒侵犯运动神经、睫状神经节,随部位不同,而有面瘫、外耳道疼痛、耳聋、唾液腺分泌障碍等症状。

本病随着年龄增长,症状也多加重,病程亦随之延长。有的患者痊预后神经症状可迁延数月或更长时间。

（三）诊断

根据临床病史和症状表现，疱疹成簇沿神经呈带状排列，单侧发生，疼痛剧烈等特点，易于做出诊断。

（四）治疗

减少疼痛、缩短疗程、促进愈合为其治疗目的。抗病毒治疗可选用阿昔洛韦，宜早期使用。也可用干扰素每天 100～300 万 U 肌内注射。免疫增强治疗可选用转移因子、胸腺肽素治疗。皮质激素虽可抑制炎症，减少神经疼痛后遗症发生率，但因可抑制免疫功能，有使带状疱疹扩散的可能，因此，应慎用。

针对疼痛可用苯妥英钠，每天 300 mg，或卡马西平每天 600～800 mg，分 3 次服用。每天或隔天肌内注射维生素 B_1 100 mg，维生素 B_{12} 500 μg，隔天肌内注射 1 次。局部激光照射，有止痛和缩短疗程作用。

针对病毒，也可肌内注射板蓝根注射液、口服吗啉胍等。

病损局部可涂 1‰ 甲紫，炉甘石溶液可帮助水疱吸收、干燥、脱痂。有继发感染者可使用抗生素，并注意休息支持疗法。

三、手足口病

手足口病是由小核酸类病毒中的柯萨奇 A16 病毒引起的流行性皮肤黏膜病。为侵犯手、足、口部的疱疹性疾病，主要发于儿童。自 1957 年在新西兰流行以来，各国也先后多有报道，我国报道也在增多。

（一）病因

本病主要是柯萨奇 A16 病毒感染，亦可由柯萨奇 A5、A10、B5、B2 等所致。有报道与肠道病毒 E71 有关。本病传染性很强，飞沫经空气由呼吸道直接传播，亦可由消化道间接传播。

（二）临床表现

本病多发于儿童，男女无明显差异，发病多无季节性。春季发病稍多。婴幼儿易患此病。潜伏期 2～5 天。全身症状轻微，可有低热、头痛、咳嗽、流涕、食欲缺乏等症状。口腔、颊、龈、硬腭、舌部、唇和咽部黏膜出现疼痛性小水疱，周围绕以红晕。水疱可相互融合，疱很快破裂，形成灰白色糜烂或表浅溃疡。因疼痛影响进食、吮乳，并有流涎。皮损和口腔损害同时或稍后出现，呈散在或密集分布于手、足，包括手背、手掌、足底及指、趾，以外侧、伸侧多见。皮损为红斑、丘疹、水疱，丘疹呈黄白色椭圆形，水疱米粒至豌豆大，孤立而不融合，疱壁厚而紧张，周围有红晕。有时可在足背、肘、膝、臂、下肢出现斑丘疹。本病一般在 2 周内痊愈。有时可伴腹痛、腹泻等症状。

（三）诊断

本病发生具有特征部位及病损形态，根据发病季节、流行性及患儿易发等特点，即可确定诊断。必要时可进行病毒分离检查。

（四）治疗

一般可用抗病毒药物，如可选用板蓝根等中药抗病毒治疗。严重者可酌情用阿昔洛韦、左旋咪唑、聚肌胞等药物。

局部主要防止继发感染，局部湿敷和外涂抗炎软膏。保持口腔卫生。对患者进行隔离，以免发生流行。

（常菊花）

第七节 口腔理化性损害

口腔黏膜的理化性损害是指由于机械性、化学性及物理性刺激等明确的原因而引起的口腔黏膜病损。

一、创伤性血疱及溃疡

(一)病因

由于机械性刺激因素对口腔黏膜的损伤可形成创伤性血疱或创伤性溃疡,按刺激时间不同又可分为持久性及非持久性刺激因素。持久性机械刺激如口腔内龋齿破坏后的残冠、残根、尖锐的牙尖、经磨耗后的牙齿锐缘、不良修复体的卡环、义齿的牙托等均是长期存留在口腔内可以引起创伤性损害的因素。非持久性机械刺激如脆、硬食物的刺激,咀嚼不慎时的咬伤、刷牙时用力不当、口腔科医师使用器械操作不当等均可对黏膜造成损伤,而成为非持久性的刺激因素。

(二)临床表现

由于机械性刺激因素的力量大小和受刺激的时间长短不同,机体对刺激的反应亦不完全相同,故形成各有特点的病损。

1.压疮性溃疡

由持久性机械刺激引起的一种口腔黏膜深溃疡。多见于成年人,尤其是老年人。病损多发生在刺激物的邻近或与刺激物接触的部位。早期受刺激处黏膜发红,有轻度的肿胀和疼痛,如及时除去刺激,黏膜可恢复正常,否则形成溃疡,溃疡外形与刺激物形状一致。因为黏膜长期受刺激,故溃疡可波及黏膜下层形成深溃疡。溃疡边缘轻微隆起,中央凹陷。如有继发感染则溃疡表面有淡黄或灰白色假膜。局部淋巴结可触及。

儿童乳牙的慢性根尖炎,当牙槽骨已遭受破坏,再加以恒牙萌出时的压力,有时可使乳牙根尖部由牙槽骨的破坏部位穿破牙龈表面黏膜而暴露在口腔内,形成对黏膜的刺激,引起压疮性溃疡。牙根尖部往往直插入溃疡当中,此种情况以上唇及颊黏膜多见。

因为形成压疮性溃疡的刺激是缓和而长期的,故溃疡表面多为炎性肉芽组织而缺少神经纤维,所以疼痛不很明显,但有继发感染时疼痛可加重。

2.Riga 病或称 RigaFede 溃疡

RigaFede 溃疡是专指婴儿舌系带由于创伤而产生的增殖性溃疡。多见于舌系带短的婴儿。因为舌系带较短,初萌出的下切牙切缘又较锐,所以当吸吮、咳嗽或伸舌时,舌系带易受下切牙切缘刺激。因长时间的摩擦就可形成溃疡。开始时在舌系带处充血、发红、肿胀,久之,上皮破溃即形成溃疡。由于持续不断的摩擦,溃疡面渐扩大,长久得不到治疗即可转变为增殖性、炎症性、肉芽肿性溃疡。触之较坚韧,因此,影响舌的运动,患儿啼哭不安。

3.增殖性病损

增殖性病损多见于老年人。由于义齿的牙托边缘不合适引起的长期而缓和的慢性刺激使组织产生增殖性炎症病变。常见于腭部及龈颊移行部。黏膜呈坚韧的肉芽肿性增生,有时伴有小面积溃疡。有时仅有炎症性增生而无溃疡面。患者一般无明显的疼痛症状。

4.Bednar 口疮

Bednar 口疮专指婴儿硬腭后部由于创伤引起的擦伤。如婴儿吮吸拇指或吮较硬的人工奶头,或大人给婴儿清洗口腔时力量太大,可造成对上腭的擦伤,形成浅溃疡。病损多为双侧对称分布。婴儿常哭闹不安。

5.自伤性溃疡

自伤性溃疡好发于青少年,性情好动,常用铅笔尖捅刺黏膜,右利手者,溃疡好发于左颊脂垫尖或磨牙后垫处;左利手者,反之。咬唇颊者,溃疡好发于下唇、双颊或口角处。溃疡深在,基底略硬或有肉芽组织,疼痛不明显。

6.黏膜血疱

黏膜血疱常因咀嚼时不慎咬伤或脆硬食物的重力摩擦而引起。咬伤者多见于颊及口角和舌黏膜,形成的血疱较小。而食物摩擦引起者多见于软腭或咽部黏膜,形成的血疱较大,且易破裂。血疱破裂后可形成溃疡,比较疼痛。小血疱不易破。如将疱中血液吸出且无继发感染,1～2 天即可愈合。

(三)病理

创伤性溃疡的组织病理变化为非特异性溃疡。可见上皮破坏,溃疡区凹陷。结缔组织中有多形核白细胞、淋巴细胞及浆细胞浸润。增殖性病损可见慢性炎症肉芽组织增生。

(四)诊断

(1)在病损附近或对颌可发现机械性刺激因素。如为溃疡,则溃疡外形往往同刺激物的形态一致。且在上、下颌静止或运动状态时,溃疡与刺激物的摩擦部位有相对应关系。

(2)如未发现刺激物,可仔细询问患者,往往有受创伤的病史,而无溃疡反复发作史。

(3)除去刺激因素,局部用药后,溃疡在 1～2 周内即可愈合。如果仍不愈合,溃疡又较深大,或基底有硬结等要考虑做活检,以便进一步明确诊断,除外特殊性病损。

(五)鉴别诊断

需与一些不易愈合的特异性深溃疡相鉴别。

1.复发性坏死性黏膜腺周围炎

(1)口腔内无机械刺激因素,亦无创伤史,但有较长期的口腔溃疡反复发作史。

(2)溃疡深大,但常为多发性,多时为 1 个或 2 个深大溃疡,同时可伴有数个小溃疡。

(3)疼痛明显,溃疡持续数周以上不易愈合。往往在口腔内能见到愈合后遗留的瘢痕。

2.癌性溃疡鳞状细胞癌

癌性溃疡鳞状细胞癌是口腔常见的恶性病变,其以溃疡形式表现的又最多,所以应注意其特征,做到早诊断早治疗。其特点如下。

(1)口腔内虽然有深溃疡但无刺激因素,无创伤史,亦无口腔溃疡反复发作史。

(2)溃疡深大,呈弹坑样,溃疡底有细颗粒状突起,似菜花样,或有人形容像天鹅绒样。溃疡边缘翻卷高起,并发硬。周围组织迅速被浸润,基底有较广泛的硬结。溃疡持久不愈。如无继发感染,疼痛不明显。

(3)病变进展迅速,病程无自限性,没有组织修复现象。

(4)病变初起时淋巴结无明显改变,但很快病变相应部位淋巴结肿大,触之较硬,早期能推动,晚期则和周围组织粘连不能推动。

(5)用甲苯胺蓝染色法做筛选试验为阳性的部位取活检,易见癌的组织病理变化。

（六）治疗

1.除去刺激因素

如拔除残冠、残根，调磨尖锐牙尖、牙缘，修改不合适的义齿等。轻度的创伤只要除去刺激因素，甚至不需药物治疗，几天内即可愈合。

2.局部治疗

局部治疗以预防继发感染，促进溃疡愈合为原则。用0.1％依沙吖啶溶液含漱。局部用养阴生肌散或收敛性药物如1％甲紫溶液，或抗菌消炎的药膏均可。

3.继发感染

如局部淋巴结肿大、疼痛等，要根据情况给予抗生素。

4.对 Riga 病亦按压疮性溃疡治疗

首先消除刺激改变吮奶方式，暂时用勺喂奶，以免吸吮时牙齿切缘刺激舌系带。对增生性溃疡有人主张局部用5％～10％硝酸银溶液烧灼，如溃疡表面有坏死时可考虑使用，以除去表面的坏死组织。用药时应隔离好唾液。用药次数不宜太多，1～2次即可。溃疡愈合患儿稍大时可结合手术治疗，矫正舌系带过短。

二、化学性灼伤

（一）病因

某些化学物质，如强酸、强碱等，误入口腔，或口腔治疗用药不慎，将酚、硝酸银、三氧化二砷等药物接触了正常口腔黏膜，可使黏膜发生灼伤。

（二）临床表现

化学物质引起损伤的特点是使组织坏死，在病损表面形成一层易碎的白色坏死的薄膜。如拭去此坏死层即露出出血的红色糜烂面。病损不深，但非常疼痛。

（三）治疗

首先要用大量清水冲洗病损处，尽量稀释和洗净致伤的化学物质。因病损往往为大面积的浅溃疡或糜烂，故非常疼痛，局部可使用表面麻醉药，如0.5％达克罗宁液或1％～2％利多卡因液等含漱止痛。病损处涂抗菌消炎的药物或收敛性药物。如无继发感染，1周左右可痊愈。

三、热损伤

（一）病因

口腔黏膜的热损伤并不多见。偶因饮料、茶水或食物过烫时引起黏膜的烫伤。

（二）临床表现

轻度烫伤仅见黏膜发红，有轻微疼痛或麻木感，并不形成糜烂或溃疡。但热损伤严重时可形成疱疹。疱破溃后变为糜烂或浅溃疡，疼痛明显。

（三）治疗

病损仅发红未糜烂时，一般局部不需用药，数小时内症状可渐缓解。如有疱疹或已糜烂则局部应用抗菌消炎药物。最初1～2天疼痛较重时，局部可用0.5％达克罗宁液或1％～2％利多卡因液含漱止痛。如无继发感染一般在1周左右可痊愈。

四、放射线损伤

放射性口炎又称放射性黏膜炎，是因放射线电离辐射引起的口腔黏膜损伤，多为头颈部恶性肿瘤用放射线治疗的患者。根据 X 线照射剂量、患者年龄和健康状况等不同,可发生程度不同的口腔黏膜损伤。一般可分为急性损害和慢性损害。

（一）病因

各种电离辐射(X 线、α、β、γ 射线及电子、核子和质子)作用于人体,细胞核的 DNA 吸收辐射能,导致可逆或不可逆 DNA 合成和细胞分化方面的变化,破坏了细胞正常代谢,引起细胞基因突变,导致细胞组织和器官发生一系列反应和损伤。放射线在杀死癌细胞的同时,也不同程度地损伤了正常组织。放射性口腔炎是头颈部放疗最常见的并发症。

（二）临床表现

放射性口腔损害的程度和过程取决于电离辐射的性质、照射剂量及其面积和总疗程、个体差异等。放射线照射后短时间内的黏膜变化称为"急性损害",照射后 2 年以上出现的症状及变化称为"慢性损害"。

一般在照射后第 2 周,当剂量达到 10 Gy 左右时可出现黏膜反应。急性放射性口炎主要表现为口腔黏膜充血、水肿糜烂、白膜形成、溃疡、疼痛、进食困难,甚至影响到放射治疗的正常进行及治疗效果。口腔黏膜急性放射性损伤依据照射剂量不同可分为 4 级。①Ⅰ级:黏膜充血水肿,轻度疼痛;②Ⅱ级:口腔黏膜充血水肿,点状溃疡及散在白膜,中度疼痛;③Ⅲ级:口腔黏膜充血水肿,片状溃疡及融合白膜,疼痛严重并影响进食;④Ⅳ级:口腔黏膜大面积溃疡,剧痛,不能进食。

慢性放射性口炎以唾液腺破坏,口腔干燥为主要症状。口干症状能长时期存在,并伴有烧灼痛。白假丝酵母菌感染是常见的并发症。

（三）病理

急性放射线损害可见组织水肿、毛细血管扩张、黏膜上皮细胞坏死、纤维素渗出等。慢性放射线损害可见上皮连续性破坏、炎细胞浸润、毛细血管扩张、黏膜下小唾液腺萎缩等。

（四）诊断

头颈部肿瘤接受放射治疗的患者接触射线后短期内或较长时间后出现口腔黏膜损伤。

（五）预防

1.保持口腔卫生

应嘱患者使用氟制牙膏,保持口腔卫生,养成餐后刷牙漱口的习惯,使用波浪形软毛牙刷,有效清洁牙齿和牙间隙,保持口腔清洁。

2.多喝水

患者开始放疗的当天起,每天要饮水大于 2 500 mL,也可用金银花、麦冬泡水喝,以保持口腔湿润。应多嚼口香糖,多作咀嚼运动,可减轻张口困难。

3.放疗前的口腔检查

放疗前先去口腔科做详细检查,如有口腔溃疡、脓肿、龋齿、牙周炎等,治疗后再行放疗。如有不合适的义齿,应先矫正,尽量避免对口腔黏膜的不良刺激。

4.放疗期间饮食

放疗期间,加强营养,给予高蛋白、高维生素、高热量的饮食,勿食过冷、过热、过硬及油炸食物,忌辛辣刺激性的食物。遵医嘱用淡盐水或多贝尔溶液漱口预防口腔感染。淡盐水的配制方法是:在 500 mL 温开水中加盐 3～4 g(约小半匙)即可;如发生真菌感染,选用 2%～4% 碳酸氢钠溶液漱口,并含化制霉菌素。

5.中药漱口液

中药漱口液有清热解毒之功效,作用缓和且口感好,不但可以预防口腔感染,而且对上呼吸道感染也有一定的预防作用。

(六)治疗

以对症治疗为主。

1.急性放射性损害的治疗

可根据口腔内 pH 选择正确的漱口液,给予超声雾化吸入,每天 2 次,可减轻黏膜水肿、稀释分泌物、促进溃疡愈合、减少疼痛。溃疡处可用锡类散或口腔溃疡膜等贴敷。疼痛剧烈可用局麻药 1%利多卡因饭前含漱,可起到镇痛、消炎、消肿的作用。

2.慢性放射性损害的治疗

有真菌感染者,可用制霉菌素或氟康唑片。但长期使用抗真菌药应注意肝肾功能。口干症状明显者可用人工唾液或促进唾液分泌的药物,如胆碱受体激动剂或采用中药活血生津冲剂等。

3.全身支持治疗

加强营养,给予高蛋白、高维生素、高热量的饮食。不能进食者给予营养支持,必要时可给鼻饲饮食。

(常菊花)

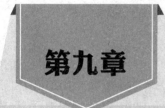

第九章　口腔颌面部损伤

第一节　全面部骨折

全面部骨折主要指面中 1/3 与面下 1/3 骨骼同时发生的骨折。多由于严重的交通事故、高空坠落和严重的暴力损伤造成。由于面骨维持着面部轮廓,一旦发生多骨骨折,面形则遭到严重破坏,且经常累及颅底和颅脑、胸腹脏器和四肢。

一、临床表现

(一)多伴有全身重要脏器伤

首诊时患者常有明显的颅脑损伤症状,如昏迷、颅内血肿以及脑脊液漏等;腹腔脏器(如肝、脾)损伤导致的腹腔出血、休克等;颈椎、四肢和骨盆的骨折。

(二)面部严重扭曲变形

由于骨性支架破坏,面部出现塌陷、拉长和不对称等畸形;可有眼球内陷、运动障碍、眦距不等、鼻背塌陷等改变,严重时常有软组织的哆开或撕裂伤。

(三)咬合关系紊乱

全面部骨折最明显的改变是咬合错乱,患者常呈开𬌗、反𬌗、跨𬌗等状态,伴有张口受限等症状。

(四)功能障碍

患者常伴有复视甚至失明,眶下区、唇部的感觉障碍等。

二、诊断

全面部骨折在首诊时必须早期对伤情做出正确判断,应首先处理胸、腹、脑、四肢伤以及威胁生命的紧急情况,优先处理颅脑伤和重要脏器伤。昏迷的伤员要注意保持呼吸道通畅,严禁作颌间结扎固定,严密观察瞳孔、血压、脉搏和呼吸等生命体征的变化。及时处理出血,纠正休克,解除呼吸道梗阻。

全面部骨折的诊断通过详细的检查与辅助检查不难做出,但由于涉及诸多骨骼骨折,普通平片和 CT 常常容易漏诊,因此常选用更先进的三维 CT 重建,其优点是提供的信息更详细,骨折部位、数量、移位方向一目了然,结合平片可全面了解骨折的全貌。

三、治疗

此类骨折的专科手术应在伤员全身情况稳定、无手术禁忌证后进行。

（一）手术时机

应争取尽早行骨折复位固定，手术可在伤后 2～3 周内进行。可一次手术或分期手术。如伤员伤情稳定，经过充分准备，可与神经外科、骨科联合手术，处理相关骨折。需要指出的是，由于伤情涉及多个专业，所以处理这类伤员时，既要分轻重缓急，又要相互协作，避免延误治疗，给后期手术带来困难。

（二）手术原则

恢复伤员正常的咬合关系；尽量恢复面部的高度、宽度、突度、弧度和对称性；恢复骨的连续性和面部诸骨的连接，重建骨缺损。

（三）骨折复位的顺序

全面部骨折后，常使骨折的复位失去了参照基础，因此复位的顺序和步骤显得非常重要，术前要有成熟的考虑，多采用自下而上或自上而下、由外向内复位的原则，具体要考虑上、下颌骨骨折段的数量、移位的程度、牙存在与否等因素决定。对于有牙颌伤员，复位首先考虑的问题是咬合关系的恢复，先做容易复位、容易恢复牙弓形态的部位，找到参照基础后，再以其他部位的咬合对已复位的咬合关系。

如上颌骨无矢状骨折，牙列完整，而下颌骨骨折错位严重，牙丢失多，可先复位上颌骨，然后用下颌对上颌，恢复正确的咬合关系，最后复位颧骨颧弓和鼻眶骨折。下颌骨因为骨质较厚，强度大，发生粉碎性骨折的概率较上颌骨少，容易达到较精确的复位与固定，形态恢复较容易，所以也可以先行下颌骨复位后再行上颌骨复位，当上、下颌骨的咬合关系重建后，以颌间固定维持咬合关系，接下来复位颧骨颧弓骨折，恢复面中部的高度、宽度及侧面突度的对称性，最后复位鼻-眶-筛骨折、眶底骨折和内眦韧带（图 9-1）。程序性复位固定在全面部骨折是很好的方法。但对无牙颌伤员则不适用，此时，可根据情况利用原来的义齿参照进行复位，或尽量进行比较接骀近关系的骨折复位。

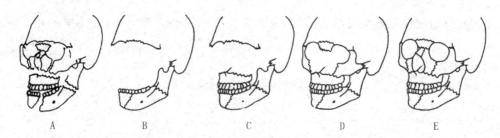

图 9-1 自下而上的全面部骨折复位
A.全面部骨折；B.复位下颌骨骨折；C.复位上颌骨骨折，复位咬合关系；D.复位颧骨颧弓骨折；E.复位鼻眶筛骨折

（四）手术入路

严重的全面部骨折的手术切口应综合设计，如面部有软组织开放创口，可利用创口做骨折的复位内固定。闭合性骨折时，一般上面部和中面部骨折采用全冠状切口，可加用睑缘下切口，下颌骨根据骨折部位选择口外局部切口或口内切口。这样几乎可暴露全面部骨折线，进行复位与

固定。全面部骨折常需要植骨,冠状切口可就近切取半层颅骨作为植骨材料,用以修复眶底、上颌骨缺损,可免除另开手术区的缺点。

(王聪聪)

第二节　上颌骨骨折

上颌骨骨折发生率比下颌骨少。据有关资料统计,上颌骨骨折的发生率占颌面骨损伤总数的 15%～27%。

一、上颌骨骨折分类

最常使用的上颌骨骨折分类是 Le Fort 分型。

(一)Le Fort Ⅰ型

Le Fort Ⅰ型又称上颌骨低位骨折。骨折线相当于下薄弱线,即从梨状孔下部开始,在牙槽突底部及上颌结节的上方,水平向后延伸至翼突。这类损伤可包括鼻中隔及上颌窦,同时可有牙槽突及牙的损伤,仅借助口腔及上颌窦等黏膜与骨折片相连。摇动骨折片上的牙,可见整个骨折块随之移动。

(二)Le Fort Ⅱ型

Le Fort Ⅱ型又称锥型或颧弓下骨折。骨折线相当于中薄弱线,横过鼻梁,沿眶内侧壁向下到眶底;然后通过颧骨下方或颧上颌缝到达到蝶骨翼突。有时可以波及筛窦而达颅前窝,出现脑脊液鼻漏。有鼻及眶下缘的变形、鼻腔侧壁及上颌窦的损伤。

(三)Le Fort Ⅲ型

Le Fort Ⅲ型又称上颌骨高位骨折或颧弓上骨折。骨折线相当于上薄弱线,横过鼻梁、眶部,再经过颧骨和颧弓上方,向后达翼突,形成完全的颅面分离。多伴有颅脑损伤、颅底骨折。面部中分凹陷并变长;眼睑结膜下出血,眼球下移;眶周皮下淤血,耳、鼻出血或出现脑脊液鼻漏等。此外,在上颌骨上尚可发生垂直骨折又称矢状骨折或正中骨折。骨折线将腭骨分成左右两半,使上颌牙弓变宽。在临床上骨折线并不一定都是如此典型。由于暴力方向和大小不同,可呈现为非典型性骨折。两侧骨折线常不在同一平面或不属同一类型,也可以发生单侧上颌骨骨折。

在各型上颌骨骨折中,常有各种合并伤,其中以颅脑损伤发生率最高,尤其在 LeFon Ⅱ、Ⅲ型骨折时几乎全部有合并伤。

二、临床表现

上颌骨骨折的临床表现,除具有一般骨折的共同症状和体征如肿胀、疼痛、出血、移位及畸形外,还有一些特有的表现。

(一)面形改变

上颌骨骨折后,骨折段的移位取决于外力的大小、方向和颌骨本身的重量,常向下坠,使面中 1/3 变长,翼外肌和翼内肌的牵拉,可将骨折片拉向后下,可出现面中部凹陷、后缩,称为"碟形面"。如上颌骨骨折仅仅是裂缝骨折,则不发生移位。

(二)咬合错乱

上颌骨发生横断骨折时,向后下移位,可使后牙早接触,前牙开𬌗,如一侧横断骨折下垂,患侧早接触,健侧开𬌗。

(三)"眼镜"状瘀斑

这是上颌骨 LeFort Ⅱ型、Ⅲ型骨折后,出现的一种特殊体征。由于眼睑及眶周组织疏松,伤后发生水肿,加之骨折后组织内出血淤积其间,使眼球四周的软组织呈青紫色肿胀区,好似佩戴了墨镜。虽然在单纯软组织伤或颧骨骨折时也可能出现类似体征,但结合眼其他症状和体征可以鉴别。

(四)口、鼻腔出血

上颌骨骨折常合并口、鼻腔黏膜撕裂或鼻窦黏膜损伤。有时口腔内并无破损,血仅由鼻孔流出,或同时由后鼻孔经口咽部流至口腔。

(五)眼的变化

上颌骨骨折波及眶底时,可出现一系列眼的症状和体征,如眼球结膜下出血、眼球移位和复视等。如损伤动眼神经或外展神经,可使眼球运动障碍;如伤及视神经或眼球,则引起视觉障碍或失明。

(六)脑脊液漏

上颌骨骨折时如伴发颅底骨折,骨折线经过蝶窦、额窦或筛窦时,发生硬脑膜撕裂,可出现脑脊液鼻漏。如合并有耳岩部损伤,还可发生脑脊液耳漏。

三、诊断

通过询问病史,查体,结合 X 线片观察,对上颌骨骨折的诊断并不困难。首先应问明受伤的原因,了解致伤力的性质、大小、速度、方向和受力部位等,可作为诊断的重要依据。同时要了解患者受伤后有无上颌骨骨折的相关症状,如面中部疼痛或麻木,口、鼻有无伤口和出血,牙咬合异常,鼻阻塞和呼吸困难等。

观察面中 1/3 部有无伤口、肿胀、出血或瘀斑,有无"碟形面"或长面等面形改变;口、鼻有无伤口和出血;鼻、耳部有无脑脊液漏;有无张口受限及咬合关系错乱;检查上颌骨有无异常动度、摩擦音和台阶等。X 线摄片以华氏位为主,必要时加照头颅侧位片,上颌咬合片等。在 X 线片上可观察:骨折线的部位,数量、方向,骨折类型,骨折段移位情况,牙与骨折线的关系等。CT 可清晰显示上颌骨各面骨折及移位情况。

四、治疗

(一)早期处理

注意有无颅脑、胸腔及腹腔等处合并伤,有严重合并伤的伤员,以处理合并伤为主。对上颌骨的创伤可先作简单应急处理,以减轻症状,稳定骨折片,待后期复位治疗。上颌骨骨折时由于骨折段向下后方移位,将软腭压接于舌根部,使口腔、咽腔缩小,同时鼻腔黏膜肿胀、出血,鼻道受阻,都可引起呼吸困难,应注意防止窒息。

(二)复位与固定

上颌骨骨折的治疗原则是使错位的骨折段复位,获得上、下颌牙的原有咬合关系后进行固定。

1.复位方法

（1）手法复位：在新鲜的单纯性骨折的早期，骨折段比较活动，用手或借助于上颌骨复位钳，易于将错位的上颌骨恢复到正常位置。手法复位，方法简单，一般在局麻下即可进行，简单的骨折，也可不用麻醉。

（2）牵引复位：骨折后时间稍长，骨折处已有部分纤维性愈合，或骨折段被挤压至一侧或嵌入性内陷，或造成腭正中裂开，向外侧移位，用手法复位不能完全回复到原有位置，或一时无法用手法复位时，则采用牵引复位。

（3）手术复位：如骨折段移位时间较长，骨折处已发生纤维愈合或骨性愈合，用上述2种方法都难以复位时，则需采用手术复位，即重新切开错位愈合的部位，造成再次骨折，而后用合适器械撬动、推、拉，使骨折段复位到正常解剖位置。如伴有颧骨、鼻骨或额、眶区骨折时，现多采用头皮冠状切口，向下翻起额、颞部大皮瓣，可以充分显露额、鼻、眶及颧区及部分上颌骨骨面，便于在直视下进行骨折段复位和固定，容易做到解剖复位，取得较好的治疗效果。此种手术切口，隐蔽在发际线以上，术后无面部瘢痕，患者比较愿意接受。尤其适用于在额鼻眶颧区有多处骨折的病例，可以避免在面部做多处切口。

2.固定方法

上颌骨骨折的固定方法有几种类型，原则上是利用没有受伤的颅、面骨骼固定上颌骨骨折段，同时作颌向固定，以恢复咬合关系。固定方法较多，最常用以下几种。①颌间牵引固定加颅颌固定：于上下牙列上安置有挂钩的牙弓夹板，使骨折段复位后按需要的方向和力量在上、下颌之间挂若干橡皮圈进行固定，并以颅颌弹性绷带或颏兜将上、下颌骨一起固定于颅骨上。上颌骨骨折一般固定3周左右。②切开复位坚强内固定：在开放性上颌骨骨折、上颌骨无牙可做固定、上颌骨多发及粉碎性骨折或骨折处已发生纤维性愈合的病例，均可采用切开复位，复位后以微型或小型钛夹板行坚强内固定。在上颌骨 LeFort Ⅱ型和 LeFort Ⅲ型骨折时，由于牵涉的骨折部位较多，可选用头皮冠状切口，切开至帽状腱膜下层，将头皮及颞面部皮瓣向下翻转，可显露出额、颞、眶、鼻、颧弓、颧骨及上颌骨骨面，必要时可加做口内前庭沟切口，从口内进一步显露上颌骨骨折部位。这种切口由于可充分显露多处骨折的部位，便于探查、骨折段复位及固定的操作，尤其适用于陈旧性上颌骨骨折合并颧骨、鼻。

（王聪聪）

第三节 下颌骨骨折

下颌骨骨折的发生率占颌面骨骨折的55%～72%，好发部位有颏部、颏孔部、下颌角部及髁状突部。其中以颏正中、颏孔部、髁状突颈部较多见，磨牙区和升支部相对较少。

一、临床表现

下颌骨骨折时除会发生一般骨折所具有的肿胀、疼痛、出血和功能障碍等症状和体征外，由于下颌骨的解剖生理特点，骨折时有一些特殊的临床表现。

（一）骨折段移位

下颌骨骨折后，有多种因素可以影响骨折段的移位，其中以咀嚼肌对颌骨的牵拉为主要原因，其他因素还有外力的方向、骨折的部位、骨折线的方向和倾斜度及骨折段上是否有牙存留等。不同部位其骨折段移位情况如下。

1.颏正中部骨折

下颌骨颏正中部骨折，可以是单发的、双发的线形骨折或粉碎性骨折。在单发的正中颏部线形骨折时，由于骨折线两侧肌的牵拉力量相等，方向相对，常无明显移位或不发生移位，如为斜行骨折，一侧骨折片有颏棘，一侧骨折片无，则可能发生移位。如为颏部双发骨折，两骨折线之间的颏骨折段可因颏舌骨肌、颏舌肌、下颌舌骨肌和二腹肌前腹的牵拉，而向后下移位。如为颏部粉碎性骨折或伴有骨质缺损，则两侧骨折段由于下颌舌骨肌的牵引，而向中线方向移位，使下颌骨前端变窄。后两种情况，都可使舌后退，有引起呼吸困难，甚至发生窒息的可能，应特别注意。

2.颏孔区骨折

单侧颏孔部骨折，多为垂直骨折或斜行骨折，常将下颌骨分成前后两段，前骨折段与健侧下颌骨保持连续性，由双侧降颌肌群的牵引，向下、后方移位并稍偏向患侧，同时因有健侧关节为支点，故稍向内转而使前牙微呈开𬌗；如果骨折断端彼此重叠，则颏部后退更显著，向患侧移位也更为明显。后骨折段因所附升颌肌群的牵引，多向前上方移位，并微偏向健侧。

3.下颌角部骨折

此类骨折也是将下颌骨分为前后两个骨折段。如果骨折线正在下颌角，两个骨折段都有嚼肌与翼内肌附丽，骨折段可不发生错位；若骨折线在这些肌肉附丽处之前方，则前骨折段因降颌肌群的牵引，向下、向后移位，与颏孔区骨折的情况相似。

下颌骨骨折的移位与骨折线方向及骨折段上有无牙存在也有一定的关系。如果上下颌都有牙，骨折线是由下颌骨下缘从后向前上斜行至牙槽突，由于升颌肌群的牵引，可将后骨折段拉上内侧，直至上下牙接触为止。如后骨折段无牙，则向上移位更明显。如果骨折线的方向从下颌下缘自前向后上斜行至牙槽突，则这类骨折片移位可不明显。

4.髁状突骨折

髁状突骨折多发生于它的颈部。骨折后的髁状突，常因其所附着的翼外肌的牵拉而向前内方移位。同时，下颌升支部受嚼肌、翼内肌和颞肌的牵拉而向上移位，使患侧牙早接触而健侧牙及前牙形成开𬌗。双侧髁状突发生骨折时，两侧下颌升支被拉向上方，后牙早接触，前牙明显开𬌗。

5.多发骨折

下颌骨发生多发骨折时，骨折段的移位常无一定的规律。有肌肉附着的骨折段一般向肌肉牵拉方向发生移位；无肌肉附着或原附着的肌肉也损伤断裂，则骨折段常随外力方向或重力而发生移位。

（二）咬合错乱

咬合错乱是颌骨骨折中最常见和最有特点的体征。下颌骨骨折后，骨折段多有移位，有时即使只有轻度移位，也可出现咬合错乱。自觉症状是牙咬不上，咬合无力或咬合疼痛。客观检查则发现早接触、反𬌗、开𬌗，多数牙无接触关系或咬不住置于上下牙间的压舌板。

（三）骨折段异常动度

正常情况下，是全下颌骨整体协调的生理运动。当下颌骨骨折后，则可出现分段不协调的异常动度,同时可出现骨折断端间的异常摩擦感、摩擦音或骨断端形成的台阶。

(四)牙龈及黏膜撕裂

下颌体部的骨折常致骨折处的牙龈和黏膜撕裂,成为开放性骨折,并可伴发牙折、牙挫伤、牙脱位或牙缺失。

(五)骨折附近软组织出血或肿胀

骨折时均伴有局部出血,血液可从与骨折相通的面部伤口或口内牙龈撕裂处流出,也可积聚在组织内形成血肿。下牙槽血管如发生断裂,血液可渗至口底组织内,形成口底血肿。

(六)感觉异常

下颌骨骨折后,可因骨折断端活动或摩擦,发生疼痛。如伴发下牙槽神经损伤或断裂,则出现同侧下唇麻木。

(七)功能障碍

下颌骨骨折患者可由于疼痛、骨折段移位和咬合错乱,限制了正常的下颌骨运动,影响咀嚼、进食和吞咽。因局部水肿、血肿和涎液增多等,可影响正常呼吸,严重者可发生呼吸道梗阻。

二、诊断

询问病史时应了解受伤的原因、时间、部位、外力的大小及方向等。然后检查患者的全身情况和局部情况。观察颌面部有无创口、肿胀、出血和淤血的部位。检查有无牙列移位、咬合错乱、开闭口障碍、下唇麻木、牙龈撕裂、局部压痛、台阶状移位和下颌骨异常动度等。X线片检查可进一步明确有无骨折线及骨折线的数目、方向、类型、范围及骨折段移位情况,同时注意有无其他颅面骨损伤。应拍摄下颌曲面断层片、下颌骨侧位片等。

三、治疗

(一)下颌骨骨折的复位方法

1.手法复位

在单纯线形骨折的早期,骨折处尚未发生纤维性愈合,可用手法复位,将移位的骨折段回复至正常位置。

2.牵引复位

多应用于手法复位效果不满意,或骨折处已有纤维性愈合,不能手法复位者。可应用牙弓夹板和橡皮圈做颌间牵引。即在上、下颌牙列上结扎、安置带有挂钩的牙弓夹板,然后根据骨折段需要复位的方向,套上橡皮圈,做弹性牵引,使骨折段逐渐恢复到正常的位置。在下颌骨体部有明显移位的骨折段,可采用分段式牙弓夹板,结扎在骨折线两侧的牙列上,套上橡皮圈做牵引。在牵引过程中,应经常检查复位的效果和骨折段移动的方向,随时调整橡皮圈牵引的方向和力量。

3.切开复位

对新鲜开放性骨折,常可在软组织清创的同时,做骨折的复位和内固定。对于不能做手法复位的复杂性骨折,为了争取较好的复位、固定效果,也可采取手术切开复位的方法。对于骨折移位时间已较长,骨折处已有致密的纤维性或骨性错位愈合者,只有采用手术切开复位,才能将错位愈合中所形成的纤维组织切开,或将骨性愈合处凿开,将骨断端游离,使骨折段正确复位,并做骨断端的坚强内固定。

(二)下颌骨骨折的固定方法

1.单颌固定

单颌固定的优点是固定后仍可张口活动,对进食和语言的影响较小,便于保持口腔卫生,同时,一定的功能活动对增进局部血运和骨折愈合有利。但单颌固定法的固定力量有限,不能对抗较大的移位力量,故一般用于无明显移位或易于复位的简单骨折,如下颌骨正中颏部线形骨折、牙槽突骨折等。单颌固定的另一个缺点是,仅用于能完全复位的病例,否则就难以恢复到原有的咬合关系。

(1)邻牙结扎固定:分别利用骨折线两侧的2~3个牙,做结扎固定。在每个牙的牙间隙内各穿过一根细不锈钢丝,先将单个牙拧住,再将这两个牙的结扎丝相互拧在一起,成为一股较粗的钢丝,然后,用手法将错位的骨折段复位,再将两侧的两股钢丝互相拧结在一起,最后将钢丝端剪短,并弯至钢丝下的牙缝中,以防刺伤黏膜。此法操作简单,适用于错位不大的简单骨折。缺点是固定力量较差,邻牙负担较重,已较少使用。

(2)牙弓夹板固定:用一根粗金属丝或成品牙弓夹板,弯制成与下颌牙列唇颊面弧度一致的弓形夹板,在颌骨骨折段复位后,用细不锈钢丝将其结扎固定在骨折线两侧的数个牙上。如骨折处伴有牙缺失,为保持缺牙间隙,可在弯制牙弓夹板时,在相当于缺牙处,突向间隙内,挡住两侧的牙,以防骨折段向缺牙空隙移位。牙弓夹板固定最适用于牙折或牙槽突骨折。用以固定下颌骨骨折,有时嫌力量不足,仅用于无明显移位的单发、线型骨折的固定。

(3)骨间结扎固定:骨间结扎固定是用手术方法暴露骨折断端,在骨断端近处钻孔,然后穿过不锈钢丝,进行结扎,将骨折段固定在正确的位置上。这是一种较可靠的固定方法,对于新鲜骨折、陈旧性骨折、有牙和无牙的颌骨骨折,都可适用。尤其是小儿下颌骨骨折,常因乳牙不便于作结扎固定,或乳恒牙交错时期,也无足够牢固的牙可作结扎固定时,采用此法则固定良好。骨间结扎固定的手术进路,应根据受伤部位而定,以能显露骨断端为目的。钻孔的部位应在下颌体近下缘处,以防损伤下牙槽神经血管、牙胚或牙根,孔的位置以距骨断面0.5~1.0 cm为宜,钻孔数目一般3~4个,结扎后即可防止其移动。

(4)坚强内固定:近年来已普遍应用钛夹板和钛钉的坚强内固定取代金属丝的结扎固定。这种坚强内固定适应证与骨间结扎固定相同。用得较多的是小型钛板和钛钉,临床上根据需要选用不同形态的小型钛板,采用口内切口或口外进路,显露骨折端,使骨折段复位后分别将钉旋入骨折线两侧的骨中,使小型钛板固定在骨折线两侧的骨面上,固定骨断端。这种小型钛板由于体积小而薄,术后如无不适,骨折愈合后可不必拆除。也可采用超高分子量聚乳酸可吸收夹板及螺钉进行坚强内固定,术后6~12个月固定材料自动分解吸收,不必再次手术取出。如下颌骨损伤为粉碎性骨折或有骨质缺损时,上述固定方法都不适用,则可采用桥架式钛板内固定法。根据下颌骨缺损的范围,先选好适当长度的带孔钛板,手术显露骨折区和骨断端,使骨折段复位,恢复咬合关系,然后在两侧断端的近下缘处,安置一条事先准备的钛板,每一端按钛板孔的位置,在骨上钻2~4个孔,然后拧入钛钉固位,如此即可保持前后骨折段的位置。

(5)颌周结扎固定:适用于无牙的下颌骨体部骨折,尤其是原来就戴有下颌全口义齿的患者,更为方便。以不锈钢丝环绕下颌骨体,钢丝两端在义齿基托上结扎固定,使骨折段获得固定。

2.颌间固定

颌间固定是颌骨骨折常用的固定方法。尤其对下颌骨骨折,可利用上颌骨来固定折断的下颌骨,并使上、下颌的牙固定在正常咬合关系的位置上,待骨折愈合后,恢复咀嚼功能,这也是颌间固定的主要优点。这种固定缺点是在固定期间不能张口活动,影响咀嚼和进食,也不易进行口腔清洁和保持口腔卫生。带钩牙弓夹板颌间固定法:就是在牙弓夹板上带有突起的挂钩,以便悬挂小橡皮圈,做颌间牵引固定。这种带钩牙弓夹板,可用铝丝弯制,也有各种成品带钩夹板可供临床选用。

安置夹板的具体步骤:根据患者上、下牙弓大小,确定所用带钩牙弓夹板的长度,剪去多余部分,将其弯曲成弓形,使能与每个牙的唇、颊侧牙面贴附,而与牙龈间保持一定距离,以免压伤牙龈。用细不锈钢丝,将夹板分别结扎、固定到上、下颌的牙上。应将每个牙上结扎丝的末端剪短,弯成环形,使其位于牙间隙或贴附于夹板下,防止刺伤唇、颊黏膜。

安置好带钩牙弓夹板后,用小橡皮圈根据需要牵引下颌的方向和力量,套在上、下颌牙弓夹板的挂钩上,即可产生牵引、复位和固定的作用,一般固定4周左右,双发骨折或多发骨折时可适当延长固定时间。如骨折段错位明显,一时又难于复位,无法在下颌牙列上安置一个完整的牙弓夹板时,可将牙弓夹板在相当于骨折错位处剪断,分别结扎固定在骨折线两侧的牙上,然后套上橡皮圈,行弹性牵引复位。术后应及时观察,调整橡皮圈的方向和力量,直到恢复正常的咬合关系,并继续固定一段时间。必要时可换置一个完整的牙弓夹板,完成固定。下颌骨骨折如有骨质缺损,可以采用有间隔弯曲的牙弓夹板,以保持复位后留下的缺损间隙,防止因肌牵引或瘢痕挛缩而发生移位。

(三)特殊骨折的治疗

1.髁状突骨折的治疗

下颌骨髁状突是构成颞颌关节的重要结构,具有特殊的功能,是下颌骨骨折的好发部位之一。常因下颌骨颏部受撞击而发生骨折,且多发生于髁状突颈部。髁状突颈部青枝骨折时可不发生移位,其他类型骨折则多有移位。移位多与翼外肌牵拉、升支部受力和推压有关。有半数的髁状突骨折,髁状突头部从关节凹内移位。髁状突骨折的治疗,多年来在国内外学者中有不同的观点,有人主张用手术方法切开复位和固定;有人则主张采用非手术的保守治疗。

目前国内外多数学者的意见是:髁状突骨折有明显移位或完全脱位,或磨牙缺失,保守疗法不易复位固定者,宜做手术切开复位;骨折后移位不明显或儿童骨折病例,宜用闭合性复位的保守治疗。临床上还可根据患者的身体情况决定治疗方法。

(1)保守治疗:①关节囊内闭合性髁状突骨折或髁状突颈部骨折无明显移位者可采用简单颌间结扎法限制关节活动2~3周即可。②颌间弹性牵引法,对于髁状突移位的患者在上、下颌牙列上安置带钩牙弓夹板,然后在磨牙的咬合面放置橡皮垫,单侧骨折者放在伤侧,双侧骨折者,两侧均放。然后在正中咬合位上做颌间固定,前牙区可做垂直方向的弹性牵引,以恢复正常咬合关系。成人需固定2~3周,儿童则固定10~14天后,即可逐渐作张口练习。儿童的早期活动尤为重要,有人甚至主张,骨折后如咬合关系无明显改变,又无明显疼痛时,可以不做固定。以免因固定而发生关节强直。③口内弹性牵引法,在上、下颌牙列上安置牙弓夹板,在上颌尖牙部和下颌最后磨牙部的牙弓夹板上焊有挂钩,在上、下两钩间挂上橡皮圈,方向尽量与咬合面平行,这样可使下颌向前牵引。牵引的力量不宜过大,可允许下颌作张口、前伸和侧向运动,维持翼外肌功能,有利于关节功能的恢复。一般牵引3~4周。

(2)手术治疗:通过耳前切口显露髁状突骨折处,将骨折段复位,以微型钛板、钛钉固定两断端,以重建下颌骨正常形态与功能。近来有学者报道于耳前作小切口,以内窥镜技术行髁状突骨折复位及坚强内固定。

2.上、下颌骨联合骨折

上下颌骨联合骨折是口腔颌面部的一种严重损伤,不但多伴有软组织损伤,还常伴发颅脑损伤或其他损伤。除根据伤情采取急救及早期清创处理外,上下颌骨骨折可分情况作复位固定。由于下颌骨骨折后对位比较容易,因此,一般应先做下颌骨复位固定;然后再根据咬合关系来固定上颌骨。在固定方法上多采用颌间固定加颅颌固定。治疗过程中,还必须经常检查咬合情况。如果受伤后,用简单的方法不能达到骨折段复位的目的时,可采用牵引复位。如果骨折段已错位愈合,可采用切开复位法。在上、下颌多发或粉碎性骨折患者,如复位固定后咬合关系仍恢复不良,可待骨折愈合后根据复位愈合较好的上颌或下颌重新切开复位矫正相应的下颌或上颌,则可重建较理想𬌗关系。

3.无牙颌骨骨折的治疗

无牙颌骨骨折多见于老年人,常发生于下颌骨。因为牙槽骨吸收,下颌骨变得纤细、脆弱,受到外力打击时极易折断。骨折片多与软组织相连,感染机会较少,愈合亦较快。常为单发性骨折,骨折片可重叠,发生在颏孔和下颌角部者较多见。

这类骨折无牙,不能使用牙弓夹板作固定,只能用下述方法进行复位固定。

(1)塑胶托状夹板固定:本法只适用简单骨折,无骨折片重叠,或骨折片仅有轻度移位时。如果伤员原先有义齿,则可利用义齿作固定夹板,再在口外加用颅颌弹性绷带;如果伤员原无义齿可临时取印模,制作适合的塑胶托,然后仍用颅颌弹性绷带固定。

(2)颌周结扎固定:本法适用于无牙的下颌骨体部骨折,错位明显,不能利用牙做固定时,临时用印模胶制作夹板,或利用伤员原有的义齿在骨折段复位后进行颌周固定。

(3)切开复位内固定:如果骨断端重叠,不能用手法复位,或为粉碎性骨折,此时可采用切开复位内固定。从口内做切开复位,以钛板、钛钉做坚强内固定。

4.儿童颌骨骨折的治疗

儿童颌骨骨折较少见。多因跌倒、碰撞、交通事故等引起。由于儿童处于生长发育期,颌骨柔软,富于弹性,能耐受冲击力量,即使骨折亦多为"青枝"骨折。儿童期处于替牙阶段,恒牙萌出不全,牙冠又较短且不牢固,均不利于牙间或颌间固定。

(1)儿童期组织代谢旺盛,生长力强,故复位时间越早越好,一般不宜迟于 7 天,否则复位困难。儿童骨折后对𬌗关系的恢复可不必像成人那样严格,因为随以后恒牙的萌出移动,还有自行调整的机会。固定的时间也可以缩短,通常 2 周即可。

(2)儿童髁状突颈部骨折多为"青枝"骨折,一般能愈合而不导致关节强直。如为完全离断,可以发生关节强直并影响患侧下颌骨发育而形成畸形面容。儿童髁状突颈部骨折通常采用颅颌弹性绷带固定即可。对髁状突颈部完全离断患儿,为防止以后发育畸形,可采用切开复位固定方法以获得良好固定复位效果。对关节区受创伤的儿童应嘱其经常锻炼张口和注意追踪观察,以防继发关节强直。

(3)儿童颌骨骨折尽可能不选用切开复位法,如必要时,亦慎勿伤及恒牙胚。自凝塑胶牙弓夹板颅颌弹性绷带固定是常选用的方法。

(王聪聪)

第四节 颧骨及颧弓骨折

颧骨和颧弓是面侧部较为突出的部位,易受撞击而发生骨折。颧骨因与上颌骨相连,常与上颌骨同时发生骨折。颧弓是颧骨颞突和颞骨颧突相连接的部分,较窄细,较颧骨更易发生骨折。

一、临床表现

(一)面部塌陷畸形

当颧骨、颧弓发生骨折时,由于外力的作用,骨折片向内后方移位,由于伤时伴有面部软组织肿胀,可能暂时掩盖由于骨折片移位造成的颧面部塌陷,然而当面部肿胀消退后,局部会出现塌陷畸形。

(二)张口受限

颧骨、颧弓骨折片向内后方移位,压迫嚼肌和颞肌,妨碍喙突运动,会造成张口疼痛及张口受限。

(三)复视

颧骨构成眶腔的外侧壁和眶下缘的大部分,当颧骨骨折片发生移位时,会造成眼球移位、外展肌充血和局部水肿,从而使眼球移动受限而发生复视。复视也是诊断颧骨骨折的一项重要的临床指征。

(四)神经症状

颧骨骨折会引发眶下神经损伤,造成支配区域的感觉麻木;也可能损伤面神经的颧支,造成患侧眼睑闭合不全。

二、治疗

颧骨骨折后如出现明显面部畸形、复视、张口受限及神经压迫症状者,应做手术复位;如无上述症状发生,骨折片无明显移位者,可采取保守治疗。

(一)口内上颌前庭沟切开复位法

此方法适用于颧弓骨折不伴有旋转移位者。自上颌磨牙区前庭沟作切口,直达骨面,沿下颌骨喙突外侧向上分离,经颞肌肌腱、颞肌达颧骨和颧弓深面,用骨膜分离器将骨折片向外上前方向提翘,将骨折片复位(图9-2)。

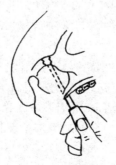

图9-2 口内上颌前庭沟切开复位法

(二)单齿钩切开复位法

此方法适用于颧弓骨折不伴有旋转移位者。在颧骨颧弓骨折处下方皮肤做切口,直达颧弓表面,探明骨折片位置后,将单齿钩探入骨折片深部,向上方提拉颧骨颧弓骨折片使其复位。

(三)上颌窦填塞法

此方法适用于粉碎性颧骨骨折及上颌骨骨折。在上颌口内前庭沟做切口,在上颌骨尖牙窝处开窗,显露上颌窦,用骨膜分离器将骨折片复位后,以碘仿纱条填塞上颌窦,在下鼻道开口将纱条引出,严密关闭口腔内切口。2周后逐渐撤出纱条。

(四)巾钳牵拉法

适用于单纯颧弓骨折。不做切口,用大号巾钳夹住骨折处皮肤、皮下直至骨折深面,向外牵拉颧弓复位,复位后应避免再次挤压。

(五)头皮冠状瓣切开复位法

适用于有旋转移位的颧骨骨折。手术切口及进路同上颌骨骨折,手术充分显露骨折断端,手术应在颧弓、颧额缝和眶下缘达到3点固定,一般使用小钛板或微型钛板进行固定。

(李龙辉)

第五节　牙和牙槽骨损伤

牙和牙槽骨损伤较常见,可以单独发生,也可以和颌面其他损伤同时发生。前牙及上颌牙槽骨,因位置较突出,容易受到损伤。

一、牙挫伤

(一)临床表现与诊断

牙挫伤主要是直接或间接的外力作用使牙周膜和牙髓受损伤。由于伤后可发生创伤性牙周膜炎,特别是接近根尖孔处,血管常发生破裂、出血,致使患牙有明显叩痛和不同程度的松动。自觉牙伸长,对咬合压力和冷热刺激都很敏感等。如同时有牙龈撕裂伤,则可有出血及局部肿胀。损害轻者,尤其是青少年患者,损伤多可自行恢复,若损伤较重,甚至根尖孔处主要血管撕裂,则引起牙髓坏死,在临床上表现为牙冠逐渐变色,牙髓活力由迟钝渐渐变为无活力反应。偶然也可以出现牙髓炎症状。此种坏死的牙髓有时除牙冠变色外,可以终生不出现症状,也无危害。但也可以发生继发性感染,并引起根尖周围组织的急性或慢性炎症。

(二)治疗

牙挫伤的治疗比较简单,轻者可不做特殊处理。损伤较重者应使患牙得到休息,在1~2周内避免承受压力,可调磨对殆牙,使其与患牙不接触,也不要用患牙咀嚼食物。如果牙松动较明显,可做简单结扎固定。创伤牙齿定期观察,每月复查1次。半年后若无自觉症状,牙冠不变色,牙髓活力正常,可不必处理;如牙冠变色,牙髓活力不正常时,应考虑做根管治疗。

二、牙脱位

较重的暴力撞击可使牙齿发生部分脱位和完全脱位。

（一）临床表现与诊断

牙在牙槽窝内的位置有明显改变或甚至脱出。牙部分脱位,一般有松动、移位和疼痛,而且常常妨碍咬合;向深部嵌入者,则牙冠暴露部分变短,位置低于咬合平面。完全脱位者牙已脱离牙槽窝,或仅有软组织粘连。牙脱位时,局部牙龈可有撕裂伤与红肿,并可伴有牙槽突骨折。

（二）治疗

牙脱位的治疗,以尽量保存牙为原则。如部分脱位,不论是移位、半脱位或嵌入深部,都应使牙恢复到正常位置,然后固定2～3周;如牙已完全脱落,而时间不长,可将脱位的牙进行处理后再植。脱位固定的牙要定期复查,当牙冠变色或牙髓活力迟钝时,应做根管治疗。

牙脱位固定的常用方法有以下几种。

1.牙弓夹板固定法

先将脱位的牙复位,再将牙弓夹板弯成与局部牙弓一致的弧度,与每个牙相紧贴。夹板的长短,根据要固定的范围而定。原则上牙弓结扎的正常的固位牙数应大于脱位牙的两倍,注意应先结扎健康牙,后结扎脱位牙。所有结扎丝的头,在扭紧后剪短,并推压在牙间隙处,以免刺激口腔黏膜。

2.金属丝结扎法

用一根长结扎丝围绕损伤牙及其两侧2～3个健康牙的唇(颊)舌侧,做一总的环绕结扎;再用短的结扎丝在每个牙间做补充垂直向结扎,使长结扎丝圈收紧,对单个牙的固定用"8"字结扎法。

三、牙折

牙折常由于外力直接撞击而产生;也可因间接的上、下牙相撞所造成。平时由于跌伤致使上前牙、特别是上中切牙的折断为最多见。

（一）临床表现与诊断

按解剖部位,牙折可分为冠折、根折和冠根联合折3类。冠折又可分为穿通牙髓与未穿通牙髓两种。冠根联合折也有斜折和纵折两类。冠折如穿通牙髓,则刺激症状明显;未穿通牙髓者,可有轻微的感觉过敏,或全无感觉异常。根折的主要特点是牙松动和触、压痛,折断线愈接近牙颈部,则松动度愈大;如折断线接近根尖区,也可无明显的松动。冠根联合折断,可见部分牙冠有折裂、活动,但与根部相连,在冠部可察见裂隙,并有明显咬合痛或触压痛。测牙髓活力、摄牙X线片等有助于对牙折的诊断。

（二）治疗

根据牙折的不同类型,采用不同的治疗方法。切缘折断少许只暴露牙本质者,可将锐利边缘磨去,然后脱敏治疗。切缘折断较多,但未露牙髓时,也可用上法保护断面。观察数月后如无症状,即可用套冠或光固化树脂修复缺损部分。牙冠折断已露牙髓,或在牙颈部折断但未到牙龈下时,应行根管治疗,然后用桩冠修复缺损部分。根折可用牙弓夹板或金属丝结扎固定,或用根管钉插入固定。冠根联合纵折,如有条件可行根管治疗后用套冠恢复其功能,否则可拔除。

四、乳牙损伤

乳牙损伤的处理有一定的特殊性,因保存正常的乳牙列,对今后恒牙萌出,颌面部发育及成长都很重要。因此,应当尽量设法保留受损伤的乳牙。

（一）临床表现与诊断

乳牙损伤的部位，多见于乳前牙，特别是上颌乳前牙。其损伤类型亦可分冠折、根折、嵌入、半脱位及脱位等，但以嵌入及半脱位为最多见。

（二）治疗

冠折、根折的处理与恒牙大体相同。儿童乳前牙因损伤而半脱位，若无感染，又距恒牙萌出尚有一定时间，可在局麻下用手法复位，然后用金属丝结扎固定。如有感染，则常需拔除。对向唇侧或腭侧半脱位或脱位的乳前牙，可应用牙弓夹板固定，并应调𬌗，使其暂时脱离咬合关系。

乳前牙因损伤牙冠嵌入牙槽内 1/3～2/3 者，可应用抗炎药物，预防感染，等待其再萌出；如牙冠完全嵌入，又无感染，复位后固定 6～8 周；如牙周组织破坏，并有感染者，则应拔除。损伤后经保存疗法处理的乳牙，应严密观察 3～6 个月，如发现牙髓坏死，应施行根管治疗，但一般只限于前牙；对嵌入的乳牙，应观察对恒牙的萌出有无影响。凡乳牙损伤需要拔除者，4 岁以上儿童，为了防止邻牙向近中移动致恒牙萌出错位，应该做牙列间隙保持器，以保证未来的恒牙列排列整齐，获得正常的咬合关系。

五、牙槽突骨折

牙槽突骨折常因外力直接作用于局部的牙槽突而引起。多见于上前牙，可以单独发生，也可以伴有上、下颌骨或其他部位骨折和软组织损伤。

（一）临床表现与诊断

牙槽突骨折常伴有唇组织和牙龈的肿胀及撕裂伤。骨折片有明显的移动度，摇动单个牙，可见邻近数牙随之活动。出现这一症状，即可证实该部位牙槽突已折断。骨折片移位，取决于外力作用的方向，多半是向后向内移位，从而引起咬合错乱。较少发生嵌入性骨折。牙槽突骨折多伴有牙损伤，如牙折或脱位。在检查时，要注意牙槽突骨折线平面的部位，以便能够及时地诊断出是否存在牙根和上颌窦壁的骨折。为此，可摄颌骨正位或侧位 X 线片以助诊断。

（二）治疗

牙槽突骨折的治疗，首先应将移位的牙槽骨恢复到正常的解剖位置，然后根据不同情况，选择适当的固定方法。一般牙槽突骨折，在复位后常选用金属丝牙弓夹板结扎、固定 2～3 周，如不能立即复位者，也可做牵引复位固定。

（蒿文嵩）

第十章　牙拔除术

第一节　普通牙拔除术

普通牙拔除术是指采用常规拔牙器械对简单牙及牙根进行拔除的手术。本节主要介绍牙拔除术的适应证和禁忌证、术前评估及准备、患者及术者的体位、普通牙拔除术的原则与方法(包括常规拔牙器械的使用说明、各类简单牙及牙根的拔除方法)等。

一、拔牙适应证

牙拔除术的适应证是相对的。随着口腔医学的发展、口腔治疗技术的提高、口腔微生物学和药物学的进展、口腔材料和口腔修复手段的不断改进,拔牙适应证也在不断变化,过去很多认为应当拔除的患牙,现已可以治疗、修复并保留下来。由于种植技术的发展,对由各种原因导致的保守治疗效果不好的患牙,应尽早拔除以利于及时种植修复。因此,口腔医师的责任是尽量保存牙齿,最大限度地保持其功能和美观,要根据患者的具体情况决定是否拔除患牙。

(一)不能保留或没有保留价值的患牙

(1)严重龋坏:严重龋坏、无法修复是牙齿拔除最为常见的适应证。但如果牙根及牙根周围组织情况良好则可保留牙根,经根管治疗后桩冠修复。

(2)牙髓坏死:牙髓坏死的患牙因不可逆性牙髓炎、根管钙化等原因无法治疗,或经牙髓治疗后失败,或患者拒绝牙髓治疗。

(3)牙髓内吸收:患牙髓室壁吸收过多甚至穿通时,易发生病理性折断,应当拔除。

(4)根尖周病:根尖周病变已不能用根管治疗、根尖切除或牙再植术等方法保留者。

(5)严重牙周病:重度牙周炎,牙槽骨破坏严重且牙齿松动Ⅲ度以上,应拔除患牙。

(6)牙折。

(7)阻生牙。

(8)错位牙:错位牙引起软组织损伤又不能用正畸方法矫正时应拔除。

(9)弓外牙:弓外牙有可能引起邻近组织损坏又不能用正畸方法矫正时应拔除。

(10)多生牙:影响正常牙齿的萌出,并有可能导致正常牙齿的吸收或移位者,需拔除。

(11)乳牙:乳牙滞留或发生于乳牙列的融合牙及双生牙,如延缓牙根生理性吸收、阻碍恒牙萌出时应拔除;乳牙根端刺破黏膜引起炎症或根尖周炎症不能控制时应拔除。但成人牙列中的乳牙,其对应恒牙阻生或先天缺失时可保留。

(二)因治疗需要而拔除的牙齿

(1)正畸需要:牙列拥挤接受正畸治疗时,部分病例需要拔除牙齿提供间隙。

(2)修复治疗需要:修复缺失牙时,需拔除干扰修复治疗设计或修复体就位的牙。

(3)颌骨骨折累及的牙齿:颌骨骨折累及的牙齿影响骨折的治疗;或因损伤、脱位严重保守治疗效果不好;或具有明显的牙体、牙周病变有可能导致伤口感染均应考虑拔除。

(4)良性肿瘤累及的牙齿:在某些情况下,牙齿可以保留并进行治疗,但如果保留牙齿影响病变的切除时应拔除。

(5)放疗前:为预防放射性骨髓炎的发生,放疗前应拔除放疗区的残根、残冠。

(6)因治疗颞下颌关节紊乱病需要拔除的牙。

(7)因种植需要拔除的牙。

(8)病灶牙:导致颌周蜂窝织炎、骨髓炎、上颌窦炎的病灶牙;疑为引起如风湿、肾炎、虹膜睫状体炎等全身疾病的病灶牙。

(三)由于美学原因需要拔除的牙齿

此种情况一般包括牙齿严重变色(如四环素牙)或者严重错位前突。尽管有其他办法来矫正,但有些患者可能会选择拔除患牙后修复重建。

(四)由于经济学原因需要拔除的牙齿

患者不愿意或无法承受保留牙齿治疗的费用,或没有时间接受保守治疗而要求拔除患牙。

二、拔牙禁忌证

与拔牙适应证一样,拔牙禁忌证也是相对的。一般来说,牙拔除术属于择期手术,在禁忌证存在时,应延缓或暂停手术。如必须进行手术,除应做好周密的术前准备,必要时应请专科医师会诊外,还需具备相应的镇静、急救设备和技术。

(一)全身性禁忌证

(1)未控制的严重代谢性疾病:未控制的糖尿病患者及肾病晚期伴重度尿毒症患者应避免拔牙。

(2)急性传染病:各种传染病在急性期,特别是高热时不宜拔牙。

(3)白血病和淋巴瘤:患者只有在病情得到有效控制后才可拔牙,否则可能会导致伤口感染或大出血。

(4)有严重出血倾向的患者:如血友病或血小板异常的患者在凝血情况恢复前应尽量避免拔牙。

(5)严重心脑血管疾病患者:如重度心肌缺血、未控制的心律不齐、未控制的高血压或发生过心肌梗死患者,须在病情稳定后方可拔牙。

(6)妊娠:在妊娠期前3个月和后3个月应尽量避免拔牙。妊娠中间3个月可以接受简单牙的拔除。

(7)精神疾病及癫痫患者:应在镇静的条件下才能拔牙。

(8)长期服用某些药物的患者:长期服用肾上腺皮质激素、免疫抑制剂和化疗药物的患者在进行相应处理后,可接受简单牙的拔除。

(二)局部禁忌证

1.放疗史

在放疗后3～5年内应避免拔牙,否则易引起放射性骨坏死。必须拔牙时,要力求减少创伤,术前、术后给予大剂量抗生素控制感染。

2.肿瘤

特别是恶性肿瘤侵犯区域内的牙齿应避免拔除,因为拔牙过程中可能会造成肿瘤细胞扩散。

3.急性炎症期

急性炎症期是否可以拔牙,应根据炎症性质、炎症发展阶段、细菌毒性、手术难易程度(创伤大小)、全身健康状况等决定。如果患牙容易拔除,且拔牙有助于引流及炎症局限,则可以在抗生素控制下拔牙,否则应控制炎症后拔牙。

三、拔牙器械

(一)拔牙钳

牙钳是用来夹持牙冠或牙根并通过楔入、摇动、扭转和牵引等作用方式使牙齿松动脱位的器械。由于人类牙齿形态各异,因而有多种不同设计形式和构造的牙钳,用于拔除不同部位、不同形态的牙齿。

1.基本组成

拔牙钳由钳柄、关节及钳喙三部分组成(图10-1)。

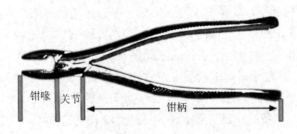

钳喙　关节　　　　　钳柄

图10-1　拔牙钳
由钳柄、关节及钳喙组成(上颌前牙钳)

钳柄的大小是以握持舒适、能传递足够的力量拔除患牙为宜,通常为直线型或曲线型以便术者使用。钳柄的表面通常呈锯齿状,以便操作时防止牙钳滑脱。由于欲拔除牙齿的位置不同,握持牙钳的方法也不同。拔除上颌牙时,手掌位于钳柄的下方;拔除下颌牙时,手掌可位于钳柄的上方或下方。

牙钳的关节连接钳柄及钳喙,将力量由钳柄传递至钳喙。关节的形式有水平和垂直两种:关节为垂直的,钳柄亦是垂直的;关节为水平的,钳柄亦是水平的(图10-2)。

牙钳之间主要差异是钳喙,其形态为外侧凸起而内侧凹陷,钳喙的设计形状与以下因素有关。①与牙冠形态有关:钳喙内侧的凹陷设计是为了使用时钳喙能够环抱牙冠并与牙齿呈面与面的接触,其外形应与牙冠表面形状相匹配。较窄的钳喙用于拔除牙冠较窄的牙齿(如切牙);较宽的钳喙用于拔除牙冠较宽的牙齿(如磨牙)。如果用拔除切牙的牙钳拔除磨牙,因钳喙太窄而影响拔牙效率;如果用磨牙钳拔除牙冠较窄的切牙时会导致邻牙损伤。②与牙根的形态和数目有关:钳喙尖端不同形状的设计是为了适应不同的牙根形态和数目,从而降低断根的风险。钳喙的形态与牙根越匹配,拔除效率越高,并发症发生率越低。③钳喙具有一定的角度:不同角度的钳喙便于牙钳放置,并可在拔牙时保持钳喙与牙长轴平行。因此,上颌前牙钳的钳喙与钳柄平行。上颌磨牙钳呈曲线形,便于术者舒适地将牙钳放置于口腔后部,且能使钳喙与牙齿长轴平行。下颌牙钳钳喙通常与钳柄垂直,便于术者舒适可控地将牙钳放置于下颌牙。

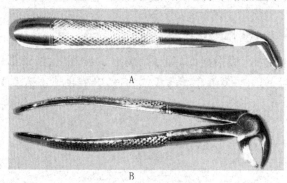

图 10-2　牙钳关节的形式

A.关节为水平的拔牙钳(下颌前牙钳);B.关节为垂直的
拔牙钳(鹰嘴钳),都用于拔除下颌切牙及尖牙

2.牙钳的分类

(1)上颌牙钳:上颌切牙、尖牙和上颌第二前磨牙一般均为单根牙;上颌第一前磨牙常有 2 个根,根分叉常位于根尖 1/3 处;上颌磨牙常为 3 个根。上颌牙钳的形态就是根据此结构特征而设计的。上颌牙钳分为以下几种。①上颌前牙钳(图 10-3):用于拔除上颌切牙及尖牙,属于直线型牙钳。②上颌前磨牙钳(图 10-4):用于拔除上颌前磨牙,从侧面看略为曲线型,从上面看为直线型,钳喙稍弯曲。③上颌磨牙钳(图 10-5):左右成对,用于拔除上颌磨牙。由于上颌磨牙为 3 根牙、1 个腭根、2 个颊根,因此上颌磨牙钳腭侧喙为平滑的凹面,而颊侧喙在与颊根分叉相对应的部分有凸起的嵴。④上颌第三磨牙钳(图 10-6):钳喙较宽且光滑,并与钳柄呈一定角度,用于拔除上颌第三磨牙。

(2)下颌牙钳:下颌切牙、尖牙和前磨牙一般为单根牙,下颌磨牙常为 2 个根。下颌牙钳的形态就是根据此结构特征而设计的。下颌牙钳分为以下几种。①下颌前牙钳(图 10-7):用于拔除下颌切牙及尖牙,其钳柄与上颌前牙钳相似,但钳喙平滑较窄、方向朝下,钳喙尖部收窄,这使得拔牙钳可以放在牙齿的颈部并抓牢牙齿。②下颌前磨牙钳(图 10-8):用于拔除下颌前磨牙。从侧面看两头向下弯曲,钳喙稍弯曲。③鹰嘴钳(图 10-9):用于拔除下颌单根牙。④下颌磨牙钳(图 10-10):用于拔除下颌磨牙,直角钳柄,钳喙倾斜向下。为适应根分叉结构,双侧钳喙有喙尖。⑤下颌第三磨牙钳(图 10-11):与下颌磨牙钳相似,只是钳喙稍短,钳喙两侧没有嵴,用于拔除已经萌出的下颌第三磨牙。

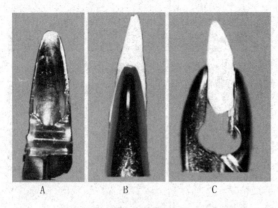

图 10-3　上颌前牙钳喙

A.内侧；B.外侧；C.侧面

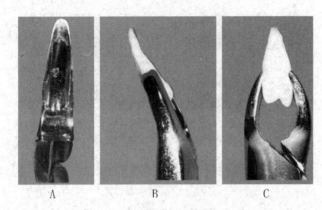

图 10-4　上颌前磨牙钳喙

A.内侧；B.外侧；C.侧面

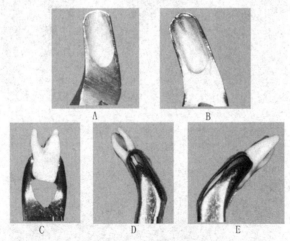

图 10-5　上颌磨牙钳喙

A.腭侧钳喙内侧；B.颊侧钳喙内侧，钳喙中间有一纵向嵴；C.钳喙侧面；D.颊侧钳喙外侧；E.腭侧钳喙外侧

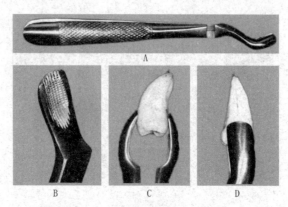

图 10-6　上颌第三磨牙钳和钳喙

A.牙钳；B.钳喙内侧；C.钳喙侧面；D.钳喙外侧

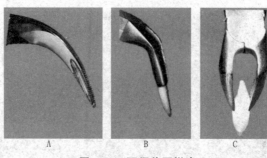

图 10-7　下颌前牙钳喙

A.内侧；B.外侧；C.正面

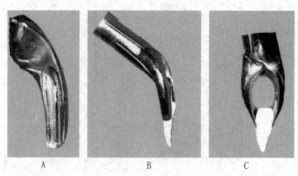

图 10-8　下颌前磨牙钳喙

A.内侧；B.外侧；C.正面

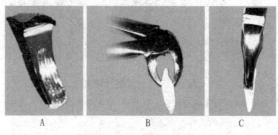

图 10-9　鹰嘴钳喙

A.内侧；B.侧面；C.外侧

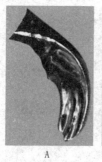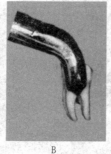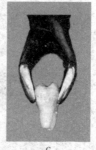

图 10-10　下颌磨牙钳喙

A.内侧；B.外侧；C.正面

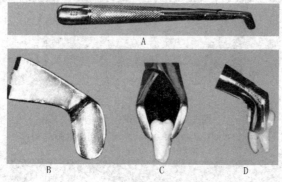

图 10-11　下颌第三磨牙钳和钳喙

A.牙钳；B.钳喙内侧；C.钳喙正面

（3）根钳。①上颌根钳（图 10-12）：上颌根钳钳喙窄长，容易夹持牙槽窝深部的残根，用于拔除上颌牙根。临床上最常用的是刺枪式根钳，另外一种根钳的钳喙较长、呈弧形，其工作端位于钳喙尖端。②下颌根钳（图 10-13）：下颌根钳钳喙窄长，可以伸入到牙槽窝内，用于拔除下颌牙根。有的下颌根钳钳喙的工作端距离关节较远，以便于拔除位置比较靠后的残根；有的上或下颌根钳钳喙设计成圆形，使牙钳在不伤害邻牙的情况下就位并与牙根呈最大面积的接触，便于牙根的拔除。

（4）乳牙钳：与恒牙相比，乳牙牙冠短小，需要与之相适应的乳牙钳拔除患牙。

（5）其他牙钳。①上颌磨牙残冠钳（图 10-14）：左右成对，用于拔除牙冠严重龋坏的上颌磨牙。其形状与上颌磨牙钳相似，主要区别是钳喙。舌侧钳喙呈分叉状，颊侧钳喙长而弯曲呈点状，锐利的点状喙可以深入到根分叉，通过挤压的力量将牙齿挤出，避免了严重龋坏的牙冠因直接受力而发生碎裂。其主要的缺点是当用于拔除完整的牙齿时，如果不小心有可能造成牙齿颊侧骨板折裂。②牛角钳（图 10-15）：用于拔除下颌磨牙。牛角钳具有两个较尖的钳喙，可以深入到下颌磨牙的根分叉。使用时，在钳喙深入到根分叉后，紧紧挤压钳柄，钳喙则以颊舌侧皮质骨板为支点，将牙齿逐渐压出牙槽窝。但如使用不当，会增加支点处牙槽骨折裂的风险。③分根钳（图 10-16）：拔除下颌磨牙残冠时用于分根。该牙钳形状与下颌根钳相似，但其钳喙内侧锐利呈刀状，将分根钳钳喙深入到根分叉处，握紧钳柄即可将患牙分为近、远中两瓣。

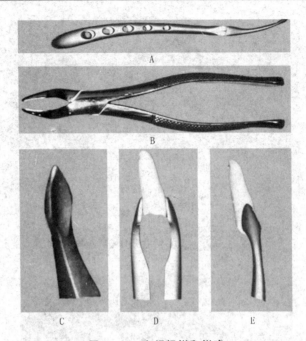

图 10-12 上颌根钳和钳喙

A.弧形根钳;B.刺枪式根钳;C.钳喙内侧;D.钳喙侧面;E.钳喙外侧

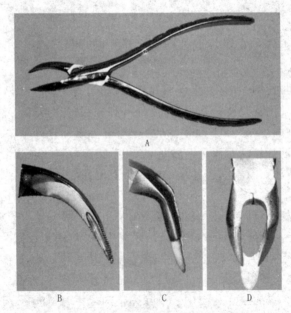

图 10-13 下颌根钳和钳喙

A.根钳;B.钳喙内侧;C.钳喙外侧;D.钳喙正面

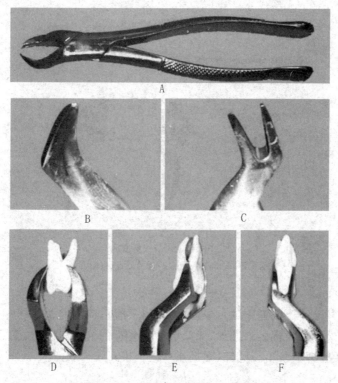

图 10-14 上颌磨牙残冠钳和钳喙

A.牙钳;B.腭侧钳喙内侧;C.颊侧钳喙内侧;D.钳喙侧面;E.颊侧钳喙外侧;F.腭侧钳喙外侧

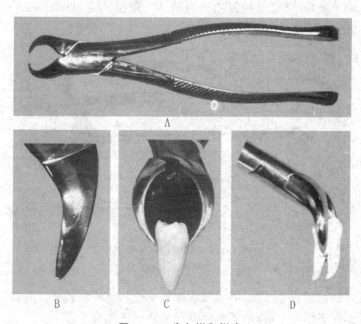

图 10-15 牛角钳和钳喙

A.牙钳;B.钳喙内面;C.钳喙正侧;D.钳喙外侧

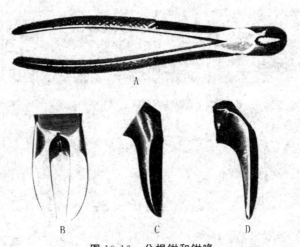

图 10-16　分根钳和钳喙

A.牙钳;B.钳喙正面;C.钳喙外侧;D.钳喙内侧

(二)牙挺

牙拔除术中最常用的器械是牙挺。牙挺用来挺松牙齿,使之与周围骨组织脱离。在使用拔牙钳之前将牙齿挺松可以简化拔牙过程,降低根折和牙折的概率,即使发生了根折,也会因断根已经松动,容易从牙槽窝中取出。此外,牙挺还可用于拔除残根或断根。

1.基本组成

牙挺由挺刃、挺柄和挺杆三部分组成。

(1)挺柄的大小和形状应达到抓握舒适、易于施加可控力量的目的,分直柄和横柄两种(图 10-17)。在使用牙挺时,合理使用并施加合适的力量是关键,特别是在使用横柄的牙挺时由于牙挺产生的力量较大,使用时更应小心。

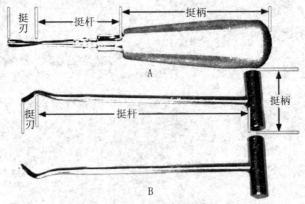

图 10-17　不同挺柄的牙挺

A.直柄牙挺;B.横柄牙挺

(2)挺杆连接挺柄和挺刃,应有足够的强度能够承受从挺柄传到挺刃的作用力。

(3)挺刃是牙挺的工作部分,作用于患牙和患牙周围的牙槽骨。

2.种类

牙挺根据形状的不同分为直挺、弯挺和三角挺(图 10-18)。

(1)直挺:常用于挺松牙齿。挺刃外凸内凹,使用时挺刃凹面应与患牙牙根长轴方向平行紧贴牙根。

（2）弯挺：挺刃与直挺相似，但刃与杆成一定角度，且左右成对，用于挺松口腔较后部区域的牙齿。

（3）三角挺：左右成对，常用于相邻牙槽窝空虚时挺出牙槽窝中的断根。典型例子是下颌第一磨牙折断，远中根断在牙槽窝中，而近中根已随牙冠拔出，将牙挺的刃伸入到近中根的牙槽窝中，深入到远中根的牙骨质处，然后转动牙挺，远中根断即被拔出。

牙挺的最大的区别在于挺刃的形状和大小。牙挺挺刃较宽常用于挺松已经萌出的牙齿；根挺挺刃较窄用于从牙槽窝中挺出牙根；根尖挺主要用于去除牙槽窝内小的根尖，由于其挺刃更窄而且薄，操作时尽量不要使用撬动力，以免损坏器械（图10-19）。

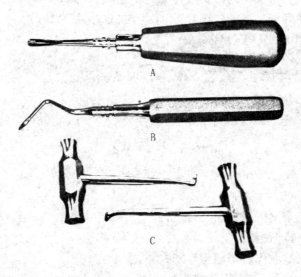

图10-18 不同形状的牙挺

A.直挺；B.弯挺；C.三角挺

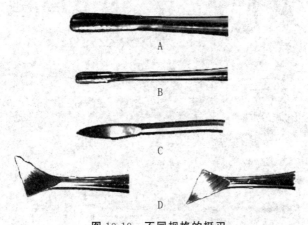

图10-19 不同规格的挺刃

A.牙挺挺刃；B.根挺挺刃；C.根尖挺挺刃；D.三角挺挺刃

（三）牙龈分离器

牙龈分离器用于普通牙拔除前分离紧贴牙颈部的牙龈组织，以免拔牙时撕裂牙龈（图10-20）。

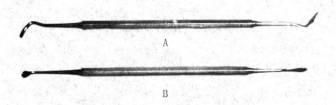

图 10-20　牙龈分离器

A.弯头牙龈分离器；B.直头牙龈分离器

(四)牵拉软组织器械

良好的视野和入路是手术成功的必要条件。为了使口腔手术视野清楚，需要专用器械用于牵拉颊、舌软组织，最常用的有口镜，有时还可用手指或棉签进行牵拉(图 10-21)。

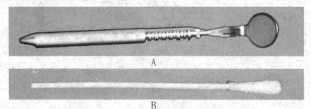

图 10-21　口镜与棉签

A.口镜；B.棉签

(五)开口器

拔牙时开口器可以用来增大患者的开口度，避免因长时间张口而导致患者疲劳。当拔除下颌牙时，因能支撑住下颌骨而避免颞下颌关节受到过大的压力。常用的开口器有金属制作的鸭嘴式和旁开式开口器及橡胶制作的不同型号开口器(图 10-22)。

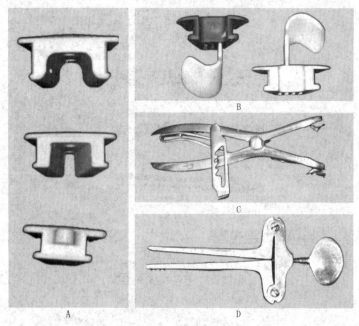

图 10-22　开口器

A.不同开口大小的橡胶开口器；B.具有牵拉舌体功能的橡胶开口器；C.旁开式开口器；D.鸭嘴式开口器

(六)吸唾器

在拔牙过程中,吸唾器可随时清净口腔内唾液、血液,以及使用牙钻和骨钻时的冷却水,保持术野清楚和口腔干净,便于术者操作并使患者口腔感觉舒适。吸唾器由助手操作,它是重要的拔牙辅助器械(图 10-23)。

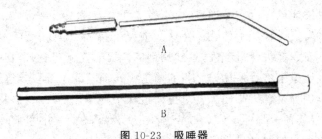

图 10-23　吸唾器

A.金属吸唾器;B.一次性塑料吸唾器

(七)刮匙和镊子

刮匙用在牙拔除后刮除牙槽窝内遗留的炎性肉芽组织、碎骨片和牙片等异物,并搔刮牙槽窝骨壁使新鲜血液充满牙槽窝,形成健康的血凝块,促进牙槽窝愈合。刮匙由刮匙柄和柄两端具有反向折角的两个匙状刮刃构成。使用刮匙时应从牙槽窝底部向牙槽嵴方向施力,避免向牙槽窝深部施加压力,否则可能刺穿上颌窦底或下颌管表面的骨壁,导致口腔上颌窦瘘或下牙槽神经损伤。

镊子用于夹持棉球、纱条等柔软的物体,应避免在口腔内夹持坚硬的物体(如取出已脱位的牙根),以免因夹持力导致牙根弹入咽腔而引起误咽或误吸(图 10-24)。

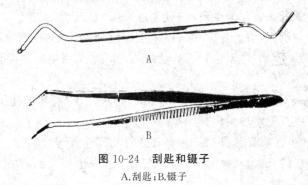

图 10-24　刮匙和镊子

A.刮匙;B.镊子

四、牙拔除术前准备

(一)询问病史和全身状况

应仔细询问患者的病史及全身状况,包括可能危及患者生命的一切健康问题。如是否患有心脑血管疾病、肝炎、哮喘、糖尿病、肾病、性传播疾病、癫痫、人造关节置入,以及过敏性疾病。其中,应特别注意心脑血管系统疾病,如心绞痛、心肌梗死、心脏杂音、风湿热、脑梗死、脑出血等病史。是否长期使用抗凝药物、肾上腺皮质激素类药物、高血压药物及其他药物。对于女性患者需要了解是否在妊娠期或月经期。此外,还应询问曾经治疗时出现过的并发症,以便充分了解患者有关手术的具体问题。通过询问病史及对患者全身状况的了解应初步判断该患者能否接受手术;如果患者对药物或口腔材料过敏如何处理;患者的全身状况是否影响伤口的愈合;拟在术前、术中和术后使用的麻醉、镇静、消炎、止痛等药物对患者的全身状况是否有影响;患者长期服用药物的效果。对以上问题要全面考虑并提出解决措施。

(二)疼痛和焦虑控制

由于患者在拔牙前可能通过不同途径了解到不愉快的拔牙经历,会先入为主地认为这个过程很痛苦,因而可能对拔牙治疗存在心理恐惧;患者亦可能认为牙齿是身体的一部分,认为拔牙是衰老的象征,对即将失去患牙产生伤感。在这些情况下,患者不愿接受拔牙治疗,但又无法避免,于是患者会焦虑不安。在拔牙过程中,虽然局部麻醉可以阻断痛觉,但压力感受还存在,另外还存在其他不良刺激(如敲击去骨及器械之间的撞击声),而这时患牙可能已经疼痛较长时间,引起患者身心疲惫造成疼痛阈值降低,使患者对拔牙过程中的疼痛更加敏感,从而加重患者的焦虑和恐惧。如果患者患有其他全身性疾病,可能会导致患者病情加重并可能诱发危及患者生命的并发症,因此在术前和术中控制患者焦虑非常重要。

对于绝大多数患者来说,医师通过给予患者关心与安慰,对操作过程进行细心地解释,使患者对医师产生信任感,即可达到控制焦虑的目的。

如果患者过于焦虑,则需要使用药物辅助治疗。术前口服地西泮可使患者于手术前夜得到良好的休息,可极大地减轻手术当天的焦虑。

对于中度焦虑患者可使用氧化亚氮镇静。对极度焦虑患者,则需要静脉镇静。

(三)牙齿拔除难度的临床评估

患牙拔除前应对其拔除难度进行仔细评估,要认真考虑以下各种因素。

1.手术入路

(1)张口度:张口受限多为感染导致的牙关紧闭、TMJ 功能障碍或肌肉纤维化等。张口受限会妨碍拔牙操作,如果患者张口明显受限,则应考虑采用外科拔除法。

(2)患牙位于牙弓的位置:位置正常的牙齿易于安放牙挺或牙钳,而牙列拥挤或错位牙则给安放常规使用的牙钳带来困难,此时应选择合适的根钳或考虑使用外科拔除法。

2.牙齿动度

松动患牙易于拔除,但拔牙后需对软组织进行妥善处理,特别是重度牙周炎的患牙,要对牙槽窝进行仔细搔刮,避免遗留病理性肉芽组织。

对小于正常动度的患牙应仔细评估是否存在牙骨质增生或牙根粘连。牙根粘连常见于滞留的乳磨牙、曾行根管治疗的死髓牙。如果牙根发生粘连应考虑使用外科拔除法。

3.牙冠情况

如果牙冠大面积龋坏或有大面积的牙冠修复体,牙冠的脆性会增大,在拔除过程中很可能发生冠折,拔除时应将牙钳尽量向根方放置。

如果患牙表面有大量牙石,在拔除前应先用刮匙或超声洁牙机清洁牙面,因为牙石可能会妨碍牙钳就位,而且可能会脱落于牙槽窝中造成感染。

4.邻牙情况

当邻牙有大面积银汞合金、做过根管治疗或有冠修复时,在使用牙挺或牙钳拔除患牙过程中应特别小心,因为可能会造成修复体折断。术前应告知患者有损伤修复体的可能。

(四)影像学检查

术前拍摄牙片可以为术者提供准确、详细的关于患牙牙冠、牙根和周围组织的信息,阻生牙和埋伏多生牙可拍摄全口曲面断层片。

1.患牙与邻牙的关系

应注意患牙与邻牙及邻牙牙根的关系,拔乳牙时应注意患牙牙根与其下方恒牙的关系。

2.患牙与重要解剖结构之间的关系

拔除上颌磨牙时应注意牙根与上颌窦底之间的关系。如果中间只存在一薄层骨板,拔牙过程中上颌窦底穿通的可能性将增加,需使用外科法拔除患牙。

下颌磨牙的牙根与下牙槽神经管很近。在拔除下颌阻生磨牙前评估下牙槽神经管与下颌磨牙牙根之间的关系极其重要,否则可能会损伤下牙槽神经并导致术后下唇麻木。

3.牙根的结构

(1)牙根数目:首先要判断牙根的数目,牙根数目越多,牙齿拔除难度越大。通常每颗牙齿都有特定的牙根数,但有时会发生变异,如果术前可以明确牙根数,即可及时调整拔除方法以避免断根。

(2)牙根弯曲度及分叉程度:牙根的弯曲度与根分叉程度越大,牙齿拔除难度越大。如果牙根的弯曲度或根分叉程度过大时,需要采用外科法拔除患牙。

(3)牙根形状:牙根为短圆锥形则较容易拔除,如果牙根较长、弧度较大或根尖处弯曲成钩状则较难拔除。

(4)牙根大小:短根牙比长根牙容易拔除。如果牙根较长且有牙骨质增生则较难拔除,因为牙骨质增生常见于老年患者,对这些患者应仔细观察是否存在牙骨质增生。

(5)根面龋:根面龋会增加根折发生的可能性。

(6)牙根吸收:牙根吸收(内吸收或外吸收)会使根折的发生率增加,若牙根广泛吸收则应考虑外科拔除法。

(7)根管治疗史:接受过根管治疗的患牙会出现牙根粘连或变脆,应采用外科拔除法。

4.周围骨组织情况

(1)骨密度:牙片的透射性越高则骨密度越低,患牙拔除越容易;若阻射性增加则意味着骨密度增加,可能有致密性骨炎或骨质硬化,牙齿拔除的难度则增加。

(2)根尖病变:患牙周围骨质是否存在根尖病变,如果死髓牙根尖周围出现透射影,即说明患牙根尖周围发生肉芽肿或根尖周囊肿,拔牙后搔刮牙槽窝时应将这些病变组织彻底清除。

(五)规范化的医师及患者体位

术者站或坐在患者的右前或右后方,前臂与地面平行,肘部位于患牙水平,该种姿势比较舒适而且方便操作。助手站于患者左侧,即2~4点的位置,此位置便于传递器械及吸唾。麻醉时患者应采取仰卧位或半仰卧位。拔除上颌牙时,患者头部后仰,调节椅位使患者在大张口时上颌𬌗平面与地面呈45°左右。拔除下颌牙时,患者稍直立,大张口时下颌𬌗平面与地平面平行。拔除上下颌前牙时,患者头部居中,双眼正视前方。拔除右侧上下颌后牙时,患者头部偏离术者。拔除左侧上下颌后牙时,患者头部略偏向术者。

(六)器械准备

最好将所有器械集中于托盘,包在一起消毒,在手术中打开,便于使用。普通牙拔除器械除局部麻醉注射器和局部麻醉药外,应包括牙龈分离器1把、刮匙1把、直挺1把、拔牙钳1把、口镜1把、镊子1把、金属吸唾器1支、棉条2个,也可用金属盒子来替代托盘。

五、普通牙拔除的基本步骤

(一)麻醉

选择适当的麻醉方法进行麻醉。

(二)消毒

1%碘酊消毒患牙及周围牙龈或嘱患者用漱口水含漱。

(三)分离牙龈

将牙龈分离器插入龈沟内,以邻牙为支点,沿唇、腭侧牙颈部曲线从近中向远中滑动将牙龈完全分离。

(四)用牙挺或牙钳拔除患牙

1.牙挺拔牙的基本方法

将牙挺挺刃插入患牙近中颊侧牙槽骨与牙根之间,以牙槽突为支点,向根尖方向楔入后,再同时使用转动和撬动力量,使牙槽窝扩大,牙齿松动并向上浮动。

2.牙钳拔牙的基本步骤

(1)插:将钳喙尽量向牙根方向插入,钳喙长轴应与牙齿长轴一致,避免夹住牙龈。

(2)抱:钳喙牢固地环抱住牙颈部。

(3)摇:以根尖为轴心,向唇(颊)、舌(腭)侧逐渐摇动牙齿。

(4)转:部分单圆根牙齿可使用旋转力使牙齿松动。

(5)牵:当牙齿松动后一般从骨质较薄弱的一侧牵引拔除患牙。

3.牙挺与牙钳结合使用

亦可以先用牙挺挺松患牙后,再使用牙钳将其拔出。

(五)处理拔牙创

1.查

牙齿拔出后,首先应检查牙齿的牙根数目是否相符,牙根外形是否完整;其次应检查牙槽窝,助手用吸唾器吸净唾液和血液,清楚显露牙槽窝后,根据拔出牙齿检查结果查找有无断根等遗留,有无炎性肉芽组织、折裂骨片、锐利的骨尖骨嵴,有无活跃出血等;最后检查牙龈等软组织有无撕裂、渗血,邻牙有无异常松动等。并根据以上检查结果给以对症处理。

2.刮

用刮匙搔刮牙槽窝底的炎性肉芽组织、碎牙片及结石等异物。

3.压

用示指和拇指(戴手套)压住棉条挤压牙槽骨,使扩张的牙槽骨壁复位。

4.咬

用咬骨钳修整过高的牙槽中隔、骨嵴或牙槽骨壁。

5.缝

一次拔除多个相邻牙齿时,应对连续的伤口进行缝合。

6.盖

消毒棉卷覆盖拔牙创口并嘱患者咬紧加压止血。

(六)交代牙拔除术后注意事项

(1)术后即可将用纱布包裹冰袋置于拔牙部位的相应面部间断冷敷术区 6～8 小时(冷敷

3分钟,休息30分钟),以减轻术后肿胀。

(2)咬紧棉卷,拔牙后40分钟左右即可将棉卷轻轻吐出。注意棉卷不要咬压过久,以免造成伤口被唾液长久浸泡,引起感染或凝血不良。

(3)有出血倾向的患者,拔牙后最好暂时不要离开,待0.5小时后请医师再次查看伤口,如果仍出血,应做进一步的处理,如局部使用止血药、进行缝合止血、口服止血药物等。

(4)正常情况下,棉条吐出后就不会再出血,唾液中带一点血丝是正常的,如持续出血则应及时复诊。

(5)拔牙后2小时方可进食,当天应吃一些温凉、稀软的食物,如口含冰块或冷饮等,不要吃辛辣刺激性和硬、黏、不易嚼碎的食物,也要避免食用易碎、薄片状的食物(因为掉到牙槽窝内而导致突然的疼痛和影响伤口愈合)。

(6)吸烟、饮酒对伤口愈合有一定影响,拔牙后一两天内最好不要吸烟、饮酒。

(7)拔牙后要注意保护好血凝块,24小时内不刷牙、不漱口、不要用拔牙侧咀嚼食物、不要频繁舔伤口、切忌反复吸吮,以免破坏血凝块。术后第2天开始用漱口水或温盐水漱口。

(七)拔牙后用药

拔牙后一般不用药。但在急性炎症期拔牙,或创伤较大、全身情况较差时,应口服抗生素和止痛药。拔牙后24~48小时内可能有轻到中度的不适,对疼痛耐受较差的患者可以给予止痛药,如有必要可补充使用麻醉镇痛药。口内缝线一般一周后拆除。

六、各类牙的拔除方法

(一)上颌牙拔除

1.上颌切牙拔除

通常使用上颌前牙钳拔除上颌切牙。上颌切牙通常是锥形根,唇侧骨板薄而腭侧骨板厚,所以拔除时主要向唇侧用力。开始为缓慢均匀地向唇侧加力扩大牙槽窝,然后向腭侧轻度用力,接着再施以轻度、缓慢的旋转力,最后以适度的牵引力将牙齿向下从唇侧脱位。但应注意:侧切牙牙根稍细长且牙根1/3常向远中弯曲,所以在拔除前必须进行影像学检查,对牙根弯曲者,拔除时尽量少用旋转力。

2.上颌尖牙拔除

上颌前牙钳是拔除上颌尖牙的最佳工具。全口牙中上颌尖牙通常是最长的,牙根呈椭圆形并在上颌骨前面形成一个称为尖牙突的突起,所以尖牙牙根唇侧的骨板特别薄,但由于牙根很长,拔除比较困难。在拔除过程中如不小心常造成唇侧牙槽骨骨板骨折。

在拔除时,牙钳钳喙应尽量向尖牙根方放置,先向唇颊侧用力再向腭侧摇动,当牙槽窝被扩大且牙齿有一定动度后,再将牙钳继续向根方放置。在扩大牙槽窝时,可以使用轻度的旋转力,当牙齿被充分松解后,使用唇向牵引力使牙齿向下从近中唇侧方向脱位。

3.上颌第一前磨牙拔除

常用上颌前磨牙钳拔除上颌第一前磨牙。上颌第一前磨牙颊侧骨板较腭侧薄,在根颈2/3常为单根,在根尖1/3~1/2常分为颊、舌侧两个根,两根细长很容易折断(特别是骨密度增加的老年患者),成年人(年龄>35岁)拔牙时最易发生断根的就是上颌第一前磨牙。

由于上颌第一前磨牙牙根有两个相对较细的根尖部分,当向颊侧用力时,容易折断颊根;当向腭侧用力时,容易折断腭根,所以拔除时必须控制力量。开始先向颊侧用力,向腭侧的力量应相对较小,以免腭根折断(因颊侧骨板较薄,即便是颊根折断也相对容易取出),最后以略偏颊侧的牵引力使牙齿脱位。拔牙过程中应避免使用旋转力。

由于给成人拔除该牙时极可能发生断根,所以应先使用直挺尽可能将该牙挺松后再用牙钳拔除,即便是发生断根,松动的根尖也容易被取出。

4.上颌第二前磨牙拔除

通常使用上颌前磨牙钳拔除上颌第二前磨牙。上颌第二前磨牙颊侧骨板较薄,腭侧骨板较厚,常为单根,牙根较粗且根尖较钝,因此,拔除该牙时很少发生断根。

牙钳应尽可能向根方放置以获得最大的机械效力。由于牙根相对强壮,拔除过程中可使用较大的颊、腭侧摇动力量和脱位的旋转力和牵引力。

5.上颌磨牙拔除

通常使用左、右成对的上颌磨牙钳拔除上颌磨牙,该拔牙钳的颊侧钳喙上有一个突起可以插入颊侧两根之间。当上颌磨牙牙冠大面积龋坏或有修复体时,建议使用上颌磨牙残冠钳。

上颌第一磨牙颊侧骨板薄而腭侧骨板较厚,有3个较粗壮的根,通常情况下两颊根之间分叉较小,颊根与腭根之间分叉较大。拔牙前需对该牙进行影像学检查,应注意3个牙根的大小、弯曲度、根分叉程度及牙根与上颌窦的关系。如果两颊根分叉也较大,则很难拔除;如果牙根接近上颌窦且根分叉较大,发生上颌窦瘘的可能性就大。此时应该考虑使用外科牙拔除术。

拔牙时牙钳应尽量向根方放置,用较大而缓慢均匀的力量向颊腭侧摇动,向颊侧的力量略大于腭侧,不能使用旋转力。如果根分叉较大,预计会有一个牙根折断时,因为颊根更容易取出,应避免折断腭根,所以需控制向腭侧的力量和幅度。

上颌第二磨牙解剖与第一磨牙相似,但牙根较短,根分叉较小,两颊根常融合成单根。所以该牙较第一磨牙容易拔除。

已萌出的上颌第三磨牙通常是锥形根,一般情况下,只需使用牙挺即可拔除。有时也可以使用上颌第三磨牙钳拔除,该牙钳左右通用。因该牙解剖变异较多,经常会出现小而弯的根,而该牙断根后又非常难取,所以术前一定要进行影像学检查。

(二)下颌牙齿拔除

1.下颌前牙拔除

通常使用下颌前牙钳拔除下颌前牙,有时也可以使用鹰嘴钳。下颌切牙和尖牙唇舌侧骨板都较薄,仅尖牙舌侧骨板相对稍厚,切牙和尖牙形状相似,切牙牙根稍短、细,尖牙的牙根长而粗,所以切牙牙根更容易折断,在拔除前必须充分松解患牙。

牙钳钳喙应尽量向牙齿根方放置,通常先向唇舌侧摇动,摇动的力量和幅度基本相等,当牙齿有一定的松动度后再使用旋转力进一步扩大牙槽窝。最后通过牵引力使牙齿从牙槽窝内脱位。

2.下颌前磨牙拔除

通常使用下颌前磨牙钳拔除下颌前磨牙,有时也可以使用鹰嘴钳。下颌前磨牙舌侧骨板稍厚,颊侧骨板较薄,其牙根直且呈圆锥形,所以是最容易拔除的牙齿。

牙钳应尽量向根方放置,先向颊侧用力摇动,再向舌侧摇动,然后施以旋转力,最后通过牵引力使牙齿向上、颊的方向脱位。术前必须进行影像学检查以确定根尖1/3是否存在弯曲,如果存在弯曲,则应尽量减少或者不使用旋转力。

3.下颌磨牙拔除

通常使用下颌磨牙钳拔除下颌磨牙,该牙钳两侧钳喙都有与双根相适应尖形突起。下颌磨牙的颊舌侧骨板在全口牙中最厚,牙根通常比较粗大,常为双根,牙根有时会在根尖 1/3 与牙槽骨发生融合,拔除难度较大,第一磨牙根分叉常比第二磨牙大,更增加了操作难度,所以全口牙齿中最难拔除的是下颌第一磨牙。

钳喙尽可能向根方放置,用较大的力量向颊舌侧摇动扩大牙槽窝,再使牙齿向颊𬌗方向脱位。第二磨牙舌侧骨板较颊侧薄,所以用较大的舌侧力量可以比较容易拔除第二磨牙。

如果牙根明显为双根,可以使用牛角钳。此牙钳的设计使得钳喙可以伸入根分叉,这样可以产生以颊舌向牙槽嵴为支点的对抗力逐渐地将牙齿从牙槽窝中挤出。如果失败,则可以再施以颊舌侧力量来扩大牙槽窝,然后再加大挤压钳柄的力量。使用该牙钳时必须注意避免损伤上颌牙齿,因为下颌磨牙可能会从牙槽窝中蹦出,使得牙钳突然撞到上颌牙齿。

萌出的下颌第三磨牙通常为融合的锥形根或根分叉较小,舌侧骨板明显较颊侧骨板薄,常用下颌第三磨牙钳(喙短、直角)拔除,大多数情况下患牙经摇动而松动后向舌侧用力使患牙从舌侧𬌗面脱位。如果因根分叉较大等各种原因导致拔除困难时应先用直挺将牙齿挺至中度松动,然后使用牙钳并逐渐增加摇动力量,在牙齿完全松解后再使用牵引力使牙齿脱位。

七、牙根拔除

牙根拔除术包括残根和断根的拔除,两者的情况不同。其中,残根是指牙齿由于龋坏等原因而致牙冠基本缺失,仅剩余牙根;而断根是指由于外伤或牙拔除术中造成的牙根折断。

造成术中断根的原因:①钳喙安放时位置不正确,或未与牙长轴平行,或钳喙未深入到牙槽嵴而仅夹住了牙冠;②拔牙钳选择不当,钳喙不能紧贴于牙面而仅仅是点或线的接触;③牙冠有广泛破坏,或有较大的充填物;④牙的脆性增加(如老年人的牙、死髓牙);⑤牙根外形变异(如细弯根、肥大根、额外根);⑥牙根及周围骨质因各种原因发生增生(如牙骨质增生、牙槽骨过度致密、牙根与牙槽骨粘连、老年人牙槽骨失去弹性);⑦拔牙时用力不当或用力方向错误(如使用突然的暴力、向致密坚硬的方向用力过大、向逆牙根弯曲方向用力、误用不该使用的旋转力)。

残根和断根的类型很多,情况较为复杂,拔除的难易程度主要与牙根的以下几种状况有关。①牙根断面与牙槽嵴边缘的关系:牙根断面高于或与牙槽窝边缘平齐则拔除相对容易;牙根断面低于牙槽窝边缘,特别是牙根断面表面部分或全部被牙龈覆盖时,由于不能沿着牙根表面探寻牙根与牙槽骨之间的间隙则拔除相对困难。②牙根间隙的状况:残根由于受到长期的慢性炎症刺激,导致根周与牙槽骨壁之间产生不同程度的破坏和吸收使牙根间隙扩大则拔除相对容易;断根由于其牙根与牙槽骨之间正常间隙未被破坏则拔除相对困难;有的残根受到慢性炎症刺激后导致牙骨质与牙槽骨粘连,使牙根失去正常的牙根间隙则拔除难度最大。③牙根牙髓的状况:死髓牙牙根由于失去牙髓营养供应会使牙根组织变得疏松而易碎,拔除时容易导致上段牙根碎裂,使根断面进一步向牙槽窝深入,增大拔除难度,因而死髓牙牙根较活髓牙牙根难以拔除。④牙根的形态、数目和周围组织的关系:弯曲、膨大、细长等有变异的牙根比直立、短小、圆钝的牙根难以拔除;多根牙比单根牙难以拔除;牙根与周围重要组织(如上颌窦、下颌神经管)关系密切的难以拔除。

由于牙根拔除的难易程度变化很大,拔除前应做仔细的临床检查,拍摄 X 线片,确定牙根的数目、大小、部位、深浅、阻力、根斜面情况及与周围组织的关系（如上颌窦、下颌管），对检查结果经仔细分析后制订手术方案并准备相应器械，对可能发生的情况向患者解释清楚。

术中折断的牙根拔除必须在清楚、直视下进行，要求有良好的照明及止血条件，切忌在未看见断根时盲目操作，原则上各种断根皆应在术中取出，但必须全面考虑，如患者体质较弱，而手术又很复杂时，亦可延期拔除；如牙根仅在根尖部折断（<3 mm），不松动且本身并无炎症存在（一般为阻生牙、埋伏牙、错位牙）时也可不拔除。

牙根的具体状况不同，拔除方法也不一样，以下为较常使用的牙根拔除方法。

（一）根钳拔除法

适用于牙根断面高于牙槽窝边缘的牙根和牙根断面虽平齐或低于牙槽窝边缘但在去除少许牙槽骨壁后能用根钳夹住的牙根（由于用去除牙槽骨壁的方法在术后存在牙槽嵴高度降低、外形凹陷的缺点，最好不要采用此法，可改用直挺拔除法）。安置根钳时，钳喙应尽量向根方插入，要尽量多地环抱牙根，然后尝试摇动并缓慢加力，随着牙槽窝的扩大，钳喙不断向根方深入。对扁平的牙根主要依靠楔入和摇动的力量拔除，对圆钝的牙根还可使用扭转力。

（二）直挺拔除法

根的折断部位比较低，根钳无法夹住时，应使用牙挺将其挺出。尽量选用挺刃窄而薄的直挺，挺刃的大小、宽窄应与牙根表面相适应。高位牙根可用直牙挺，位于牙槽窝内的低位牙根应使用根挺，根尖 1/3 以下的牙根需用根尖挺。一般情况下，牙挺从牙根斜面较高的一侧插入，对于弯根则应从弯曲弧度凸出的一侧进入。挺刃凹面应紧贴牙根并沿着牙根表面用楔的原理尽量向牙根根方插入至牙根与牙槽骨壁之间，挺的凸面以牙槽骨骨壁或腭侧骨板为支点施以旋转力，使牙槽窝扩大，牙根与周围组织的附着断裂，即利用楔与轮轴的作用原理使牙根逐渐松动，牙根松动后，牙挺就可乘势插向牙槽窝深处，这样不断推进与旋转牙挺，最后再使用轻微的撬力便可使牙根脱位。多根牙或相邻的牙根需同时拔除时挺刃也可从多根牙或相邻牙根之间插入，以邻近的牙根为支点，这样，在拔除牙根的同时，也挺松了需要拔除的相邻牙根。

（三）三角挺拔除法

最常用于拔除多根牙时已完整拔除患牙的一个根，利用该根空虚的牙槽窝挺出相邻牙槽窝中的断根。使用时将三角挺的挺喙插入已经空虚的牙槽窝底部，喙尖抵向牙槽中隔，以牙槽骨为支点，向残留断根的方向施加旋转力，将残留断根连同牙槽中隔一并挺出。

（四）牙钳分根后拔除

下颌磨牙残冠拔除时，可以先使用牛角钳或分根钳夹持根分叉处，握紧钳柄将患牙分为近、远中两个牙根，而后根据具体情况，用下颌根钳或牙挺分别拔除。

（五）牙挺分根拔除法

牙挺分根拔除法适用于磨牙残冠折断部位比较低，根钳无法夹住，且根分叉暴露者。此时可以将直挺挺刃插入近远中两根间的根分叉下，旋转挺柄即可将残冠分割成近、远两根，而后根据具体情况，用下颌根钳或牙挺分别拔除。

（王聪聪）

第二节 超声刀在阻生牙拔除术中的应用

一、超声刀的结构组成

口腔科的超声骨刀主要用于齿槽外科手术,由主机及冷却水支架(水瓶支撑杆)、冷却水管(另配)、手柄支架、手柄、工作头、连接线、脚控制踏板等附件组成(图10-25)。

(一)附件

超声骨刀附件中需要灭菌的是手柄、工作头、手柄连接线和冷却水管。冷却水管以一次性使用为佳,手术冷却用水为无菌生理盐水;手柄连接线不耐高温,使用时可用一次性无菌器械护套保护。超声骨刀工作头凹槽多,清洗时宜用硬度适宜的尼龙刷刷洗,避免超声清洗,工作头支架需同时清洗后随同工作头包装,物理灭菌(图10-26、图10-27)。

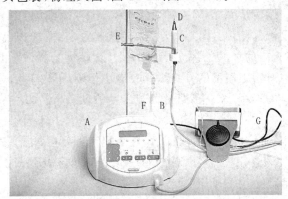

图10-25 超声骨刀

A.主机;B.连接线;C.手柄;D.工作头;E.支撑杆;F.冷却水管;G.脚控连接线

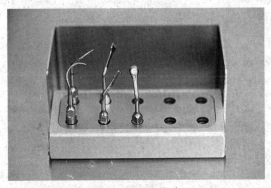

图10-26 工作头

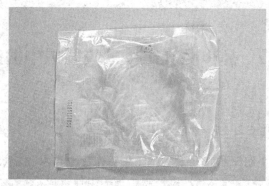

图 10-27　冷却水管

（二）主机

主机及冷却水支架用对金属无腐蚀性的中效以上消毒剂擦拭消毒，机器表面不防水，擦拭不宜过湿。

二、超声骨刀的应用

超声骨刀利用高强度聚焦超声技术，通过特殊转换装置，将电能转化为机械能，经高频超声震荡，使所接触的组织细胞内的水汽化、蛋白氢键断裂，从而将需要切割的骨组织彻底破坏。由于该高强度聚焦超声波只对特定硬度的骨组织具有破坏作用，不仅不会破坏到血管和神经组织，还能对手术伤口起到止血的作用，进一步缩小微创手术的创口，极大地提高手术的精确性、可靠性和安全性。

在智牙预防性拔除中，翻开弧形黏骨膜瓣后，使用超声骨刀在智牙牙冠相应的骨组织上划一个圆形切口，即可将圆形骨板取出。而骨板下方的智牙牙囊并未受到损伤，故可将智牙及牙囊完整取出。

超声骨刀具有以下优点：①微小振幅（$100\sim300\ \mu m$），极大切割加速度（约 $50\ 000$ 个重力加速度），旁振小，安全性好；②无高速旋转：相对于传统高速磨钻 $6\sim10$ 万转/分的超高速，超声骨刀的零旋转或者 $80\sim150$ 转/分的低速旋转对周围神经丛和血管丛威胁小得多，显著降低操作风险和难度，缓解术者术中的紧张度，初学者易掌握；③超声独特的止血效应，可促使微血管收缩，提高凝血酶的活性，使手术中的失血量大大减小，手术视野清晰；④切缘整齐，无劈裂，无灼伤，术后愈合快；手柄轻小，操作方便灵活，可达到普通手术器械不能到达的部位；适应性广泛等。

超声骨刀用于埋伏阻生智牙的拔除术，特别是上下颌埋伏较深或距上颌窦或距下牙槽神经管较近的智牙拔除，可避免损伤上颌窦黏膜和下牙槽神经管内的神经及血管，减少术中术后并发症的发生。附超声骨刀拔除智牙手术步骤（图 10-28）。

三、超声骨刀的优势

超声骨刀是一种微幅振动，肉眼往往无法察觉，刀头与组织均匀接触，稳定而精确，同时又能将操作遗留的骨屑迅速带离术区，保持视野清晰，超声骨刀在操作过程所产生的热量非常少，加之冷却水形成的水雾能起到很好的降温作用，让创口温度始终保持在 42 ℃以下，通过水雾冲洗创口，让术野、创口都十分清晰，所以无须棉球止血。超声骨刀采用了三维可控超声振动技术，其对软组织的识别能力较强，在操作过程中可尽量避开软组织、血管和神经，减小副损伤。

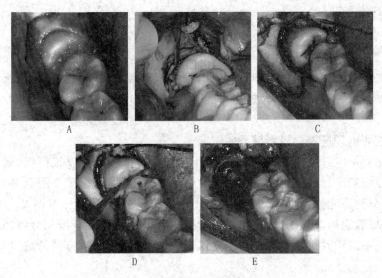

图 10-28　**超声骨刀拔除智牙手术步骤**

A.下颌右侧智齿近中倾斜阻生;B.用超声骨刀微创去除阻生智牙远中部分骨组织;C.去骨之
后,可见整齐的截骨线;D.应超声骨刀纵向切割牙齿,术野清晰,并可以轻松地控制切割线;
E.牙齿纵向截开、微创拔除牙齿之后,可见牙槽间隔和近中邻面牙槽嵴完整,骨损伤较小

　　超声骨刀拔除下颌水平位阻生智齿的优势:首先避开了传统的骨凿敲击拔牙法,减轻了患者的恐惧心理,其次超声骨刀有仰角涡轮机不能比的优势,就是骨刀的刀头有各种角度和弯度,可以从各个面进行操作,增隙,能在较为狭小的口腔内操作,对于个别有颞颌关节紊乱和张口度较小的患者有着明显的优势。超声骨刀手柄自带照明功能,医师操作能够看得更为清晰,并且超声骨刀具有较强的软组织识别能力,不会损伤牙龈及周围软组织。下颌水平低位阻生牙一般离神经管比较近,超声骨刀更为精细,分牙,去骨增隙更准确,能有效降低神经损伤。

(介稳雅)

第三节　牙拔除术的并发症

　　牙拔除术是口腔外科最基本的手术,但如果对其操作风险掉以轻心,或者缺乏足够的外科处理能力,就很可能发生各种并发症,给患者造成较大痛苦,甚至危险,因此充分了解拔牙并发症,并掌握其预防措施和对症处理的方法非常重要。

一、牙拔除术中并发症

　　需要强调的是牙拔除术中和术后各种并发症多为相互关联的,一般来说,只要遵循前述的各项原则,大多数并发症都是可以避免的,而不正确的操作或不合理的处理方式常会导致多种并发症同时出现,以下分类只是为了描述方便,而非彼此孤立发生。

(一)软组织损伤

1.损伤原因

包括软组织切割伤、穿刺伤和撕裂伤。

(1)切割伤主要是初学者在用刀切开软组织时由于支点不稳或对局部组织结构不熟使切口偏离了设计的方向,术者握持手术刀进、出口腔时,由于患者紧张、挣扎或术者紧张、疏忽而误伤口唇或舌体组织。

(2)穿刺伤主要由牙挺等尖锐器械滑脱引起。

(3)撕裂伤主要由术野显露不足、牙龈分离不充分、器械选择及放置错误、软组织保护不充分、暴力操作等原因造成。如使用钻磨切患牙时由于显露不足,钻可能卷磨撕裂软组织;在拔出患牙时由于牙龈分离不充分而造成粘连在患牙上的牙龈撕裂;放置牙钳时误夹牙龈;错误选择牙龈分离器翻瓣造成软组织瓣损伤;使用锐器进行操作时未能将软组织瓣完全阻挡在术区之外进行完善的保护;使用口镜时过度牵拉口角或使用暴力、不正确的牵拉方式造成口角、软组织瓣撕裂等。

2.预防措施

(1)切割伤的预防措施:使用手术刀时要精神集中;要有正确的支点;要减轻患者的紧张情绪,对严重的牙科畏惧症及不能配合的患儿要使用镇静措施,防止患者出现突然的反抗、挣扎。

(2)穿刺伤的预防措施:使用牙挺等尖锐器械时要有可靠的支点;能有效控制器械的操作力量和幅度;要有保护措施,即术者用一只手操作器械,用另外一只手的手指在作用支点的相对和邻近部位进行保护。

(3)撕裂伤的预防措施:制订合理的手术方案;根据术者经验选择合适的切口和翻瓣,以便充分显露术区;选择并能正确使用标准的拔牙器械;避免暴力操作;用颊拉钩、棉签(棉签较为脆弱,用力过大会折断)或用手指牵拉、保护组织。

3.处理原则

切割伤及穿刺伤应根据刺伤部位和程度作相应处理:表浅且没有明显出血的伤口无须处理;伤口较大或有明显出血时应缝合;舌部伤口应使用大针粗线作深层缝合;口底伤口一般窄而深,为利于引流、避免软组织深部出现血肿或感染等严重并发症,一般不予缝合,可压迫止血后观察;唇部及切口周围损伤应对位缝合;刺破大血管导致大量出血时需急诊手术探查结扎出血血管。

发生撕裂伤时,如伤口小并且通过牙龈牙槽骨复位等常规处理后,软组织附着良好,无活动性出血,则无须缝合;撕裂伤口大或伴活动出血时则需缝合,以免术后出血和疼痛。

(二)骨组织损伤

1.损伤原因

上、下颌前牙和前磨牙区唇颊侧牙槽骨板薄弱,使用牙挺时,如果以唇颊侧骨板作为支点,可能会导致局部骨组织损伤或唇颊侧骨板折裂;用牙钳拔除骨阻力较大的前牙及前磨牙时(特别是患牙根部与唇颊侧骨板发生粘连),如果使用暴力或过度的唇颊侧摇动力可引起粘连在患牙根部的牙槽骨折;拔除上颌第三磨牙时,因相邻的上颌结节骨质较薄弱,再加之中老年患者牙槽骨弹性降低,如果患牙牙根与牙槽骨粘连,可导致上颌结节或局部牙槽骨折裂并与患牙一同脱位;拔除下颌第三磨牙时,因舌侧骨板骨质较薄弱,如果患牙与舌侧骨板粘连,可导致舌侧骨板折裂。

2.预防措施

(1)防止前牙及前磨牙唇颊侧骨板损伤:使用牙挺时尽量避免以唇颊侧骨板作为支点;使用

牙钳时避免使用暴力或过度的唇颊侧摇动力；拔除阻力较大的残根、断根或位置较深的断根、完全骨埋藏的残根时，为最大限度地保存牙槽嵴高度和厚度，应使用外科拔牙法。

（2）预防上颌结节及其局部牙槽骨损伤的方法：拔除骨阻力较大的上颌第三磨牙时应避免直接用牙挺向远中方向撬动；使用牙挺时尽量使用楔力并配合轻微的旋转力，待患牙松动后再向远颊𬌗或颊𬌗方向撬动脱位；使用牙钳拔除时应向颊腭向或远颊腭向摇动，可配合轻微的旋转力，使用力度和幅度要缓慢增加，不能使用暴力；如果发现需使用较大的力量才能拔除患牙时，应采用增隙、分根的方法。

（3）预防第三磨牙舌侧骨板损伤的方法：主要是通过分割患牙和/或牙根，充分去除骨阻力，避免暴力操作。

3.处理原则

由于前牙及前磨牙区牙槽骨损伤后常影响拔牙窝的愈合，导致局部牙槽嵴狭窄或低平，不利于种植或义齿修复。所以，当损伤折裂的骨片与黏膜仍附着紧密，可在处理牙槽窝时将骨片复位，任其自行愈合。如果骨片较小并且部分游离，应小心夹持骨片，仔细剥离去除。

上颌结节和下颌舌侧骨板的损伤一般不会对牙槽窝的愈合造成明显影响，只需去除折裂的骨块即可，但需仔细剥离附着在折裂骨块表面的黏膜、肌肉等软组织，避免盲目暴力操作导致局部牙龈黏膜甚至硬软腭、咽侧壁软组织撕裂。如有软组织撕裂应及时复位缝合，以免术后疼痛出血。

出现骨质折裂损伤的拔牙窝往往会出现过锐的骨壁或突出的骨尖，应用手指触诊仔细检查，如有可用骨挫或钻头等工具将其去除，避免术后刺破黏膜导致局部疼痛不适。

（三）牙或断根移位

1.移位原因

牙或牙根的移位与相应部位解剖结构特点紧密相关，临床最常见的移位情况是：上颌前磨牙、磨牙牙根进入上颌窦；下颌第三磨牙或牙根进入下颌舌侧或翼颌间隙；上、下颌前牙牙根进入唇侧黏骨膜下间隙；低位阻生上颌第三磨牙或牙根进入颞下间隙，下颌磨牙牙根进入下颌管，上颌前牙区埋伏牙进入鼻腔。

2.预防方法

术前需进行 X 线检查，如发现患牙根方骨组织薄弱或缺如时应设计合理的拔牙方式；由于患牙或断根移位往往是在视野不清、盲目操作的状况下引起的，所以清晰的术野是避免患牙或断根移位的最好方法；掌握正确的操作方法，选择薄而锐的牙挺挺刃，插入牙挺时要沿着患牙或断根牙周间隙楔入（如果间隙不清可用钻增隙），避免将力量作用到患牙上，避免暴力操作，避免向根方用力；由于临床最常见的是断根移位，因而在拔除患牙时应尽量避免断根，如发生断根且位置较深时，应采用外科方法拔除。

3.处理原则

发生患牙或断根移位时应立刻停止盲目操作，首先通过临床和影像学检查确定移位患牙或牙根的位置，根据检查结果制订手术计划。由于患牙一般是由较浅的部位向深部移动，所以设计的软组织瓣应足够大。手术时需用吸引器吸净术区的血液和唾液，必要时可去除局部部分骨质，以便能够清楚显露移位的牙或牙根，显露患牙后可直接用吸引器吸引取出，或用合适的工具稳定夹持，轻柔剥离周围组织后取出。缺乏手术经验的基层医疗单位遇到该情况时，应及时将患者转送至上级医院进行处理，以免因盲目操作使移位的患牙进入更深的组织间隙，或造成更大的创伤。

（四）口腔上颌窦穿通

1.穿通原因

上颌窦变异较大，部分患者窦腔底部与上颌磨牙紧密相邻，为这些患者拔牙时，如果操作不正确，导致患牙或牙根移位进入上颌窦；少数患者伴发长期慢性上颌窦炎，破坏了窦底骨质，甚至引起逆行性牙周炎使窦底黏膜与患牙根部粘连，拔除患牙后即形成；上颌磨牙根尖病变引起窦底骨质缺如，搔刮病变时穿破窦底形成。

2.预防方法

预防患牙或牙根移位进入上颌窦的方法如前所述；如拔除根分叉较大且上颌窦底骨质缺如的上颌磨牙时，最好选用外科拔牙法；搔刮上颌窦底骨质薄弱或缺如的牙槽窝时应选用正确的搔刮方式和方法。

3.处理原则

一旦发生穿通，应视不同情况给予相应处理：如小的穿孔（直径 2 mm 左右，通常是单个牙根根尖部位的穿通），常规处理拔牙窝后，用可吸收材料（数字纱布或止泰海绵）放入牙槽窝底部，即可依靠牙槽窝内形成的血块机化隔离口腔和上颌窦，使穿通伤口愈合；中等大小穿孔（直径 2～6 mm），可先用可吸收材料衬底，再在创口表面打包缝合碘仿条，注意不要将碘仿条加压填入牙槽窝，以避免影响牙槽窝血块的正常形成和机化；较大的穿孔（直径＞6 mm），先用可吸收材料衬底，再做松弛切口，在无张力的情况下相对缝合颊腭侧牙龈，关闭伤口。术后嘱患者切忌鼻腔鼓气、吸食饮料、吸烟，避免强力喷嚏，用滴鼻剂滴鼻，可口服抗生素 3～5 天，术后 10 天拆除缝合线。如上颌窦炎伴随口腔上颌窦穿通时，应保留拔牙窝引流口，充分引流上颌窦内分泌物，并辅以适当的抗生素治疗，待上颌窦炎症消退后，再设计黏膜瓣封闭穿通瘘口。

（五）神经损伤

拔牙导致的神经损伤主要包括下牙槽神经、舌神经和颏神经，鼻腭神经和颊神经也可能在翻瓣时损伤，但因恢复迅速且无明显感觉异常，均无须特殊处理。

1.损伤原因

下牙槽神经损伤常见于下颌第三磨牙拔除，偶见于下颌磨牙或前磨牙拔除，其原因是患牙牙根与下颌管关系紧密，拔除患牙时因操作不当导致牙根移位、骨质塌陷压迫神经，或使用尖锐器械、切割钻误伤神经。舌神经损伤原因包括下颌第三磨牙拔除的远中切口过于靠近舌侧、暴力操作导致舌侧骨板折裂、钻头等锐利器械穿透舌侧骨板等。颏神经损伤主要发生于下颌前磨牙颊侧黏膜的切开、翻瓣、暴力牵拉及用钻去骨时误伤。

2.预防方法

术前通过 X 线检查观察牙根形态及其与下颌管关系，必要时可使用 CT 或 CBCT 以便更加准确地了解局部信息，操作时应根据影像学资料设计显露方式，合理去除各种阻力，使用合适器械使牙根能按其长轴方向脱位，避免暴力操作。

3.处理原则

如果有牙根移位、骨质塌陷压迫神经，则尽早手术去除压迫，术后使用激素和神经营养药；其他原因导致的神经损伤处理方法包括早期（1～2 周）应用糖皮质激素以抑制组织肿胀，配合使用较长一段时间（1～3 个月）的维生素 B_1、维生素 B_6、维生素 B_{12} 和地巴唑等，也可使用理疗促进神经恢复。

(六)术中出血

1.出血原因

切开翻瓣时误伤血管(如下颌第三磨牙远中磨牙后垫区、颏血管神经束、腭大血管神经束、鼻腭血管神经束等);拔牙操作时激惹牙周、根尖等部位的慢性炎性肉芽组织;使用钻切割骨质时引起颌骨内滋养血管破裂出血(如下颌血管神经束、第三磨牙远中滋养动脉等);患者患有全身出血性疾病(如高血压、各种血液性疾病等)。

2.预防方法

掌握术区的解剖结构特点,切开翻瓣时避开血管神经束区(如下颌第三磨牙远中切口避免靠近舌侧,设计的切口应避开颏孔区、腭大血管神经束区、鼻腭孔区等);拔牙操作时尽量避免激惹牙周、根尖等部位的慢性炎性肉芽组织,留待患牙拔除后处理;使用切割钻时要尽量在患牙内或沿着患牙周围进行,在危险区域操作时,要尽量少去骨,可较多地磨除患牙组织;处理全身出血性疾病的患者时,术前要详细了解患者病史,掌握好拔牙适应证和禁忌证,并积极采取相应的术前处置方法(使用控制血压药物、凝血药物或输血等)。术中应尽量减少创伤,对需拔除多个患牙的患者应分次拔除,尽量缩短手术时间。

3.处理原则

如果因切开时误伤血管,应及时对切开的软组织进行分离、翻瓣,术中使用吸引器及时吸净创口渗血,对明显的出血点可用血管钳钳夹止血,拔除患牙后,伤口缝合止血;如果因激惹牙周、根尖等部位的慢性炎性肉芽组织引起,应用吸引器及时吸净渗血和唾液,保持术野清晰,尽快拔除患牙后搔刮去净肉芽组织(拔除位置较深的残根时应尽快使用外科拔牙方法);当使用钻头导致牙槽骨滋养血管出血时应根据患牙状况分别处理,如果患牙可在较短的时间内拔除,则使用吸引器吸净术区的血液、唾液等,在保持术野清晰的情况下,尽快拔除患牙,如果术中出血很快,术野受影响,而患牙在短时间内难以拔除时,应停止拔牙,止血后再实施拔牙操作;对因患有全身出血性疾病的患者应在保持术野清晰的状况下,尽快拔除患牙,拔牙后局部使用止血药物。

(七)邻牙或对颌牙损伤

1.原因

术者未重视和未严格执行拔牙器械的选择和使用原则;未充分去除邻牙阻力,牙挺以邻牙为支点、牙钳钳喙太宽或放置牙钳时钳喙长轴未与患牙长轴平行而误伤邻牙,以及使用暴力牵引患牙脱位而损伤健康邻牙或对颌牙等;邻牙有修复体或较大范围龋坏等情况时,容易出现修复体脱落或者残冠崩裂。

2.预防方法

严格执行标准拔牙器械的选择和使用原则;在拔牙时用左手实施保护是防止邻牙或对颌牙损伤最有效的方法;术前仔细检查邻牙,如发现邻牙本身有缺陷时应制订对策并向患者及时说明,获得患者理解后再实施拔牙。

3.处理原则

邻牙牙冠崩裂或充填物脱落可先暂时修复,待拔牙创愈合后再整体设计永久性修复;邻牙松动者可适当降低咬合,必要时可辅助结扎固定,待其愈合;损伤牙为活髓牙时,术后定期检查牙髓情况,必要时行牙髓治疗。

(八)颞下颌关节脱位、损伤及下颌骨骨折

1.原因

使用传统的劈冠拔牙方法;术中暴力操作,如在拔除阻力较大的下颌磨牙时,在没有去除阻力的情况下,暴力使用牙钳或牙挺;患者本身原因:年老体弱患者导致颞下颌关节易发生脱位或损伤、患者患有全身性骨代谢疾病、埋藏阻生牙位置过深导致局部骨质强度减弱。

2.预防方法

避免使用传统的拔牙方法;选择合适的拔牙器械,操作要规范,动作要轻柔,避免使用暴力;尽量使用钻对患牙进行增隙、分牙,充分消除阻力后再分块拔除;术中可用橡胶咬合垫辅助患者张口,并尽量缩短拔牙时间等。

3.处理原则

对脱位的关节应及时复位,用绷带包扎、固定2周;造成关节损伤的可局部热敷、理疗;引起下颌骨骨折的可根据情况行颌间固定或内固定。

二、牙拔除术后并发症

(一)牙拔除术后出血

牙拔除术后出血可分为原发性出血和继发性出血。原发性出血为拔牙后当天出血未停止,继发性出血为拔牙当天出血已停止,以后因各种因素引发的出血。局部检查常见到拔牙伤口表面有高出牙槽窝的松软血凝块伴随周围出血。

1.出血原因

(1)局部因素:软组织撕裂、牙槽窝内炎性肉芽组织残留、牙槽骨内小血管破裂、牙槽骨骨折、牙槽窝血凝块脱落等。

(2)全身因素:患者患有凝血功能异常等血液性疾病、心血管疾病或长期口服抗凝药物等。

2.预防方法

有出血倾向的患者拔牙后可及时给予缝合或用止血材料填塞后缝合;如发现患者在拔牙过程中渗血较多,拔牙后应给予缝合或填塞止血。

3.处理方法

局部麻醉后将血凝块用棉签轻轻拭去,并吸净口腔内唾液和血液,检查出血点,如出血来自牙槽窝周围软组织,可将两侧牙龈做水平褥式或8字交叉缝合止血;如出血来自牙槽窝内骨壁,可用止血材料或碘仿纱条加压填塞止血,如能配合缝合两侧牙龈,则止血效果更佳。

有一种情况是拔牙导致牙槽骨折裂引起出血,术后未填塞止血材料而仅将牙龈严密缝合,牙槽窝内出血渗入到颌周间隙,表现为明显组织肿胀伴剧烈疼痛,此时应拆除部分缝线,建立牙槽窝引流口,避免组织内部压力继续增大,并辅以抗生素治疗,防止产生深部血肿导致严重的间隙感染。

(二)牙拔除术后疼痛、肿胀及感染

牙拔除术后疼痛、肿胀、感染等常见并发症属于机体对拔牙创伤的生理反应及其继发过程,此三者是相互关联的,并且都可能导致张口受限,故在此一并叙述。

1.疼痛原因

术后当天疼痛主要为拔牙创伤破坏牙槽窝及相邻组织神经末梢所致;术后中期疼痛为机体创伤应激炎症反应导致的肿胀和局部组织压力增高引起;拔牙3天后疼痛可能是牙槽窝血凝块

脱落或局部感染导致的干槽症或软组织炎症未能控制,发展为间隙感染。

2.预防方法

严格遵守无菌操作理念;尽量减小拔牙创伤;下颌切口尽量选用袋型瓣(三角形切口术后易在前颊部出现肿胀)、切口和翻瓣不要靠近舌侧(避免激惹颞肌深部肌腱下段和翼内肌前部产生反射性肌痉挛而引起术后开口困难)、切口不要越过移行沟底、缝合不要过紧(有利渗出物的排出)、术后冷敷等;使用类固醇激素、抗生素、非甾体类解热镇痛药等药物。

3.处理方法

应根据疼痛原因选择恰当的治疗方法;术后当天疼痛可口服非甾体类解热镇痛药;因局部软组织感染引起应首先处理局部感染,配合使用抗生素和非甾体类解热镇痛药;因干槽症导致应主要处理干槽症。

(王聪聪)

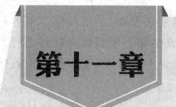

第十一章　口腔正畸

第一节　现代方丝弓矫治技术

现代方丝弓技术强调个体化的设计和施力,托槽粘结也可做灵活调整,但在矫治的步骤上存在着一些共同的可操作顺序。在所有的正畸矫治病例中,一般而言,可分为拔牙与不拔牙矫治两类,其矫治基本内容是相似的,只是拔牙矫治的病例中增加有关闭拔牙间隙的步骤,现仅以Ⅱ类1分类(伴前牙拥挤),拔除4颗第一前磨牙,需做间隙关闭处置的典型矫治为例,概述方丝弓矫治技术的基本治疗步骤和方法。一般可分为预备治疗、主动治疗(牙移动)和被动治疗(保持)3个分期。为便于理解,以下将其分为5个阶段分述:①第一阶段预备治疗。②第二阶段排齐和整平牙列。③第三阶段调整中线、关闭拔牙间隙和矫治磨牙关系。④第四阶段咬合关系的精细调整。⑤第五阶段保持。

一、第一阶段

第一阶段为预备治疗,其目的不仅是为正式开始方丝弓固定矫治器治疗作好准备,也是充分利用个体生长时机,借用自身的生长力、咬合力、肌力等进行颌骨、牙弓及牙错位畸形的早期调整,确定颌位(正常的 CR 位),以及减轻后期牙代偿治疗的难度。此阶段可包括:①早期骨性畸形的矫形引导。②去除牙的错位干扰(阻断治疗)及理想颌位(髁头位)的观察。③上、下牙弓形态的协调(扩弓治疗)。④拔牙诊断。⑤支抗预备。

(一)早期功能矫形治疗

对确诊为轻、中度骨性发育畸形且尚有生长潜力的青少年患者,应根据患者的骨性畸形机制,早期设计适合的口外矫形力装置和口内功能及活动矫治器以引导上、下颌骨的协调生长、去除咬合干扰及协调上、下牙弓的发育、调整肌功能的平衡。由于男、女孩生长发育的骨成熟龄一般差异为 2 年左右。通常,男孩采用口外矫形力的较理想年龄是 12～14 岁(还应结合身高、手骨片、性征等资料),而女孩患者为10～12 岁。应特别强调的是:矫形治疗的时机不可失而复得。对患者而言,每过一天也许就要减少一天有益的生长反应可能性。因此,必须将此作为治疗设计时的第一考虑。

(二)咬合板的运用

对某些有功能𬌗障碍的正畸患者,在固定矫治前可先应用咬合板 3～6 个月,优点:①有利于正常的殆发育和建殆：如个别前牙反殆、扭转等，采用咬合板上的附簧做预矫治（阻断治疗）后，将为下一步托槽的粘贴及排齐整平牙列等治疗带来事半功倍之效。②简化固定弓丝的弯制：对尖牙唇向低位错位患者，利用平面咬合板上所附的曲簧，预先将错位尖牙一定程度推导入牙弓，可大大降低固定治疗中弓丝弯制调节的难度和减少因整体弓丝力所致的如邻牙旋转、冠倾、往返移动等负面牙移动效应。③正常颌位的确定：平面咬合板戴入后，去除错位牙对正常下颌运动的功能干扰，随髁头在关节窝正中殆位的恢复，可正确判断正常的颌位，不仅对功能畸形的诊断，而且对治疗的预后稳定十分有益。

(三)扩弓治疗

很多Ⅱ类口呼吸患者、Ⅱ类下颌后缩患者及Ⅲ类上颌发育不良患者表现出上牙弓狭窄、上、下牙弓宽度不调，常需扩大狭窄的上牙弓，以适应矫治后牙弓前后及咬合关系的调整。常用的扩弓方法有慢速扩大和快速扩大(rapid maxillary expansion，RME)两类，前者可采用带分裂簧的活动扩弓矫治器，每周加力一次；后者多采用带螺旋器的固定扩弓矫治器，每天早晚各加力1/4周(扩大0.4 mm)。从组织改变上看，前者的扩弓是以牙轴的倾斜为主，后者则为腭中缝的扩大。应根据不同患者的牙弓狭窄表现，选择不同的治疗手段，对于轻、中度的牙弓狭窄，扩弓辅弓及四圈簧等常在以后的治疗期中选用。通常腭中缝的快速扩大应在15岁前进行。一般都在拔牙前进行，以提供尽可能多的支抗。

扩大牙弓之后一般需保持3个月，快速扩弓后所需保持的时间更长。尽管如此，扩弓之后总会有一定程度的复发，所以适度的过矫治是必要的。应当明白，由于侧方的界限，企图通过扩展牙弓来获得间隙是非常有限的。

(四)拔牙评估

是否拔牙和应拔除的牙数及牙位问题，在治疗前诊断设计中通过面型分析、模型计测、X线头影测量分析等不难确定(边缘病例除外)。例如，Ⅱ类患者，如果患者前牙过度唇倾、拥挤部位主要表现于前牙区者，一般考虑拔除上下4个第一前磨牙，这有利于面型和牙列畸形的改善，且功能影响较小并可缩短疗程；如果为下颌不足时，也可考虑拔上颌两个第一前磨牙和下颌的两个第二前磨牙，这更有利于磨牙关系的调整；如果为面下不足、下颌后缩，则可先前导下颌达正常关系后，再确定是否拔牙；如果为下颌体/牙槽基骨发育不足，前导改善有限，也可考虑代偿性只拔除上颌两颗前磨牙等。通常，拔牙后1周即可开始固定正畸治疗。此外，对一些仅需最小支抗的前牙拥挤患者，可在拔除第一前磨牙后，暂不上弓丝，随尖牙的向远中"自动漂移"调整，将缩短固定矫治时间。

(五)支抗预备

方丝弓固定矫治器的支抗设计十分重要，这是因为宽翼托槽与方形弓丝间的摩擦力大以及它的牙移动主要方式是整体移动而不是仅需弱力的倾斜移动形式。例如，Ⅱ类错殆患者拔牙后，如果支抗控制不好，上颌后牙前移，前牙内收失控，必然造成上牙前突畸形不能矫治而治疗失败。因此，对一个有经验的医师而言，支抗设计是最为重要的问题。前已述及。临床上控制支抗的方法可通过弓丝的弯曲、弓丝粗细的选择、牙间的差动力牵引设计以及腭弓、腭杆、腭托、唇挡、舌弓、口外面弓、J钩等来实现。近年来骨支抗技术越来越广泛地运用于临床，特别是微种植钉支抗的运用，为我们开拓了新的简易有效的口内支抗方法。但在不同年龄期使用中，应充分考虑其牙槽骨质及发育的特点，选择好适应证，才能起到有益的效果。

二、第二阶段

对于大多数牙颌畸形患者而言,就诊的主要目的是希望排齐牙齿。而几乎所有的错𬌗患者,都有多少不同的牙错位、牙列拥挤,以及存在着不同程度的覆𬌗覆盖过度或不足。覆𬌗过大者常系下牙弓的司匹曲线弯曲过大,或上牙弓的补偿曲线不足或反补偿曲线所致。此外,上、下牙弓狭窄、牙量和骨量不调等也是造成牙错位、深覆𬌗、深覆盖、开𬌗的原因。因此,在预备治疗结束后,应首先将牙齿排列整齐并将牙弓𬌗曲线排平。所谓排齐是指改正牙齿的拥挤错位,将牙还位于该牙弓上应有的正常生理位置,其中包括控制切牙牙轴的近远中、唇舌向位置及后牙牙轴的近远中、颊舌向位置,即牙弓长度和宽度的调整及改善牙弓的形态。而整平指将不正常的或病理性代偿的上、下牙弓𬌗曲线变平,即通过前牙的压入或后牙的伸长,或两者共同的作用以改善异常𬌗曲线,解除锁结,打开咬合,使之利于下阶段治疗中牙齿及颌骨的重新定位及颌间咬合关系的调整。

由于在不同的个体间,牙及牙弓的形态有着明显的差异,因而在考虑这期的治疗目标时,还应考虑到个体牙与牙弓形态及大小的变异特征。只有保持及调整好该患者个体正常时的牙位及牙弓形态,才可以获得更稳定的结果。因此,应根据每一个体的具体情况来考虑其牙弓的治疗目标(包括拔牙、不拔牙或拔哪颗牙等),以达到牙的排齐及𬌗曲线的整平。

(一)排齐牙列

前已述及,多托槽固定矫治器中排齐牙齿的机械力源主要是钢丝的弹力。将设计好的个体标准弧形弓丝拴扎在与各牙冠粘连成一体的固定托槽上,借助于弧形弓丝的回弹力及附加一些牵引力,可以达到使错位牙移动入牙弓的目的。通常,大多数错位牙的牙根都比牙冠更接近其正常的位置。这是因为在替牙过程中,牙的错位大多是受到后天病因的影响而使牙冠偏离了正常萌出道的结果。因此,当需要排齐牙齿时,多数情况其根尖位置完全可能是正常的并不需要牙根移动,这就为第一阶段治疗中,通过牙冠的倾斜移动(唇舌或近远中移动)以达到牙齿排齐提供了理论根据。

1.装置的选择

以牙倾斜移动的理论为出发点,在这一阶段治疗中,对矫治装置(弓丝及托槽)的选择应当注意以下几方面的问题。

(1)弓丝的力量:用于第一阶段排齐牙齿治疗的弓丝应选用细而富于弹性的柔性弓丝,采用轻的、持续的力,产生有效的牙倾斜移动。应避免使用强力的弓丝。为利于牙齿沿弓丝滑动调整,对严重错位及扭转牙的牵引矫治,应做松结扎。对偏离牙弓较远错位的牙,第一次结扎不可将弓丝强迫拴入槽沟中。为防止牙受力过大,可采用分次加力逐渐就位的方法。推荐选用被动式自锁托槽、高弹性镍钛细圆丝及弹性结扎线结扎施力。

(2)弓丝的粗细:选择弓丝时,应使弓丝横径小于托槽沟的宽度,以便于弓丝能在托槽中自由地近远中滑动和适当的自由倾斜。在弓丝与托槽沟间至少需要 0.002 英寸(0.05 mm)的间隙,而0.004 英寸(0.10 mm)间隙最为合适。例如,在方丝弓技术中,当使用 0.018″槽沟的托槽时,选用的弓丝粗径应为0.016″,而用 0.014″最佳。如果用 0.022″规格的托槽时,弓丝应选择 0.018″直径者最为理想。

(3)弓丝的形态:最好使用圆丝,而不用长方形弓丝。此阶段特别应避免使用与托槽沟径密合一致的方形弓丝。因为此期的主要目的是移动牙冠的位置以达到排齐,而不是控根。市售的一些高弹性方丝弓,如 0.17″×0.25″镍钛方丝,虽然在使用说明中述及能在排齐牙齿时使用,但此阶段使用欠妥,因为如果控制不好,它将产生不必要的和不合意的牙根移动及前牙的过度唇倾,导致后牙支抗丧失。但初期排齐牙齿并不是绝对不用方丝,对于不拔牙及前牙整齐的病例,为了更早地获得对切牙倾斜度的控制,也可选用较细的弹性好的方形多股麻花丝或正方形镍钛丝(0.016″×0.016″)作为初始弓丝,以控制冠倾。

(4)托槽的选择:固定矫治器的托槽是将弓丝的矫治力传递到被矫治牙上的主要传力装置,它的不同大小、形态及宽度影响着托槽间的距离。在生物力学及矫治器节中已述及,当增加两承力点之间的距离(跨度)时,其钢丝的强度迅速减小,而弹性增加。因此,对宽的托槽而言,因相对减小了相邻两牙上托槽的间距(承力点间距离),这样将导致弓丝强度加大,而弹性减小,牙齿将承受不利的强力。此外,随着托槽宽度增加将增加弓丝与托槽间的接触面积,从而增加了滑动中的摩擦力而不利于牙移动。由此,仅从牙倾斜移动效果上看,横径小而槽沟宽的托槽最有利于牙的移动,并有利于弓丝发挥柔和的弹力。一般而言,单翼托槽横径窄,因而可提供较大的弓丝活动范围及点接触关系,有利于牙的倾斜移动。而双翼或三翼托槽横径较宽,需要通过弓丝性能的改良、弓丝粗细的选择,以及通过托槽间弓丝的曲增加弓丝在托槽间的长度等途径,以获得轻的持续矫治力。虽然常用双翼方丝弓托槽较宽,摩擦力增大,但其优点是对牙扭转的改正以及控制牙的整体移动十分有效。

目前,用于初期排齐牙齿的弓丝种类较多,如粗细不同的不锈钢丝、多股细丝、钛-镍合金丝、β-钛丝(TMA)、钴铬合金丝、复合弓丝及光纤丝等。而常用的托槽类型主要以 0.022″规格及 0.018″规格槽沟为主。

2.常用排齐牙齿的方法

(1)用高弹性弧形弓丝排齐:现代方丝弓技术对牙列的排齐,主要通过唇侧弧形弓丝的回弹力实现。排齐过程中牙的移动主要是唇舌向,近远中的倾斜移动和改扭转,要求所产生的矫治力应柔和而持久。所以:①多首选弹性力大而刚度小的细圆丝弓,主要有成品钛镍合金丝弓、光纤玻璃丝弓和辫状细丝弓等,以提供柔和持久的作用力。②弧弓形态应与患者个体牙弓形态及颜面形态相近似,以利于逐渐达成稳定的个体貌。③矫治加力:应由弱至强,逐渐增加。

临床中,当用弧形弓丝排齐拥挤牙列时,弹性弓丝的应力为向外扩张作用,由于旋转中心在根方,易导致前牙冠唇/颊向倾斜。对一些病例,会造成后期治疗调整的往返运动,对牙周不利,并加重第二阶段后牙支抗的负担。为防止排齐过程切牙过度唇倾失控及往返移动,为有利于拥挤切牙的调整,在采用细圆丝排齐牙列时,可考虑做"尖牙向后结扎",及设计末端后锁弯。①在尖牙托槽与磨牙颊面管间作"8"字结扎牵引;②将弓丝末端在颊面管远中处作末端回弯(镍钛丝末端需经退火处理后才能回弯),在引导尖牙远中移动的同时,控制前牙的唇向移动。这样后牙在排齐过程中虽然可能会有少量的前移,但减轻了第二阶段的支抗负担(图 11-1)。

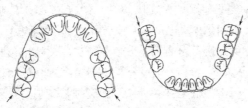

图 11-1　末端后锁弯

（2）用不锈钢丝弧弓排齐：如果采用刚度较硬的不锈钢丝作为此期治疗的弓丝，为获得牙间柔和的力值，可通过选用较细的弓丝及在弓丝上形成多曲来增大其弹性（图 11-2）。常用的弓丝曲有垂直开大曲、水平曲、T 形曲等。垂直曲适于水平及近远中方向的力调整。而水平曲及 T 形曲更兼有垂直向调整（适用于将高位牙/低位牙排入牙弓）的功能，但弯制更难。不锈钢丝的优点是价廉、易弯制成形，由于刚度更好，可用做拔牙后牙弓长度的维持、咬合打开、颌间牵引、局部开展间隙等，而且对弓形的保持、牙弓上局部牙的调整移动及支抗后牙的控制较好。所以，有的医师一开始就偏向于选用不锈钢丝弯制垂直开大曲排齐牙列。但不足之处为弓丝弯制较为费时，患者异物感较重，常刺激黏膜。

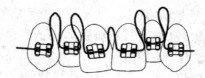

图 11-2　用带垂直开大曲的不锈钢弓丝排齐前牙

对错位严重的牙，弓丝不必一次入槽，可先用弹力线或拴扎丝定向牵引，然后逐步拴入托槽沟中。

同样，在使用不锈钢丝弧弓排齐时，为防止切牙过度唇倾失控及往返移动，在弧弓末端常设计颊面管前的 Ω 阻挡曲，并通过在 Ω 曲与颊面管间用细丝紧结扎，控制前牙的唇向移动并维持弓形及牙弓长度。

（3）尖牙牵张减压：多数前牙拥挤都表现出尖牙近中倾斜或低位，可通过先牵引尖牙向远中，即"牵张减压"的方法来排齐前牙。可设计整体牙弓、后牙片段弓或上、下颌对应牙弓作支抗，向远中牵引尖牙，或在尖牙间置螺旋簧施力。一旦尖牙向远中移动，前牙大多会自动松解排齐。

向远中牵引尖牙，并不都要在整体镍钛丝、不锈钢等全弓丝上使用"尖牙向后结扎"的方法，对一些切牙拥挤严重、牙松动、牙重叠甚至不能粘结托槽的病例，完全可考虑采用后牙片段弓＋横腭弓作为支抗，先牵尖牙向远中"减压"，待前牙拥挤及牙形态自动调整改善后，再上全弓继续下一步治疗。对一些支抗要求不高的病例，甚至也可在拔牙后暂不粘托槽，让前牙（多用于下切牙）在唇、舌肌等的作用下促其一定程度的自动"漂移"，待其调整（一般 3～6 个月）到一定程度后再行进一步矫治。

远中移动尖牙的方法，临床中最常用的有以下五种，原则上一定要选用较硬的主弓丝并注意加强后牙支抗的维持。①开大螺旋弹簧：用牙间开大螺旋弹簧推尖牙向远中。螺旋簧常设计为整体放置于两尖牙之间，或分段放置于中切牙与尖牙之间。如果采用后者，则应将中切牙作连续结扎，以防止中切牙外翻。弹簧长度以尖牙到位后切牙能排齐为度。将弹簧压缩后放置于需开拓的间隙之间固定，利用弹簧复原的力量持续推尖牙向远中移动。由于此方法力量柔和，有一定限度，并对后牙的作用力小，常可选作最大支抗的设计中应用。②颌内牵引：拔除第一前磨牙后，以后牙为支抗，采用橡皮圈、关闭螺簧、开大螺簧或关闭曲辅弓等进行颌内牵引也是一种常用于移动尖牙向远中的方法。为了控制后牙前移，此时常需在后牙增加支抗设计，如将带环作在第二磨牙上及采用横腭杆、唇挡等。同时应在主弓丝的磨牙颊面管前设计 Ω 曲及后倾弯，以维持牙弓长度及防止磨牙前移。为利于尖牙远中移动，尖牙应做松结扎，尖牙的牵引钩，可用较粗的结扎丝作成小钩直接结扎于尖牙上，也可在尖牙前穿入活动式小钩。通常牵引力的大小应＜100 g。颌内牵引的方法在需中等支抗的病例中应用较为理想。③片段弓：临床中对一些允许后牙部分前移的病例,也可用局部片段弓移动尖牙向远中。片段弓多用方丝弯制。常用的片段弓设计有 Burstone 的片段弓加预成鞭形弹簧或 T 形曲牵引、Gjessing 的钻石曲设计、关闭曲辅弓及片段方丝弓关闭曲等。使用 Burstone 局部弓时,由于附加的鞭形弹簧已考虑了预应力的释放,故不必多次加力。而后两种片段弓设计,常需每次牵引片段弓向远中移动,以使关闭簧力能持续作用于尖牙上。为此,可采用在颊面管远中抽拉加力末端后锁弯的方法,或拴扎加力的方法,即在颊面管前方,距颊面管一定距离(以使能后移)设计牵引曲或焊拉钩,通过每次收紧牵引钩与颊面管间的拴扎丝,赋予关闭曲簧应力,或牵引其末端弯曲的方法,促使其尖牙远中移动。④弓丝曲加牵引:对尖牙轻度唇向低位的病例,主弓丝放入尖牙托槽将十分困难,可在尖牙近中设计水平垂直曲,缓解弓丝对尖牙的过大压力,同时辅以远中橡皮牵引或关闭曲牵引,逐渐让尖牙向远中就位。而对尖牙低𬌗错位较严重的病例,则不必立即在尖牙上放置弓丝,而应在弓丝尖牙区形成𬌗向的阶梯曲避开尖牙(但弓丝不应接触下牙咬合)。此时,主弓丝用于固位,先用橡皮牵引方法移尖牙向远中及向𬌗方,待尖牙移至适当位置后,再换镍钛弓丝直接拴入尖牙托槽中,继续做牵引移动,最后达到尖牙到位的目的。⑤J 钩:用口外支抗将 J 钩直接挂于尖牙托槽近中弓丝上,或挂在尖牙前滑动牵引钩上,使用较轻的口外力,做水平牵引,也可达到远中移动尖牙的效果。此方法多用于需最大支抗设计的病例。

3.扭转牙的矫治

对于扭转牙齿,方丝弓技术强调在治疗早期开拓间隙进行预备治疗及后期做适度的过矫治,因为:①扭转的存在使弓丝不能完全入槽,不能实现对牙位的精确控制。②扭转的存在使得间隙难以准确关闭,影响建立良好的磨牙关系。③早期矫治扭转和适度地过矫治有利于稳定。

间隙充足是扭转牙排齐入牙弓的先决条件。通常,前牙的改扭转需要间隙,而后牙扭转改正后可获得间隙,只有当牙弓上开拓出足够间隙后,错位及扭转牙才能顺利矫治入牙弓正常位置,因此,局部开展出足够的间隙,应是错位及扭转牙改正的先决条件。

矫治牙齿的扭转可以用以下方法。

(1)利用托槽翼结扎施力:方丝托槽多设计为双翼,横径较宽,因而最有利于扭转的改正。也可选用带侧翼的托槽(Lewis、Alexander 托槽等)。轻微的扭转可以直接结扎弓丝入槽,较严重的可以用加旋转垫辅助矫治。

(2)利用弓丝曲:在弓丝上弯制曲,如水平方向的刺刀样曲、垂直曲,然后用弹力线(橡胶圈)结扎施力。

(3)利用辅助弹簧:可选用一些辅助弹簧,如改旋转簧、T 形簧、镍钛高弹辅丝等插入托槽孔改正扭转牙。此时主弓丝应为硬丝,以维持弓形。

(4)利用交互牵引:在扭转牙舌侧粘舌钮(button)、拉钩(hook)、附环及附夹等,通过相对的牵引形成力偶来转正牙齿。严重扭转的牙应制作个别带环固位,应注意此牵引必须在较粗的硬不锈钢主弓丝(0.016″以上)上进行,一般应在扭转牙的近远中邻牙部位弯制阻挡曲,以防止牙弓的变形和维持所需间隙。牵引时力量应轻柔适度,以牙不松动为佳。如果有松动,应检查有无咬合创伤并及时进行调磨、升高咬合等处置。对扭转牙的矫治,有经验的医师多提倡"过矫治",并应在后期"延长保持期时间"以防复发。

(二)整平𬌗曲线

前牙深覆𬌗、深覆盖及过陡的纵𬌗曲线是Ⅱ类错𬌗的常规表现。整平牙弓𬌗曲线的目的是:①去除治疗中的咬合障碍。②改善及矫治垂直向的错𬌗畸形。③为方丝顺利入槽,调整颌间咬

215

合关系创造条件。殆曲线异常的矫治常需要贯穿整个治疗过程,是方丝弓矫治技术中难度较大的问题。以下仅以Ⅱ类深覆殆患者牙弓异常殆曲线的改正,讨论整平问题。

牙弓整平的原则:①不同的畸形机制、不同的生长型及发育阶段应采取不同的方法。②在压低前牙时要使用持续的轻力,应在骨松质界限内,应防止前牙冠过度唇倾,避免根尖更靠近舌侧骨板而使压入受阻。③严重深覆殆的整平应贯穿矫治过程的始终。④一般而言,整平应在牙齿排齐后进行,以利于弓丝入槽施力。

整平的方法:需要根据其机制及患者生长发育的阶段而定。对于前段牙-牙槽过长,下颌平面角较大而生长发育已基本停止的深覆殆患者,整平应以压低前牙为主;而对于后段牙-牙槽过低造成或下颌平面角较小的深覆殆病例,则要用升高后牙的方法。甚至有时采用下切牙微唇倾代偿的方法。因此,在深覆殆病例的"整平"治疗中,正确判断深覆殆机制及口唇形貌改善的需要,才能选择不同的治疗方法,即采用将切牙压入,还是让后牙伸长,或者两者同时进行的方法以达到矫治目标。

1.通过后牙伸长(切牙相对压入)整平牙弓曲线的方法

(1)摇椅弓:对大多数患者来讲,要使后牙伸长,最常用的方法是在上颌弓丝上形成一个过度弯曲的补偿曲线,而将下颌弓丝形成反向的Spee曲线。由于牙的垂直移动需要一定的力,因而所用的弓丝应有一定的硬度,才能达到后牙伸长改正殆曲线的目的。而弓丝的硬度又与弓丝的直径有关,并涉及托槽类型。

对edgewise技术而言,如果用0.018″规格托槽,最初应选0.014″镍钛丝或0.014″带曲不锈钢丝,首先进行牙齿的排齐,此时为了同时进行牙弓殆曲线的平整,可将上述弓丝的上殆弓丝形成过大补偿曲线,下颌弓丝弯曲成反向的Spee曲形(又称摇椅形弓),拴入牙弓。第二步再换用0.016″硬不锈钢丝,作成同样的弧形拴入牙弓。通常,当硬不锈钢丝拴入后才能满意地完成牙弓殆曲线的平整。

如果选用0.022″规格的edgewise托槽,可首选0.0175″双股细丝或0.016″镍钛合金丝先进行牙齿的初步排齐,继而再用0.016″的硬不锈钢丝作成反向或过度的弯曲,拴入托槽沟内改善牙弓曲线,最后再用0.018″的硬不锈钢丝完成牙弓殆曲线的基本排平。临床上,0.018″的弓丝基本上都能达到殆曲线最后基本平整的目标。很少再需要0.020″的弓丝。

(2)颌间牵引:对一些非拔牙治疗的患者,有时可选择较粗硬的弓丝(但因粗的弓丝常难以放入0.018″规格的槽沟内,因此最好选用0.022″规格的托槽)。此外,可在切牙区加一个殆平面板,后牙区采用颌间垂直牵引或Ⅲ类(使下磨牙增长)、Ⅱ类(使上磨牙增长)颌间牵引的方法。也可考虑采用口外弓低位牵引的方法,以达到升高上颌后牙的目的。但应特别注意,临床升高后牙的方法,在长面型或下颌平面角大的病例中应慎用,以避免造成面型更长的不良后果。

2.通过压入切牙平整牙弓曲线的方法

(1)连续长臂弓:用连续长臂弓绕开侧方牙(包括前磨牙及尖牙)直接压低切牙,此方法对恒牙列早期中,仍有生长潜力,特别是青春发育高峰期前患者的切牙压入最有效。弓丝作用的机械原理是磨牙竖直,磨牙远中倾斜,同时,将切牙压入。最常用的有2×4技术及Ricketts设计的桥形多用途唇弓。在edgewise技术中,由Ricketts设计的桥形多用途唇弓是一种长臂弓,多采用细的正方形丝,作成桥形弯曲,绕开侧方牙列,在磨牙与侧切牙间,通过颊面管前弓丝的后倾弯,直接作用于切牙使咬合打开。同时,在方丝的切牙区做轻微的冠舌向转矩,使切牙根向唇侧转矩移动,则可防止切牙在压入时的唇向倾斜。此外,该弓丝还可设计通过向远中收紧弓丝的末端牵引切牙向舌侧等,具有多种作用。国内常将其称为"多用弓"。

应当注意:长臂弓对切牙的压入力量,一定要保持轻的持续力。为此,弓丝直径的选择,不应粗于0.016″。Ricketts推荐使用的弓丝系一种较柔软的0.016″×0.016″钴铬合金正方形丝。该丝极易弯曲成形,成形后稍经加热处理即变硬。这种丝可以防止磨牙受到过大的力量,同时也可在切牙部做转矩弯曲。此外,加力时可不必拆下弓丝,直接用长鼻钳或日月钳在弓丝上加力即可。

长臂弓在使用中也存在两大缺点:①后部支抗力只作用于第一磨牙,此时磨牙伸出力约为切牙压入力的4倍,常可导致磨牙伸长及远中倾斜,这对短面型病例(肌张力强)及对尚有生长潜力的年轻个体并无大的问题,但对生长已停滞,下颌平面角大的平均面型或长面型患者,磨牙伸长后随之而来的下颌下后旋转,对矫治后面型的美学效果是很不利的。此外,磨牙一旦后倾也将减小切牙的压入力量。因此,为抵抗弓丝对磨牙的反作用力,临床上常应采用一些加强磨牙支抗的辅助方法,例如,在上磨牙上附加口外弓做高位牵引(high-pull),将第二前磨牙和第一、第二磨牙分段用局部方丝连续结扎在一起,增加第一磨牙支抗的稳定性,以及在上颌腭部设计腭杠、腭托等。②长臂弓设计均对切牙产生唇向倾斜力量(即使采用桥形多用弓在切牙段设计了转矩,也难完全避免),特别是对于一些需拔牙矫治上切牙前突的病例,这种唇倾力不仅对向后关闭拔牙间隙不利,而且切牙的唇倾移动改变了弓丝的力点,将对磨牙产生更大的不利支抗力,造成磨牙前移,导致拔牙间隙丧失、矫治失败,为了有效地控制前牙唇倾,目前临床上还常采用下述辅弓设计的方法,以减小导致切牙唇倾的分力。

(2)辅弓法:局部弓加辅弓法,为了控制切牙的力点及稳定后部支抗,Cetlin设计了一种双弓丝,即在切牙段用0.018″×0.025″的不锈钢方丝做成阶梯形避开侧切牙,仅固定于中切牙上,并在局部丝两端约在侧切牙远中位置形成小圈。此为前牙区的片段弓。同时用另一根0.018″的整体不锈钢圆丝形成过度弯曲的弧形放入颊面管内,使弓丝前份达龈黏膜转折部,然后将该丝压下,与片段弓的小圈拴扎,由于片段弓的小圈位于上颌中切牙阻力中心后方,将会产生一定的负转矩,故在压入切牙的同时,对矫治唇向倾斜的中切牙有一定的转矩效果。

此外,Burstone设计了一种局部弓加辅弓的方法,以达到有效的切牙压入移动并避免切牙的唇向倾斜,此方法需要在第一磨牙颊面管龈方增加一个辅助方颊面管,首先根据需要在已排齐的后牙(包括第二前磨牙、第一磨牙及第二磨牙)托槽沟内放入一段与槽沟尺寸相同的方丝,将后段牙齿连成一稳定的整体并连续结扎紧。同时,用0.9 mm直径不锈钢丝弯制成腭弓或舌弓,连接左、右后段牙弓,进一步稳定了后牙弓,以抵抗不合适的设计及其不良移动。

为了压入切牙,Burstone建议使用设计有圈簧的0.018″×0.025″不锈钢方丝或0.019″×0.025″β-钛丝(TMA)制作辅弓。辅弓的后端放入第一磨牙上的辅助方颊面管内,并调节辅弓角度,使其能对切牙产生轻力(约每颗牙0.15 N),然后将辅弓前段牵至切牙托槽龈侧位置(不进入托槽沟),与切牙间的局部弓丝直接结扎拴连。采用此种局部弓的设计,后牙区局部弓及舌弓获得的磨牙区支持力,即磨牙的伸出及后倾力与切牙的压入力量可基本平衡,并且对切牙将产生一个舌向力矩,以对抗其唇倾。

整体弧弓加辅弓法:在实践中另一种常用的方法:在前述加大弓丝弧曲的全弓丝拴入打开咬合的基础上仿Burstone的设计,也增加一根用0.018″硬不锈钢丝弯制的辅弓,将辅弓后段插入磨牙颊面管龈方的辅弓管中,形成适度的后倾弯(以前臂达龈黏膜转折沟为度),压下辅弓前段,在切牙间及尖牙远中部与主弓丝拴扎(注意,不是拴扎入托槽中而是拴扎于托槽翼龈侧),这样既可加大主弓丝前部的压入力量,达到打开咬合的目的,又可一定程度防止切牙唇倾。使用此型辅弓时,由于辅弓后段力量主要作用于第一磨牙,故应同样常规考虑加强磨牙支抗设计以保持磨牙的稳定。

活动式辅弓:该法系在主弓丝打开咬合的基础上所设计的一种可摘式辅弓装置。辅弓可由患者自己戴用,在进食或清洁时卸下。其制作方法:选用直径为 1.0 mm、长约 30 cm 的不锈钢丝,首先按患者上颌牙弓形态弯制成相应弧形弓,然后在其两侧第一磨牙远中位置(约距中点5 cm)向下各形成颈间垂直方向的弹簧圈,将弹簧圈游离端反折向前,再沿下颌牙弓弯成相应下弧形弓。为了使辅弓能固位并施力于切牙部,在辅弓的上弓丝段相当于双侧中切牙与侧切牙间位置,用铜丝(直径 0.8~0.9 mm)各焊一小钩,钩端先指向牙面再向上弯曲,以便插入就位于上颌主弓丝上。在辅弓下部游离末端约在两侧下中切牙与侧切牙间部位,各向牙面方向弯曲形成挂钩。通过调节双侧弹簧圈的臂角,可控制力的大小。使用时,将辅弓上弓丝段的小铜钩插入上颌中切牙与侧切牙间主弓丝上,然后再将辅弓双侧下段的挂钩压挂于下颌侧切牙近中的主弓丝上,即可起到同时压低上颌及下颌切牙的作用。该辅弓取摘方便,容易清洗,缺点是不易控制平衡且对颊黏膜有一定刺激。

(3)水平曲或阶梯曲压低切牙:对一些上颌反补偿曲线或下颌 Spee 曲线过大的病例,为达到持续轻力压低切牙的目的,可在双侧尖牙近中(伴拥挤时)或远中(需同时压低尖牙时)设计水平曲,常用弓丝为0.014″或 0.016″直径的硬不锈钢丝。在进行水平曲弯制时,应注意使水平曲方向朝向远中,才能发挥有效的压入效果。此外,也可设计切牙区的阶梯形弯曲或靴形弯曲压低切牙,但阶梯不宜过大,以 1~2 mm 为度。此法也适用于个别后牙垂直向位置的调整及后期咬合打开的过度矫治。

(4)口外弓(J 钩):利用口外牵引力辅助压低切牙,可以既不影响后牙支抗,又能将切牙压入。其方法是使用 J 钩装置。J 钩可以用直径为 1.2 mm 的不锈钢圆丝自行弯制,也有市售成品。其用途较多,如牵引尖牙、前牙、牙弓、颌骨向远中等。在用于压低切牙时,将其末端钩挂于切牙段弓丝上(一般放在尖牙近中钩前或侧切牙近中),利用头帽高位牵引(上切牙压入)或颈带低位牵引(下切牙压入),可以产生切牙压入的效果。在使用 J 钩中应注意的是力的方向和大小,以避免不必要的牙移动和创伤。

3.牙弓形态的调整

不同患者的牙弓有可能是尖形、方形、狭窄、不对称等,由于长期代偿性适应,特别是成年人,上、下牙弓形态可在错位的形态上形成磨耗及咬合平衡。因此,为了达到下一阶段牙弓矢状关系的调整,必须为重新建立正常的、协调的牙弓形态做好准备。但临床操作上,牙弓形态的调整治疗一般不需专门进行,除前述严重上颌狭窄病例在第一阶段治疗中使用扩弓装置外,通常只需在排齐牙齿及排平牙弓殆曲线的治疗中进行,每次均严格注意上下弓丝形态个体标准化及上、下牙弓协调就行,借助弓丝的弹性回复力,可逐步达到上、下牙弓形态调整。

4.排齐、整平过程中的几个临床问题

(1)复诊处置:固定装置戴入后,一般应观察 1 周,复诊时注意检查有无弓丝滑动及末端刺伤,结扎丝或弓丝对黏膜割伤,溃疡、过敏等,并及时对因处置或采用保护蜡、胶导管等;应注意了解有无牙疼痛、牙松动、牙倾斜伸长等,及时给予托槽位置、弓丝力量的调整;应注意口腔卫生,检查刷牙方法、牙龈健康;应督促患者遵医嘱复诊,一般每月一次;对托槽难就位患者,必要可辅以咬合垫,或先避开咬合异位粘结,而通过弓丝形成阶梯调整,或延后粘结。

(2)埋伏阻生牙:排齐整平治疗中最常见到的埋伏阻生牙是尖牙和中切牙。对于阻生的牙齿,首先由 X 线片或 CT 确定位置和萌长方向。能牵引助萌者,应首先开拓出足够的间隙后,才进行翻瓣暴露。一般应在排齐整平后才进行,并应十分注意加强主弓丝的固位力及设计阻挡曲维持间隙,尽量减小牵引中邻牙的受力变位。通常,对唇侧埋伏阻生前牙采用翻瓣隧道式牵引比直接切开暴露牙冠的牵引对附着龈的保持更有利。若埋伏阻生牙有局部粘连,牵引效果不佳,则必须在局部轻轻松解后才能牵引到位。

(3)上中切牙间隙:中切牙间隙多由多生牙或唇系带粗壮、附丽过高引起。多生牙一般应尽早拔除。基于上唇系带可随牙槽生长而向上提升退移,过早进行上唇系带修整,术后其瘢痕反而阻碍上中切牙闭合,故唇系带异常者,应先在牙弓排齐整平关闭中缝后,或矫治开始时,行唇系带切除术并切断中缝处的纤维,立即矫治,以免复发。

(4)后牙正锁𬌗:单个磨牙锁𬌗,一般应在排齐整平前尽早矫治,并且应注意去除阻碍锁𬌗牙回位的阻力。常用方法为拔去阻碍的邻牙(如阻生第三磨牙),以及先使锁𬌗牙脱离锁结。然后,在上、下颌锁𬌗牙间进行交互牵引(根据情况可同时辅以Ⅱ、Ⅲ类牵引)。为此,成人患者常需同时用𬌗垫或平面导板抬高咬合,使锁𬌗牙在矫治过程中脱离接触(也可在磨牙𬌗面加塑增高)。青少年患者一般可不用𬌗垫或平导;多数后牙锁𬌗,可在扩/缩牙弓的同时,采用单个逐一移动锁𬌗牙,或辅以"骨皮质切开术"的方法解决。此外,锁𬌗牙矫治过程中,常应用弓丝或种植钉压低接触牙,使脱离接触,也可适当调磨未磨耗的功能尖,但应注意最后的调𬌗,一般应在牙列基本矫治后时再考虑,以免牙尖过多的调磨而有损功能。

综上可见,排齐牙齿,改善牙弓形态,使咬合曲线平直是本阶段的治疗目的。牙排齐整平后,每个牙冠都基本上位于牙弓内的正确位置,托槽沟基本平行,咬合平面基本平整无颌间移动干扰,此时,即可将 4 个上切牙及 4 个下切牙,分别用结扎丝"8"字连续法扎紧,进入下一矫治阶段。但不同的病例,牙颌畸形的程度有很大差异,对一些患者仅需单一的最初弓丝就能达到排齐和排平,甚至达到满意的治疗目的而结束治疗。而对另一些病例,仅排齐牙齿就需要数月时间,而排平牙弓𬌗曲线还需要更长的时间。但作为治疗的原则,重要的是一定要达到牙齿基本排齐及𬌗曲线基本整平后,才能转入下一阶段治疗。

三、第三阶段

当治疗第三阶段开始时,牙齿已经排列整齐,牙弓上过大或反向的𬌗曲线也得到基本矫治。此时治疗的目的,是矫治磨牙的咬合关系及前牙的中线关系,并在调整前、后牙关系的同时,关闭牙弓上的间隙(剩余间隙或拔牙间隙),并使软组织侧貌得到改善。这一阶段的关键是通过正确的支抗设计,控制牙齿前、后、左、右的牙移动的比例及牙移动后的最佳位置。

就支抗控制而分,临床上可采用一步法或两步法。①一步法:前牙(含切牙及尖牙)排齐后,整体后移,一步到位关闭剩余间隙。②二步法:先移动尖牙向远中到位后,再整体后移切牙,二步到位关闭剩余间隙。

就移动技术而分,可根据患者的条件,采用滑动法或关闭曲法。①滑动法:利用弓丝在托槽间的滑动(减轻摩擦力),用橡胶圈弹性力牵引关闭间隙。②关闭曲法:利用弓丝与托槽紧结扎(增大摩擦力),用弓丝垂直关闭曲的回弹力,关闭间隙。

(一)中线的矫治

中线的矫治是正畸治疗中较普遍的问题。因为这将涉及颜面的美学效果,并影响牙列咬合关系的稳定。中线关系的矫治时机应抓紧在治疗一开始即进行,在排齐牙列时,就应充分考虑中线的矫治。因为此时将中线矫治比较容易,特别是对称拔牙的病例,由于前牙列两侧均有间隙,可以利用这些间隙进行调整,如果拖延至拔牙间隙已经关闭,再矫治中线就十分困难了。

造成中线偏移的原因可以是牙性的,如替牙障碍、失牙、牙弓差异、咀嚼习惯,以及第一期排齐牙齿过程中用力不均衡等,也可以是骨性的,由于发育障碍、外伤等所致。对于骨性中线不正的病例,采用正畸方法治疗是有限的,常常需要配合外科正畸进行矫治。

在方丝弓矫治技术中,中线的改正多采用滑动法技术,除可以采用交叉橡皮圈牵引方法外,也可采用以下方法。

1.颌内非对称力法

对上颌中线的矫治,是正畸中特别重要的问题,这是因为上颌中线比下颌对美容的影响更明显。此时,可在增加上颌后牙支抗的基础上,在牙弓左右侧施以不同的力量,一侧用向前的推力(如用打开曲或开大螺簧等),另一侧用向后的拉力(关闭曲、关闭螺簧、橡皮牵引等),控制前牙的左右滑动,以调整中线关系。

2.颌间非平衡力牵引法

用不平衡的Ⅱ类或Ⅲ类力牵引,以调整中线关系,通常是在双侧牵引的同时,在单侧施以更大的力,这比仅在一侧进行牵引而另一侧不牵引的效果更好。但如果是一侧后牙已完全矫治,而另一侧还有间隙未矫治的病例,则完全可以采用单侧的橡皮牵引方法,但正常侧一般应有颌间垂直牵引固位。

3.单颌固定牵引法

对上颌中线正常,下颌中线不正的患者,可以在上颌用较粗的方丝弓紧结扎固定牙弓,下颌则选用较细的圆丝弓(以利于牙滑动),然后采用适当的颌间斜行牵引,通过下前牙的单侧滑动,改正下中线。

4.颌弓形态调整法

很多下颌中线不正的病例是因为牙弓形态不对称,单侧狭窄或侧方牙的倾斜所致。此时,应根据颌弓的形态,及时调整相应部位的弓丝,如系狭窄,则将该区弓丝微扩张,利用弓丝的弹力逐渐恢复其牙弓的正常形态,从而达到上、下牙弓协调、对称。对一些较严重的病例如单侧锁𬌗,必要时还应以上、下颌间交互支抗做唇舌向交叉牵引,以改正之。当颌弓形态协调后,通常中线也随之矫治。临床上,中线的矫治,常常不是一次即成。在临床中重要的是应随时注意中线的情况,在第二阶段排齐前牙的同时,及时调整中线关系,为第三期的治疗可以减少许多麻烦。

(二)关闭拔牙间隙

关闭拔牙间隙,实际上从治疗的第一阶段排齐牙齿时就开始进行。第二、三阶段切牙中线的矫治过程,事实上也是关闭间隙的牙移动过程。因此,要获得最终合意的间隙关闭结果,从治疗一开始就应在切牙及中线关系的改正中,控制拔牙间隙两侧牙的相对移动量,要做到此点关键是支抗的设计。

Stoner根据拔牙后允许后牙前移的量,将支抗分为3类,即最小支抗、中度支抗及最大支抗。在方丝弓矫治技术中,临床常用的支抗方法及弓丝设计如下。

1.最小支抗的间隙关闭方法

最小支抗要求在间隙的关闭中允许后牙前移量超过间隙的1/2以上,即磨牙的前移量可超过前牙的后退量。由于临床中,更多的情况是控制后牙的前移,因而要实现允许后牙较多前移的最小支抗比较容易。一般仅在弓丝拔牙隙段上做一些简单的"∧"形弯曲等设计,以控制磨牙做整体移动即可。但是要控制切牙的最小量后退,如临床上切牙冠舌倾的病例却比较复杂。

在方丝弓矫治技术中,控制前牙最小量后移的方法一般有以下五种。

(1)尽可能将更多的侧方牙归并入牙弓前段支抗中连成一个整体,以增大前牙区的支抗牙单位量。为此,常根据情况尽可能拔除牙弓后份的牙,如第二前磨牙、第一磨牙,使拔牙间隙后移,从而为增大牙弓前段支抗单位创造有利的条件。

(2)选择与槽沟尺寸相当的方丝,并在方丝弓的切牙段形成冠唇向转矩,使其保持切牙冠的唇倾斜位,同时将后段方丝用砂纸磨圆、细,这样,在牵引切牙竖直的过程中,增加了前牙的稳定性,并且减小了后牙弓丝与槽沟间的摩擦力,从而为后牙更大相对前移创造了条件。

(3)逐一移动法,即以前方牙列为整体支抗,每次单一移动一颗后牙向前,例如,拔除第一前磨牙后,将6颗前牙连接在一起,先单独移动第二前磨牙,继而将到位的前磨牙与前牙连接在一起,以8颗牙为支抗单位,再单独移动第一磨牙等。

(4)制动辅弓:在前牙区设计辅弓拴扎固定,加强前牙转矩力,以控制前牙冠舌倾或后移。

(5)使用口外力,如采用面框,并设计前牵引钩,牵引移动后牙向前,从而能获得尽可能不影响前牙位置的后牙向前移动。此法多用于一些先天性失牙或非正畸拔牙的病例,但此种方法,需戴用面框,而且应尽可能全天戴用,同时对牵引力的要求也较严格,因而在学龄少年中常难接受,故比较少用。

2.中度支抗的间隙关闭方法

多数正畸患者都可归入中度支抗的类型,即在拔牙间隙的关闭中,前牙后退与后牙前移的比率为1∶1或3∶2,也就是仅允许磨牙前移占去1/3~1/2的间隙量。在方丝弓矫治技术中,要控制中度支抗的前牙移动及关闭拔牙间隙,主要通过由方丝弓弯制的关闭曲及调整后牙的支抗单位来实现。

(1)关闭曲法:关闭曲的设计是多种多样的,曲的力量又与弓丝的粗细、曲高、曲间距及托槽间距等因素密切相关。但临床上,关闭曲的设计,主要应考虑到以下3个要求:①曲形简单易制,对患者刺激小。②能自动控制力的限度,即当患者不能按期复诊时,此力在间隙关闭到一定限度即停止,保持每月约1 mm的牙移动,以防止难以挽回的非理想移动。③不仅能使牙冠移动,也能产生牙根移动(控根移动)。

根据上述条件,临床上常选用以下3种垂直形关闭曲,用以实现edgewise技术中中度支抗关闭拔牙间隙。关闭曲可用圆丝弯制,但更多用方丝弯制,以便控制转矩及加大被移动牙段与弓丝间的摩擦力。

1)匙形曲:常用0.016″×0.022″或0.019″×0.025″的不锈钢方丝弯制,前者用于0.018″规格的托槽,后者用于0.022″规格的托槽。该曲具有合适的硬度,利于转矩,曲高7 mm(下颌为6 mm),由于曲顶为椭圆形匙孔状,其实际曲长可达10~12 mm。曲脚密贴,力量柔和,并有利于调节及力的自控。

2)泪点曲:同样应选用与托槽沟宽相应的不锈钢方丝弯制,曲高7 mm(下颌为6 mm),曲顶至曲底呈一泪点形,底部密接。此曲弯制较匙形曲容易,但力量不如匙形曲柔和。应充分注意:①当采用弓丝末端向后牵拉回弯的方法调控关闭曲,或用弓丝牵引钩向后端结扎的方法调控关闭曲时,在上述两类垂直曲的曲底部,通常应形成每边15°~20°的"∧"形弯曲,以产生控根的整体移动力。②在设计曲时,曲应放置于预计间隙关闭后的牙冠间中心位置,而不是现在间隙的中心位置,例如,在拔除第一前磨牙的情况下,曲应放于尖牙远中边缘部位置(距尖牙中轴5 mm左右）。③每次加力的方法：夹持磨牙颊面管远中的弓丝末端向远中牵引，如果后段方丝与托槽间摩擦力太大，可用细砂纸微将后段方丝磨圆细，以利于牵引。④每次使曲打开后，应将各牙拴扎紧固定，使其摩擦力加大不滑动，以利于曲力恢复时带动牙列关闭移动。通常，利用以上关闭曲的力量，每次打开曲 1 mm，可以顺利完成中度支抗关闭间隙牙移动。

3）T 形曲：曲高 6～7 mm，水平臂长约 11 mm，垂直臂间应密接，施力时打开。常用于尖牙近/远中及磨牙前移间隙的关闭，也可用片段弓技术中间隙的关闭。T 形曲由于附加了水平曲，不仅可以近远中关闭间隙，而且可以进行牙移动中垂直方向的控制（压入、伸出）等。

临床上常用的关闭曲，还有各种设计较多，如 Bull 曲、垂直关闭曲、三角状关闭曲等，也多运用于不同的病例中。

（2）除设计出良好的关闭曲并严格控制加力大小外，为了实现中度支抗的间隙关闭，临床中常需要采用改变前后牙支抗单位的技术方法，以控制后牙的过量前移。此时拔牙间隙的关闭常分两步进行。

1）第一步：牵引尖牙向远中：采用 0.016″的不锈钢硬圆丝，并在弓丝的磨牙颊面管近中处设计阻挡曲阻止磨牙前移，同时用橡皮筋、螺旋弹簧、J 钩等牵引尖牙向远中滑动到位。

2）第二步：用关闭曲及牵引关闭间隙：当尖牙后移到位后，继而将后移的尖牙与后面的牙连成一个支抗单位，再换用适当的方丝，如前述在侧切牙远中设计匙形曲或泪点曲，利用关闭曲的力量（必要时加颌间牵引）内收 4 颗切牙，关闭间隙。

分两步进行间隙关闭，通常可以达到 3∶2 的前后牙移动量，尽管治疗时间延长，但方法简单，效果稳定。在国内目前多使用 0.022″规格的方丝弓托槽，所以，先用 0.016″圆丝设计移动尖牙到位，然后再换 0.019″×0.025″方丝关闭切牙远中间隙是目前临床中最常应用的方法。

在中度支抗的间隙关闭中，当拔除第一前磨牙并排齐前牙后，临床上也可不用先移动尖牙，而采用直接完成拔牙间隙的关闭，但此时必须加强后牙支抗。例如 Burstone 的局部弓技术，方法为首先分别将前牙及左、右后牙分段拴结，合并成单一部分，并用腭杠将左、右后牙稳定地相连在一起以加强后牙支抗，然后在前牙段与后牙段之间用 0.018″β-钛丝（TMA）弯制的 T 形收缩弹簧关闭拔牙间隙。弹簧的一个臂垂直地插入尖牙托槽管中，另一臂与 0.017″×0.025″的 TMA 弓丝焊接一起，并将此段弓丝放入磨牙辅助管中固定。通过牵引磨牙辅助管后方的弓丝末段张开收缩簧，可以起到收回前牙段并关闭拔牙间隙的效果。此法的缺点是自动控制力较差，由于前后段无固定连接，如果患者一旦发生单侧弹簧破坏，复诊又不准时，将造成难以挽回的结果，因此，在运用此技术时，必须缩短观察周期以避免发生意外。

3.最大支抗的间隙关闭方法

最大支抗的间隙关闭，意味着前牙后退与后牙前移间的比率为（2～4）∶1，即后牙前移量最大不能超过拔牙间隙的 1/3。这对一些前牙特别拥挤及严重超𬌗的患者特别重要，否则难以达到满意的治疗效果。

最大支抗设计的临床方法，在 edgewise 技术中有很多发展，常用的方法有以下 4 种。

（1）在磨牙区增加舌弓、腭杠等装置：可以将前牙后缩与后牙前移的比率改变为 2∶1。舌弓一般用 0.9～1.0 mm 的不锈钢圆丝弯制，一般将其焊接在磨牙带环的舌侧，或采用活动式插入舌管固定。Burstone 将舌弓改良为由后方水平插入的设计，以便于插取及调整。由于下舌弓是从磨牙管的远中而不是近中插入，并且应使下舌弓位于下切牙的舌隆突位置，避免影响切牙的后退。Ricketts 改良了 Nance 腭托，将其由后向前弯曲后焊入磨牙带环舌侧近中部，以控制磨牙的旋转。通常,上颌支抗装置的弓丝应质硬、稳定。除非必要时,一般不主张在腭弓上制作扩大曲。舌弓、腭弓及腭托应根据患者的支抗要求在治疗的第一、二阶段中使用,但拔牙间隙关闭后,在第三阶段治疗时应及时去除,以免影响其最终咬合位置的调整。

(2)尖牙、切牙分步后移:此法通常应在采用舌弓、舌杠、腭托的基础上,采用两步法,先将尖牙后移到位,然后将前后牙段各分别拴连成单一部分,再用关闭曲关闭间隙。此时可产生3∶1的缩回比率。前已述及尖牙后移的方法很多,如橡皮圈或橡皮链牵引、弹性线结扎、螺旋弹簧、J钩牵引等向远中推移,一般临床中尖牙远中移动的理想力为70~110 g,即可获得较好的尖牙移动。

Ricketts在其生物渐进矫治技术中,用0.016″×0.016″方丝,设计了一种尖牙无摩擦后移的弹簧片段弓,也是一种移动尖牙的好方法。此法一般结合桥形多用途唇弓(utility arch)压低并后移切牙的同时将尖牙后移,可控制磨牙前移量在1/4以内。但此种技术需在磨牙上附辅助管,缺点是力的自动控制差,因此必须严密注意患者的定期检查调整。

此外,采用J钩先单独作用于尖牙,移动尖牙向远中,由于不涉及口内其他牙的牵引,故能得到最大支抗的尖牙移动效果,因此口外力支抗是比较好的一种方法。但力量不能太大,以免造成牙周膜组织坏死、粘连,反而使牙不移动。

(3)口外力加强后牙支抗:设计上颌口外唇弓、J钩等以加强后牙支抗或直接移动前牙向远中。此法可将前牙后移与后牙前移比率增加为3∶1或4∶1。

对上颌后段使用口外力支抗是临床中最有效的一种明显而直接的加强支抗设计,也可以对下颌磨牙采用口外力,但对下颌一般更实际的加强支抗方法是对上颌磨牙用口外力,下颌弓丝作为预备支抗弯曲(第二系列弯曲),同时用Ⅲ类橡皮圈牵引达到加强下颌支抗的目的。

用口外唇弓加颌间橡皮圈牵引的方法始于Tweed。他在双颌前突的治疗中,最初用口外弓及完整的上颌牙弓为支抗,先用Ⅲ类牵引后退下前牙。而上前磨牙的拔除仅是在下切牙已经完全后移完成之后。最后以Ⅱ类牵引及上磨牙向后倾的预备支抗来关闭上牙间隙。但如前所述,颌间牵引的指征仅为后牙有生长潜力的病例,否则将造成不必要的下颌后旋,这一点必须注意。

口外支抗的方向决定着其对磨牙的施力方向,因此,在设计中必须严格按照生物力学及矫治器有关章节中已述的原则进行。口外支抗的最大缺点是患者有不适感,并在很大程度上取决于患者的合作,因此尽管方法有效,其应用范围是有限的。

(4)骨支抗:采用骨板或种植钉作为抗基的支抗方法,可获得最大的支抗效果,甚至有人称之为"绝对支抗"。特别是微种植钉支抗方法,由于方法简单,效果稳定,可克服口外支抗不适感,依从性小,现已广泛应用于临床中。

(三)矫治磨牙关系

临床上矫治磨牙关系的主要方法有3种:①早期利用矫形力(口外支抗)促进或抑制颌骨的差异性生长。②利用拔牙间隙进行前后牙的移动以调整咬合。③Ⅱ类或Ⅲ类牵引,使牙及牙槽相对移动,从而达到磨牙的Ⅰ类关系。

1.利用口外矫形力促进颌骨的特异性生长

口外矫形力可影响早期颌骨的生长。青春发育期患者,由于尚有部分生长潜力,如能及时采用口外矫形力,多可收到较好的治疗效果。但使用此法时,对于男性与女性青春发育期时间的明显差异必须做到心中有数。通常,男性少年的青春期靠后,骨骼成熟期更慢,男女一般相差2岁左右,即13岁的女孩平均约与15岁的男孩发育阶段相同。因此,对女孩而言,15岁时要从生长引导来改变颌骨及磨牙关系,已难实现。一般来说,临床中,使用口外力的理想年龄是12~14岁的男孩(当然还应结合身高、手骨片、性征等资料),而女性患者的矫形应在此之前抓紧时机进行。

此外,还应充分了解上颌及下颌骨的发育过程有一定差异:在生长发育过程中,上颌骨的生长是持续的渐进过程,而下颌生长在青春期前有一段缓慢期,至青春高峰期再迅速增长并持续至成年。因此,在青春期促进下颌生长以改善Ⅰ类磨牙关系的潜力较大,临床上利用上、下颌骨的这种生长时间差,用口外矫形力抑制上颌或促进下颌生长,以调整磨牙关系,是可行的。

应当说明,时机不会失而复得。本节将颌骨矫形引导的内容放入第二阶段进行讨论,主要是基于矫治磨牙关系是第二阶段治疗的主要目的,以便于分步叙述。临床中对一些需通过促进颌骨生长来矫治磨牙关系的患者,特别是女性患者,从治疗一开始就应当首先考虑应用口外力,而没有理由等到完成牙齿排齐及牙弓基本排平之后。因为,对患者而言,每过一天就要减少一天有益于生长反应的可能性。

对骨性错𬌗早期应用口外力的主要目的是促进或限制颌骨生长,通过调整颌骨前后关系来改善其磨牙关系。但控制口外力的强度也能直接作用于牙齿调整磨牙关系,特别是用较小的口外力施加于第一磨牙时,例如对一些伴有上磨牙前倾或前移的病例,此时适当的口外矫形力(每侧200~400 g)可以直接竖直及后移上磨牙,改正磨牙关系。而对一些需前牵引上颌及抑制下颌生长,从而改善磨牙关系的患者,由于上颌弓代偿性狭窄,应同时注意上颌弓与下颌弓宽度的调整,常需适当扩大上颌弓(去代偿),以适应牵引上颌弓后部与下颌间咬合关系的对应协调。口外牵引的各种方法、力学设计以及使用要点。

2.利用拔牙间隙及差动力牙移动调整磨牙关系

前已述及,正畸拔牙有两种原因:①为排齐拥挤的前牙提供出必需间隙,同时避免造成过大的切牙前突。②当口外整形力已不能调整颌骨的Ⅱ类或Ⅲ类关系时,可为矫治切牙前突及尖牙和磨牙的咬合关系提供出间隙位置。临床中一般选择拔牙的部位:第一前磨牙、第二前磨牙、第二磨牙及第一磨牙等。本部分为讨论利用拔牙间隙的磨牙调整方法,以恒牙列早期常见Ⅱ类1分类患者的拔牙部位为例简述之。

(1)选择性拔除上、下颌前磨牙,用颌间差动力牵引改正磨牙关系:在edgewise技术中,通过选择性拔除不同部位的前磨牙,通过改变上、下牙弓前后段支抗单位的方法,再进行颌间牵引也可达到磨牙关系的差动力调整效果,从而简化其治疗设计及缩短疗程。临床中常用于矫治Ⅱ类错𬌗的拔牙措施是选择拔除上颌第一前磨牙,而下颌拔除第二前磨牙。此时,下磨牙近中已无阻力,支抗减小,故在Ⅱ类牵引下将容易向前调整移动达到Ⅰ类磨牙关系。同理,单纯Ⅲ类错𬌗的矫治,如果拔除上颌第二前磨牙及下颌第一前磨牙,在Ⅲ类颌间牵引下,由于上磨牙段支抗减小,磨牙前移容易,故有利于Ⅲ类磨牙关系的迅速调整。

选择性拔牙后,采用Z形牵引方法可用于改正磨牙关系,在进行颌内牵引的同时,增加颌间牵引,有利于牙列的相对移动及磨牙关系的调整。由于edgewise托槽摩擦力大,向远中移动相对困难,一般在进行Ⅱ类牵引时,为避免上后牙前移,通常应增加上后牙的支抗(口外弓或腭杠等)。

(2)拔除上颌第二恒磨牙,推上后牙远中移动改正磨牙关系:推上颌磨牙向远中以矫治Ⅱ类错𬌗伴拥挤的非拔牙治疗方法,在活动矫治器的应用中已不陌生。尽管通过向后移动上颌磨牙获得间隙并矫治了Ⅱ类磨牙关系。但头影测量研究显示,这是有条件的。现已清楚,上磨牙的远中定位只是对那些尚有大量垂直生长及上颌牙生长潜力的患者才能实现。否则,即使患者十分合作并能长期坚持使用面弓口外牵引,要达到使上磨牙后移 2 mm 也是非常困难的,除非拔除上第二恒磨牙。并且拔除上第二磨牙后,还必须很好地戴用口外唇弓才能向后移动上颌磨牙,矫治磨牙关系。

对Ⅱ类畸形患者,当7拔除后,要达到磨牙关系的调整,关键有两点:①使用中等强度的口外牵引力(每侧 200~400 g)。②进行长期持续时间的牵引(12~14 h/d)。只有这样才能移动磨上牙向远中,但向远中移动速度较慢,必要时建议采用口内摆式矫治器。

应注意,拔除 7 后,一般不主张用颌间Ⅱ类牵引来远中定位上第一磨牙。因为,这种牵引所造成的下牙弓近中倾斜移动比上第一磨牙远中移动大得多,甚至可造成磨牙的Ⅲ类关系。如果一定要用Ⅱ类牵引,则必须退后至下第二磨牙上做牵引钩,同时将下牙弓用与托槽尺寸相近的较粗方丝扎紧固定并作支抗弯曲或口外支抗,阻止下颌牙弓向前倾斜,而在上颌则选用较细(比槽沟窄 0.004 英寸为好)的弓丝以利于被牵引牙在弓丝上向后滑动。并且应逐一牵引第一磨牙,继而前磨牙向远中。牵引力不应超过 100 g 以使差动力最适于保持下牙弓不动,而仅上牙逐一后移,最终达到全牙弓关系的矫治。

对缺少第三磨牙牙胚的患者,一般不主张拔除第二磨牙,因为这将减少后牙的咀嚼单位,严重影响其预后功能。

(3)拔除第一恒磨牙:拔除第一恒磨牙的病例,大多系第一恒磨牙因早期患龋病或釉质发育不良,而不得不拔除者。在恒牙列早期,如果拔除了第一磨牙,由于后牙支抗单位仅有第二磨牙,因此,在利用此拔牙间隙时,应充分注意矫治力的大小及支抗的设计,以防止第二磨牙前移而丧失间隙。必要时,可采取推迟拔除单颌第一恒磨牙(上颌或下颌)的方法,如下颌前牙拥挤病例先拔下颌第一磨牙,上颌暂不拔牙,以完整的上颌为支抗;上颌前牙拥挤病例先拔上颌第一磨牙,以整体下颌为支抗,以利于前牙向后调整移动。此时,正确地设计支抗,合理地控制磨牙前移量是治疗成败的关键。反之,对临床中需切牙最小后移的病例(见后最小支抗节)拔除第一恒磨牙显然是合理而有效的一种途径,但此时应注意第二磨牙的状态及第三磨牙是否存在,以避免造成后牙咀嚼功能减弱。

3.颌间橡皮圈牵引

不同的牵引钩设计及不同的牵引方式将对牙列及牙列中前后牙的移动产生不同的效果,治疗中应给予充分注意。

对非拔牙及无牙列间隙的早期错殆病例,直接用颌间橡皮圈牵引,通过牙弓的相对移动改正磨牙关系也是常用方法之一。使用Ⅱ类牵引时,下颌弓将向近中移动,而仅有少量的上颌弓远中移动,以此达到磨牙关系的矫治。青春高峰期少年,由于下颌骨的生长潜力仍大,故Ⅱ类牵引能起到明显效果。

Edgewise 技术中,为了减小垂直分力使颌间牵引力更趋于水平向,一般可考虑先用适合的方丝弓固定上、下颌,同时将带环做至第二恒磨牙上,且在侧切牙远中翼(不是通常在尖牙近中)及第二恒磨牙近中设牵引钩。这将比在尖牙近中和下颌第一磨牙近中设牵引钩更为理想。因为其牵引的水平分力更大,而垂直分力更小,故更有益于磨牙前后关系的调整,同时也在一定程度上防止磨牙的伸长。同理,Ⅲ类颌间橡皮圈牵引时,可导致上磨牙伸长及因上磨牙的过度伸长而导致下颌向后下旋转。防止的方法除与Ⅱ类牵引相似,设计增大水平分力外,还可设计上磨牙的口外力高位牵引等。总之,颌间牵引对磨牙造成的垂直拉长问题及由此导致的下颌骨向后下旋转,临床上必须十分注意。因而采用长期颌间牵引矫治磨牙关系的方法必须十分谨慎和小心。

四、第四阶段

第三阶段治疗结束后,牙齿(指牙冠)已经排齐,拔牙间隙关闭。上、下颌磨牙间也达到Ⅰ类咬合关系。但这些远未真正达到治疗目标中牙齿的生理咬合位置,更未达到牙列平衡和美学上的矫治要求。此时可能存在的问题:①拔牙隙两侧牙齿由于倾斜移动,尽管牙冠已合拢,但牙根仍在原位改变不大,因而牙轴是倾斜的。②由于前牙舌向内收过度,切牙冠多呈不正常的舌倾。③上、下牙列垂直关系,由于牙冠的倾斜及颌间橡皮牵引力的使用可出现过度深覆𬌗及前牙或后牙区呈开𬌗关系。④中线可能仍未完全矫治。⑤由于牙冠大小变异造成的咬合问题,尚需妥善解决。因此,第四阶段治疗的宗旨,就是通过进一步的精细调整,最后矫治上述可能出现的问题,完善上、下牙列的咬合关系,尽可能使其达到理想、美观的治疗目标。

(一)牙弓及牙列关系的理想化

1.竖直牙根转正牙根

使牙根轴达生理平行,是维持矫治后牙齿的正常生理功能和咬合稳定的重要保证。方丝弓矫治技术在前期的牙冠移动中,常常也同时进行了控根移动,牙根的倾斜度一般不大,也比较容易竖直。通常,在此阶段采用的竖直牙根方法有如下3种:①利用方丝弓的第二系列弯曲,即在弓丝上设计与牙冠倾斜方向对抗的近远中力矩弯曲(如"∧"形弯曲、刺刀样弯曲)来逐步矫治根的倾斜;此法常用于一些轻度根倾的病例。并且,应选用弹性较好的 $0.017'' \times 0.025''$ β-钛丝(TMA)或直接用镍钛合金丝为好。②对于侧方牙齿的牙根竖直,如尖牙、第二前磨牙牙根的竖直可采用在弓丝上弯制附加曲的方法,常用有 T 形曲及箱形曲等可以辅助其牙根的转正,同时可关闭最后的少量间隙。此外,在主弓丝上附置弹性辅弓丝,将辅弓丝从颊面管一直延至尖牙部拴扎于全部侧方牙的托槽上,也可逐步达到竖直牙根的效果。③利用 edgewise 托槽的翼间垂直槽距设计各种正轴弹簧竖直牙根。此时主弓丝一般不能用太粗的钢丝(以免弹簧插入困难),而太细的弓丝又常易致弓丝变形影响牙弓形态,因此,对深槽沟的 edgewise 托槽使用正轴簧最为理想。

2.切牙冠根的转矩移动

在第二阶段关闭间隙的过程中,常易造成切牙冠过度内倾,对中国人来说,由于人种的特征,正常切牙前突度较大,这种内倾带来的后果尚不明显,但对于牙前突度小的白种人来说,矫治过度内倾的切牙,是常规的重要治疗步骤。

方丝弓矫治技术用于切牙根转矩的方法,主要通过在弓丝切牙段作转矩扭曲,然后插入槽沟内达到切牙根的舌向移动。一般来说,对 $0.018''$ 规格的 edgewise 托槽,采用 $0.017'' \times 0.025''$ 的弓丝有较好的转矩效果;对 $0.22''$ 规格的 edgewise 托槽,最好使用具有良好弹性的 $0.021'' \times 0.025''$ β-钛方丝弓来完成切牙的转矩移动,至于弓丝对各牙的转矩角度,可参照正常𬌗中国人的参考标准。

在 edgewise 托槽上也可使用与 Begg 技术相似的转矩辅弓进行切牙根的转矩移动,国外有成品转矩辅弓出售,使用时主弓丝多采用圆丝而不是方丝。但也有将辅弓焊接于方形主弓丝上的第三阶段成品转矩弓出售。

值得提及的一种转矩辅弓是 Burstone 设计用于Ⅱ类2分类错𬌗患者的一种转矩弓,对上切牙需较长距离转矩移动,而侧切牙相对少量移动时使用最为有效。使用时,将辅弓末端伸入磨牙颊面辅助管中,弓前份置于中切牙锁槽沟内扎紧,即可达到中切牙转矩的目的。

3.垂直关系的矫治

在第三阶段治疗结束后,前后牙的垂直关系一般不会有太大的问题,但有时也可出现前牙或后牙开𬌗或前牙深覆𬌗等,因此需要在第四阶段进行调整改正。

(1)前牙深覆𬌗的改正:在矫治前牙深覆𬌗前,首先应当分析出现此问题的原因。除了第一阶段排平牙弓𬌗曲线不彻底以及治疗过程中牙弓𬌗曲线发生变化外,此时,最重要的应注意观察上唇与上切牙的关系并对比治疗前的变化。因为在此阶段,前牙深覆𬌗常因上颌切牙在长期Ⅱ类牵引下微拉长所致,对此,最好的解决办法是使用多曲方丝,但不加前牙牵引,或使用一个压入上切牙的辅弓。如果此时上牙弓用的是方丝弓,为达到切牙压入的效果,还可将主弓丝从尖牙远端剪断形成局部弓丝然后将切牙段弓丝与辅弓结扎,以达到最大压入切牙的目的。但如果用圆丝,则不能将弓丝从侧切牙远中剪断做片段性压入,因圆丝滑动,弹力改变可导致牙弓变形。

在此期使用辅弓时,还应特别注意保持牙弓的侧方形态,为此,可根据患者的需要设计腭杠或舌弓,以防止上磨牙向远中过度倾斜。对需要将切牙压入较多的患者,设计腭杠十分必要。但对切牙少量压入的病例,可不必考虑再用腭杠。

对𬌗曲线尚未彻底改正的深覆𬌗,且仍有生长潜力的患者,此期改深覆𬌗的最好办法是重换一圆形弓丝(0.016″或0.018″)做成加大的补偿曲线(上颌)或反Spee曲线(下颌),放入牙弓内再次排平。此外,也可设计辅弓与切牙间的结扎加力以达到满意的压入效果。

(2)前牙开𬌗的改正:同深覆𬌗的处理方法一样,首先应当辨明形成开𬌗的原因,对症施治,才能正确调整颌间关系和改正前牙反𬌗。最常见的开𬌗原因多系下弓丝太平直或反曲线导致下切牙过度压入所致,此时最好的办法是调整下颌弓丝,赋予其正常𬌗曲度,让下切牙适当伸长(注意不是拉长上颌切牙),以恢复固有的下颌曲线,从而改正开𬌗。此间采用的下弓丝最好换用较细的圆丝。

如果前牙开𬌗由托槽粘结位置不当(太靠近𬌗方)所致,则可以重新调整托槽位置,或在弓丝上相应部位形成垂直阶梯状补偿弯曲来矫治。此外,临床上多在下颌弓丝上改放一细圆丝(0.016″或0.018″),并形成微小的𬌗曲线和必需的垂直阶梯弯曲,而上弓丝一般用保留的整体方丝弓固定上颌牙列。然后,在上、下切牙间应用颌间轻力牵引上下切牙区,以关闭开𬌗隙。

如果开𬌗是后牙过多伸出所致,则矫治的方法比较困难,必要时应采用头帽及口外弓做高位牵引,而且如果是过多生长所致者,此牵引应继续到生长基本完成为止,并且应有较长的保持。

(3)后牙区开𬌗的改正:后牙区的开𬌗,常可因恒牙早期前磨牙牙冠萌出不足,造成托槽粘结时位置太近𬌗方,或因治疗中托槽脱落或重粘位置不正,导致后牙牙冠倾斜、错位及矫治不充分、𬌗曲线未排平等因素所致。如果后牙区无咬合接触是由于托槽位置的差异,应重新调整托槽位置或在相应的弓丝位置做阶梯曲调整;如果是牙齿倾斜、扭转所致,则应改正牙轴,进一步竖直牙齿;如果是𬌗曲线及上、下牙弓关系不理想,则应再次用弓丝排平𬌗曲线,最好用镍钛方丝并用后牙颌间垂直牵引的方法改正。后牙区颌间牵引的方法可因不同的目的进行不同的颌间牵引设计如箱形、三角线、平行四边形牵引等,必要时在后期可剪断上颌方丝(当上颌补偿曲线不足时,将方丝从上尖牙远中处剪断)或剪断下颌方丝(下颌Spee曲线过度时,从下尖牙远中剪断方丝),然后再进行垂直颌间牵引,注意通常仅剪断单颌方丝即可,不需同时将上、下方丝都从侧方剪断;如果后牙开𬌗是磨牙后倾(因治疗中弓丝过度后倾弯)或前倾(因牵引所致磨牙牙冠前倾),则可在磨牙区用橡皮圈垂直牵引改正。

4.继续改正中线及调整牙齿大小的差异

有关中线矫治的各种方法,已在第三阶段治疗中做了详细介绍。矫治中线可一直持续至第四阶段,由于中线关系能局部反映出牙弓间的平衡协调和后牙关系的对应性,同时也与面部的美观、协调密切相关,因此,在第四阶段治疗中应继续做相应的矫治。第四阶段存在的中线不正有以下几种类型。

(1)牙性:由牙齿位置引起的上颌牙弓或下颌牙弓中线的偏斜所引起。临床上应鉴别中线的不正是由于上颌牙弓还是下牙弓的偏斜所致,上颌牙弓的中线对美观影响较大,矫治时以上颌牙弓的中线为基准,一般不应该让上颌牙弓去对偏斜的下牙弓中线。对下牙弓中线偏斜者,上牙弓用粗的方丝控制其位置,下牙弓用 0.018″(0.46 mm)或 0.020″(0.51 mm)的不锈钢圆丝,在两侧分别进行Ⅱ类和Ⅲ类牵引,必要时再在前牙区做斜行牵引。对上牙弓中线偏斜者,则在下颌用粗方丝,上颌用 0.018″(0.46 mm)或 0.020″(0.51 mm)的圆丝,进行相应的牵引。中线不正常需要一定程度的过矫治。

(2)功能性:个别牙齿的倾斜干扰或上、下牙弓横向位置的轻度不调,可以引起下颌位置的偏斜。对个别牙干扰者通过调整个别牙的位置或调𬌗,此后下颌的位置及中线可自动得以调整;单侧上颌牙弓狭窄者可调整弓丝形态,必要时使用颌间交互牵引;若上、下牙弓中线在主动改变下颌位时虽能对齐,但在下颌姿势位(息止颌位)时下颌偏向一侧,可最后通过单翼式活动保持器调整。

(3)骨性:对轻度的下颌骨性偏斜可通过调整牙齿的位置及牙轴倾斜来补偿。重度的骨性偏斜则只能通过外科(如颏成形)手术矫治。

(4)在影响中线关系及上、下牙弓的正常对应关系的因素中,值得重视的问题是上、下牙大小的差异和不调,特别是在治疗完成阶段,为达到最好正常𬌗的治疗目标精细地处理这种不调十分重要。为此,对上、下牙弓 Bolton 指数不调的个体,在治疗一开始就可采用邻面去釉即片切较大牙齿的邻面釉质部来逐步达到上、下牙量一致,此过程可延续至治疗的保持阶段。在最终治疗结束时,片切减径的方法,不仅能协调上、下颌牙量,同时由于片切加大了邻间接触面,也增大了牙弓后期疗效的保持和巩固。但应注意,考虑到牙邻面釉质厚度一般为 0.75~1.25 mm,故每侧去釉厚度一般应不超过0.25 mm为度。

对临床中较常见的上颌侧切牙变异(圆锥牙、过小牙)所致牙量不调的病例,在第四阶段治疗中通常应保留出侧切牙的正常大小间隙位置,用螺旋弹簧开大,或弓丝上形成阻挡曲保持间隙。一直到保持期后,再采用塑料或烤瓷冠面修复其外形,以达到满意稳定的咬合及美学效果,同样对个别牙冠缺损(外伤或龋坏)致中线不正病例的治疗,按保留其原牙位置间隙及后期修复的办法,同样能取得很好的效果。

此外,对上、下牙量轻度不调者,根据病例情况一般还可采用牙代偿的办法处理。例如利用转矩力,使上切牙微前倾来掩饰过大的上切牙,或用上切牙微内倾来掩饰过小的下切牙,以及加大或减小尖牙的倾斜角等,通过轻微增大覆𬌗或覆盖,完全可以掩饰上、下牙量的不调关系。

(二)牙弓的最后调整——美学弓

当完成上述治疗后,为达到牙弓的理想和美学目的,还应进行上、下牙弓最后的精细调整和定位。标准 edgewise 技术,在治疗的最后阶段,对牙及牙弓的最后精细调整设计有常规化的理想弓、美学弓完成步骤,即利用方丝弓托槽,在方丝弓上按个体牙弓的大小、牙轴倾斜度、转矩度完成理想弓的第一、第二和第三系列弯曲(直丝技术可不作弯曲),同时,协调上、下弓丝。并在弓丝上形成上下和谐的 Spee 弯曲。然后将弓丝拴紧入各牙托槽,一般即可达到理想弓的目标。

然而,即使将每个患者的牙都精确按标准定位,也难以完全达到上、下牙弓的咬合关系。由于弓丝与托槽相适越精确,需要的弯曲也越多,而用直丝托槽尽管预成角度、转矩及厚度,但对个体而言也难免无差异,因而简单的标准弯曲或直丝托槽必然造成其牙位不完全位于咬合位上。所以,在实践中,大多数情况还需要用颌间橡皮牵引进行辅助调整才能最终达到治疗所要求的牙位。

此外,edgewise 技术中大多使用了Ⅱ类或Ⅲ类牵引,并且为防止复发常以过度矫治为治疗目标(常规方法是超矫治1～2 mm),这种过度矫治是否适当,最后常需经受咬合考验。为此,在进行 edgewise 标准完成弓的精细调整之后,即在最后结束治疗进入保持期前可采用以下两个步骤进行自我调整考察:①在正畸矫治器撤除前 4～8 周应终止颌间橡皮牵引,允许其弹回以观察变化。②在治疗最后阶段,观察牙齿在没有粗弓丝存在时是否也能进入牢固的咬合关系。

后者多换入较细的直径为 0.016″或 0.018″的不锈钢硬圆丝以提供牙移动的自由度,同时弓丝上也必须形成必要的生理第一及第二系列弯曲。自我调整过程中一般多不必采用颌间橡皮牵引。但临床实践中如果需要,也可以适当使用一些牵引并进行适当的调𬌗,常能促进自我调整的牙尽快进入最终的咬合。

如果上述两种最后检验结果满意,第四阶段的主动治疗即告结束。此时牙齿在生理位置上已完全排齐,上、下牙弓形态协调,覆𬌗、覆盖正常,中线无偏斜,尖牙及磨牙均为Ⅰ类咬合关系,咬合稳定。

五、第五阶段

当第四阶段治疗结束后,即可拆除牙上的带环及托槽。对患者来说,或许认为矫治已经完成。但作为正畸治疗全过程,则意味着另一个重要阶段"被动治疗阶段"才刚刚开始,因为被矫治的牙和牙列常处于极不稳定的状态,仍有回复到矫治前的趋势。由于下述原因的存在,常导致正畸治疗结果的不稳定和复发:①牙周膜及牙槽改建未恢复平衡;②咬合平衡尚未建立,牙齿处于不稳定的位置;③肌动力平衡尚未建立;④口腔不良习惯的继续存在;⑤不利生长型的继续存在。因此,必须再持续相当一段时间,控制牙位和咬合矫治状态,逐步地(而不是突然地)撤去正畸力装置或设计新的维持装置、调整咬合、促进组织改建、防止畸形复发。这就是保持阶段的治疗目标。

矫治后是否复发或需要长期(甚至终身)保持,也取决于矫治的设计、时间过程、技术措施,取决于患者的畸形程度、生理条件、发育年龄及遗传影响等。由于大多数的正畸治疗属"代偿性"治疗,在新的牙𬌗颌面平衡代偿尚未完全达成稳定前,复发的可能性永远存在。但可以在方丝弓矫治器矫治中,采取以下措施防止复发。①诊断设计时:应充分考虑牙颌面的生长发育,扩弓治疗要严格选择适应证,且不超过一定的限度,确定矫治目标时要注意牙代偿的限度,应建立其与骨面的正确关系。②正畸矫治中:要注意建立下切牙与基骨的直立关系及合适的上下切牙角,应注意使拔牙隙两侧牙齿的牙根相互平行,对错位牙齿、异常覆𬌗覆盖及颌间关系做适度的过矫治。③矫治完成后,通常需要根据具体情况采用不同的方法进行维持。

(一)与生长有关咬合改变的保持问题

相对而言,青春期患者局部牙周和牙龈因素所导致的牙移位复发是较短时间能解决的问题。而颌骨的生长差异在此期疗效的保持中由于时间更长显得更为重要。前已述及,青春期仍存在一定的生长潜力,这种生长力所导致颌骨的改变完全可能影响已经矫治完成的效果。临床上这种由于生长力所造成的变化多体现在颌骨生长的前后方向及垂直方向上(横向方向比较少)。因此对尚有生长潜力患者的Ⅱ类、Ⅲ类深覆𬌗、开𬌗等错𬌗畸形矫治后的保持问题应予特别仔细和留心。

1.Ⅱ类错𬌗矫治后的保持

青春期患者过度矫治是控制Ⅱ类畸形牙位复发的重要方法,在矫治第五阶段中就应充分给予注意。因为即使采用良好的保持器,在治疗后牙位调整引起 1～2 mm 的前后向变化是完全可能的,特别是施用Ⅱ类牵引的患者,一旦停止牵引,此种回复性牙移动常很快发生。而过度矫治,将为这种回复提供一定的补偿。

控制Ⅱ类畸形矫治后颌骨生长所致复发的方法一般有两种:第一种是采用较长期的晚间口外牵引(面弓等),以抑制上颌向前生长。第二种是使用功能性矫治器,如 activator、bionator 型功能性矫治器,以保持牙齿原位置及原咬合关系。对有严重骨骼问题的患者,保持时间应长于 12 个月,最好能持续到生长已基本停滞为止。

2.Ⅲ类错𬌗矫治后的保持

对恒牙初期患者,由于下颌相对于上颌仍有较大的生长潜力,随着下颌的生长,Ⅲ类畸形复发的可能性较大。同Ⅱ类畸形一样,保持器选择口外力装置(如颏兜)及功能性矫治器均可。但如使用口外力时,必须正确判断下颌生长的方向。临床上盲目的颏兜牵引常造成下颌后下旋转的后果,对此须十分小心。一般来说,中度Ⅲ类问题,用功能性矫治器或定位器完全能保持治疗后的咬合关系。如果正畸治疗后,复发系由下颌过量生长所致,则应成人后选择外科正畸的方法,此时保持常是无效的。

3.深覆𬌗矫治后的保持

大多数错𬌗畸形的矫治都包括深覆𬌗矫治的内容。对深覆𬌗矫治后的保持方法,一般多采用可摘式小𬌗平面板保持器,此时保持器上的基底板同时也起到咬合平面板的作用,可限制下切牙的伸长。垂直生长多继续到青少年后期,因此深覆𬌗矫治后的保持,多需持续数年的时间,但后期不必全天戴用,仅晚上戴入即可。

4.前牙开𬌗矫治后的保持

应注意开𬌗患者矫治完成后,不宜采用压膜式塑胶膜保持器,建议采用 Hawley 式保持器并应注意使高位唇弓置于切牙近龈方,即最大周径线近龈侧,从而阻止其退缩复发。此外,也可在切牙部唇面暂时粘固附牵引钩的局部弓丝,并维持颌间轻力牵引,以保持其已达成的覆𬌗接触关系。开𬌗矫治后复发的原因除可能系磨牙继续生长、已矫治切牙的回缩,以及下颌向下后旋转生长外,一些不良吞咽及舌习惯也可能是复发的原因。临床上,磨牙过长常是开𬌗复发的重要原因,因而,控制开𬌗患者上磨牙过萌是保持的重要途径。常采用的方法是高位牵引,用口外力控制磨牙生长或者采用后牙高𬌗垫的可摘式保持器。如采用后牙区高𬌗垫的 activator 或 bionator 等功能性矫治器装置,以过度牵张的肌力对抗后牙萌长。应注意此种后牙萌长及过度垂直生长常持续至青春后期,故此期间,患者充分合作,长期坚持戴用保持器是保持成败的关键。

(二)保持期牙周组织的改建

一般来说,当恒牙列初期的错𬌗畸形通过正畸力移动牙齿到位后,在新位置咬合力作用下,牙周韧带的重建还需要 3～4 个月的时间。而牙龈中的胶原纤维和弹性纤维的改建过程比牙周韧带慢。胶原纤维的改建需 4～6 个月。弹性嵴上纤维的改建更慢,在去除矫治器后,还需 1 年以上的时间。鉴于正畸治疗复发的重要原因之一是弹性纤维特别是嵴上纤维的回弹,有学者推荐用外科辅助的方法克服牙周纤维的回弹,这样能节省不必要的过度矫治操作及保持的时间。

牙周外科手术的辅助治疗方法,一般应在牙矫治到位,并使其在新位置保持 3 个月后才能进行,常用的方法有以下两种。

第一种方法是由 Ed wards 改进的嵴上纤维环切术(CSF)。即在局麻下用细刀尖插入牙龈沟直达牙槽骨嵴,沿唇及舌龈缘环切断牙周纤维。术后不需要包扎牙周,患者仅有轻微的不适感。

第二种方法是在每一牙龈乳头中心做一垂直切口,避开龈缘,在龈缘下 1~2 mm 处伸入颊、舌骨嵴处切断牙周纤维。

上述手术通常在矫治器最后拆除前几周进行。如果选择在撤除时进行,则应立即戴入保持器。显然第一种手术在撤去矫治器时进行比较容易,可避免矫治器弓丝的干扰。而后一种方法不受矫治器的干扰,故可提前进行手术。但由于创伤在龈内部,手术不宜推延到撤除时才做,以免戴入保持器时产生伤口压痛。据报道此两种方法所起的保持效果都是相同的。

(三)下切牙拥挤矫治后的保持

骨的继续生长不仅影响咬合,还可改变牙位,特别是下切牙拥挤患者在排齐下切牙后的复发问题,在临床中比较突出。

1.下颌向前下旋转生长

将使唇肌压力作用于切牙,导致切牙舌向倾斜。目前认为这种下颌继续生长是正常或Ⅲ类患者形成下切牙拥挤的主要原因之一。因此,青春期患者下切牙区的保持多应持续至生长停滞,直到成年为止。

2.第三磨牙的萌长

有关第三磨牙萌长是否造成前牙拥挤复发的问题,尚有不同争论。但由于第三磨牙的萌出,通常将持续至青少年后期才能确立。一般而言。对恒牙列早期患者,延长保持时间直到第三磨牙萌出(牙列完全稳定)的观点,对保持疗效较好。

3.下切牙磨耗不足

H.Peck 和 S.Peck 发现,整齐排列的正常人下切牙,其牙宽度(MD)与牙厚度(FL)之比率为≥1(MD∶FL≥1)。通常,不超过 0.92,侧切牙不超过 0.95 时,才能保持稳定。如果此比率增大,则拥挤易复发,故提出对大多数患者应减小其下切牙近远中宽度以增大其稳定性。这与Begg 有关澳大利亚土著人的牙齿因为生理磨耗大而减少了畸形发生的理论基本一致。而在临床中,使切牙邻面由点接触变成面接触时,也确能起到有效的稳定作用。因此,在保持期采用片磨下切牙间邻面的方法,不仅能为重新排齐拥挤切牙开拓间隙,同时也增大了邻间接触面,缩小了 MD/FL 比率。从而起到下切牙保持稳定的目的。

邻面去釉的方法,建议采用金刚砂条片锯进行片切。主要片切触点处,且釉质的片磨不能太多,一般每面不能超过 0.5 mm,并应同时采用 Hawley 式活动保持器的唇弓重新调整和排齐下切牙。此外,设计一个在模型上预先将牙片切排齐的尖牙至尖牙间局部活动保持器,对复发切牙拥挤病例的重新矫治和保持也可起到较好的效果。

(四)保持器的设计和选用

常用的保持器一般有可摘式保持器、固定保持器及功能性保持器三大类。

1.Hawley式活动保持器

最常用的一种可摘式保持器。由于设计简单、可靠,故使用最广。但此保持器的缺点是患者常取摘,易丢失折断;此外,由于其唇弓刚好通过尖牙远中的拔牙隙,如果设计制作时固位贴合不良,常易造成尖牙远中间隙复发。

2.Begg式活动保持器

适于矫治后牙间尚有少量余隙尚未完全关闭者。可通过连续长臂上的双曲加力,达到牙冠紧密接触的目标。但该矫治器不适于矫治后切牙轴较唇倾的病例,因为长臂易向龈方滑动而影响固位。

3.夹板式活动保持器

适用于牙周病矫治后的患者及口唇形态缩的患者。牙周患者的保持器应在进食时戴用,而进食后取下清洗后再戴入,以保护牙列健康及稳定。

4.舌侧弓丝式固定保持器

目前,为很多人提倡使用,特别是下前牙区。一般采用0.017 5″多股辫状丝在前牙舌(腭)侧,第一前磨牙之间,沿舌隆突嵴形成一连续弓丝,再用粘结剂将其与前牙舌面分别粘固在一起固定。该保持装置不影响美观,对口腔功能妨碍小,不必取摘是最大优点,其缺点是一定程度影响口腔卫生。

采用舌丝或固定保持器时,舌侧丝的口内粘结多在拆除固定矫治器唇弓丝前进行,为便于固位丝的口内粘固,可先将已在模型上弯制适合好的舌侧固位丝放入口内就位,立即用结扎丝穿过牙间隙,暂时与唇弓丝拴扎定位,然后进行常规隔湿、吹干、粘固。粘固剂不能全部糊满弓丝,应点状粘结,留出牙间缝隙处,以保持生理牙动度。待舌固定丝粘固后,再撤去唇侧全部固定装置及结扎丝。

随着材料的进步和更新,目前更推广采用一种高强度玻璃纤维复合树脂(fiber reinforced composite,FRC)代替舌侧金属丝作为舌侧固定保持器材料。该材料和方法较金属丝粘固法更为快捷、方便,但其疗效尚待评价。

5.功能性保持器

也是一种活动矫治器装置,将功能矫治器作为保持装置完全不同于在青春高峰期时促进生长的目的,相反是为了一定程度限制骨的继续生长及调整和保持牙位置的矫治后状态。因此,应根据矫治后的咬合关系进行改良设计。常用的功能性保持器有斜面导板、𬌗平面板、肌激动器等。其作用是限制前牙或磨牙生长、在一定范围内调整咬合差异;此外,在功能矫治器上,适当调整上切牙的舌侧边缘嵴,常能起到进一步调整覆𬌗、覆盖关系的效果。

6.正位器

该矫治器的制作一般是在撤去固定装置前4~6周进行,先制作牙模型,并留取蜡记录,在技工室修整去除模型上的带环、托槽及间隙等,重新排列调整石膏牙的位置关系达理想位。然后,在理想位制作全塑胶定位器。戴入口腔后,由于正位器的塑料是一种软树脂,故能逐渐改正最后一些小范围的牙不齐达理想位置。正位器戴入后,最初每天白天应做4~6小时轻咬压训练,并全天戴用,以利于牙的最后精确调整。正位器对控制恒牙列初期仍有少量生长潜力患者的矫治后保持也有效。正位器的缺点是体积太大、比较不适,同时对咬合道的要求十分严格,因此制作上必须十分精确。该装置国外也有各型成品出售。

7.压膜式保持器

目前已广泛应用的一种膜套型保持器。该保持装置类似定位器,制作简单,直接取模压制而成,因为透明,不影响美观,较受患者欢迎。但干扰咬合运动、易脆损是其缺点,为此,目前有各种改进。

(五)保持器的戴入和调整

通常,用固定矫治器进行各类错𬌗畸形矫治后,几乎所有的患者都需要保持。保持器的戴入和固定装置的撤除一般同时进行,为减小带环去除后牙间余隙的影响,可在1～2周前,先撤去带环(特别是压膜式保持器)。在固定装置撤除后,应立即做洁牙治疗,充分去除牙面及颈缘残留的粘结物和牙石、垢积物等,并立即戴入保持器,教给患者清洗方法。一般戴入保持器1周后,应做复诊检查调整。

保持器在前3～6个月内必须全天戴用,吃饭时可以摘下(除永久夹板固位的患者外)。以后保持器可部分(晚间)戴用,连续时间应至少12个月,以允许牙龈组织完成重建过程。非生长型患者此时即可停止保持。但对仍有生长潜力的患者,应延长保持器的部分戴用时间到生长完成为止。对有特殊需要的患者则应增加部分戴用时间,并辅以片切(邻面去釉)、口外力和功能性矫治器的使用等。对超限矫治后,牙弓及牙列仍处于不稳定位置的病例,如过度扩弓排齐牙列等患者,复发是难免的,除非进行长期保持。因此,在治疗计划前就应充分注意,并制订出必要的预后措施,才能获得稳定的治疗结果。

(耿　华)

第二节　双颌前突的矫治

一、双颌前突的病因

病因尚不清楚,一般认为与遗传有关系。唇肌张力不足及口呼吸也是重要病因,此外,与饮食习惯有些联系,例如,长期吮吸海螺等壳类、吮吸某些有核小水果,如桂圆、荔枝、杨梅等。南方沿海地区发病率较高。此类畸形还常伴有吮颊、异常吞咽等不良习惯。伸舌吞咽习惯对垂直生长型可至开𬌗,而对水平生长型则可致双牙弓前突。

双颌前突也是临床常见的牙颌畸形之一。双颌前突可为双颌骨(上、下颌骨)的前突或双牙-牙槽骨的前突,前者较少见,但在临床中,通常均将其统称为双颌前突。双颌前突畸形(双颌牙-牙槽的前突)可视为牙量-骨量不调,即前牙拥挤的一种代偿性前突排列形态,磨牙关系多为Ⅰ类关系,但也有Ⅱ类、Ⅲ类关系者。本文仅讨论磨牙为Ⅰ类关系的临床问题。

二、双颌前突的诊断

双颌前突患者表现为明面的凸面型,上下颌骨或牙槽骨前突,上下前牙唇倾,唇肌松弛,闭唇困难。头影测量显示:∠SNA与∠SNB均大于正常值(上、下颌前突者),上下前牙唇倾,上下切牙间角小于正常值。但是,上、下颌骨的正常前突具有明显种族差异,通常黑种人比黄种人显突,而黄种人又比白种人显突,我国广东一带的人具有典型的凸面型。因此,在进行双颌前突的诊断时,应根据国人的标准进行头测量分析,并充分考虑种族、年龄、面型及唇形的特征,不可盲目沿用西方人的标准。双颌牙-牙槽前突可单独存在,也可在骨性双颌前突中存在,诊断一般容易,X线头测量分析可提供上、下牙倾斜前突的定量信息。

三、双颌前突的矫治

即时消除不良习惯,进行唇肌训练,必要时使用矫治器矫治。

(一)双颌骨前突的治疗

对上、下颌骨前突患者的治疗,在恒牙列早期多采用牙代偿以掩饰骨前突的方法,通常在上下颌同时对称拔牙(多为第一前磨牙),缩短上下前段牙弓(内收上下前牙)以掩饰骨骼发育异常。治疗的手段是采用固定矫治器,因为它不仅能有效控制前牙的后退,牙根的平行,还能通过切牙转矩有效地改善牙槽部的前突状态。通常对轻、中度患者,单独用固定正畸治疗多能获得较好的效果及满意的面型改善。对较严重病例,从牙的代偿上可获得很满意的咬合关系,但面容的改善常常不足,而对于更严重的患者及具有明显遗传倾向的病例,则应待成年后考虑外科-正畸的方法,如局部截骨术等进行矫治,那时,正畸治疗的目的是改善牙齿美观及咬合,而外科则矫治其骨骼的畸形及改善侧貌,最终达到完美的效果(图 11-3)。

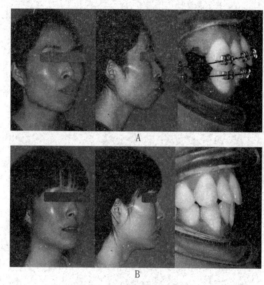

图 11-3　双颌前突的正颌治疗

A.术前;B.术后

(二)双颌牙-牙槽前突的治疗

恒牙列早期上下颌的牙-牙槽前突患者的治疗,除早期应消除不良习惯,训练唇肌外,主要采用固定矫治器矫治。此时,前牙舌向移动是治疗其病因而不是代偿,因此效果更佳。

1.扩大牙弓内收前牙

对轻度双颌牙-牙槽前突伴牙弓狭窄的患者采用扩大上下牙弓(必要时配合减径,或邻面去釉法),利用间隙内收前牙。

2.拔牙矫治

对中、重度双颌前突采用拔$\frac{4|4}{4|4}$,用固定矫治器治疗双颌牙前突,其常规步骤如下。

（1）拔除 $\frac{4|4}{4|4}$，以利前牙舌向内收。

（2）支抗设计多应考虑中等及最大支抗设计，即在上颌采用口外支抗或口内支抗（如 Nance 腭托、腭杠以及弓丝支抗弯曲等），也可延迟拔除 $4|4$，待下尖牙到位后再拔除，以利于在牵引中保持后牙Ⅰ类关系的稳定。

（3）下牙弓做后牙支抗弯曲，用Ⅲ类牵引先移动下尖牙向远中到位后，将其与下后牙连续结扎成一个支抗整体。

（4）待下尖牙到位后，再移动上尖牙向远中。尖牙到位后将其与上后牙连续结扎成一个支抗整体。

（5）关闭下前牙间隙，用Ⅲ类牵引切牙向后关闭切牙远中间隙。

（6）关闭上前牙间隙，用Ⅱ类牵引向后关闭上切牙远中间隙。

（7）调整上下牙弓关系及咬合、关闭剩余间隙，达到理想咬合关系。

（8）保持。

对双颌牙前突伴有拥挤或Ⅱ类畸形或Ⅲ类畸形病例的治疗。在矫治设计中除按上述方法消除前牙前突外，还要同时考虑拥挤及磨牙关系的矫治。此时，除注意拔牙部位的选择外，更应考虑支抗的设计及牵引力的使用，使其能充分利用拔牙间隙，达到同时矫治拥挤及牙齿牙槽骨前后关系不调等畸形的目的。矫治方法可参考牙列拥挤，Ⅱ类及Ⅲ类各种畸形矫治方法进行。

（耿　华）

第三节　牙列拥挤的矫治

牙列拥挤主要是由于牙量、骨量不调，牙量大于骨量，即牙弓长度不足以容纳牙弓中全部牙齿而引起。拥挤不仅出现在Ⅰ类错𬌗畸形中，各类错𬌗畸形中都可出现拥挤，占错𬌗畸形的60%～70%，表现出牙齿错位、低位、倾斜、扭转、埋伏、阻生或重叠等。而上下牙-牙槽前突则可视为牙列拥挤的一种前牙代偿性排列，本节讨论的重点为矢状向关系为Ⅰ类的牙列拥挤的矫治。

牙列拥挤除牙齿排列不齐，影响功能和美观外，还常常导致龋齿、牙周病及颞下颌关节异常的发生，并影响心理、精神健康。一般而言，临床上可以把牙列拥挤分为单纯拥挤和复杂拥挤两类，以便于在治疗中制订计划和估计预后。单纯拥挤是指由于牙体过大、乳牙早失、后牙前移、替牙障碍等原因造成牙量与骨量不调（牙量过大或牙槽弓量不足）所致的拥挤。单纯拥挤可视为牙性错𬌗，一般不伴有颌骨与牙弓关系不调，面型基本正常，也没有肌肉及咬合功能的异常和障碍。复杂拥挤除由于牙量、骨量不调造成的拥挤外，还存在牙弓及颌骨发育不平衡，有异常的口颌系统功能障碍失调，并影响患者的面型。

一、牙列拥挤的病因

造成牙列拥挤的原因是牙量、骨量不调，牙量（牙齿总宽度）相对大，骨量（牙槽弓总长度）相对小，牙弓长度不足以容纳牙弓中的全数牙齿。牙量、骨量不调主要受遗传和环境因素的影响。

（一）进化因素

人类演化过程中咀嚼器官表现出退化减弱的趋势。咀嚼器官的减弱以肌肉最快，骨骼次之，牙齿最慢,这种不平衡的退化构成了人类牙齿拥挤的种族演化背景。

(二)遗传及先天因素

颌骨的大小、形态和位置及相互关系在很大程度上受遗传因素的影响,这也是家族中有类似牙列拥挤的患者非拔牙矫治后易复发的原因。此外,先天因素在颌骨的生长发育过程中,对其形态的形成也产生十分重要的影响。凡是影响出生前胚胎期发育的因素,如母体营养、药物、外伤和感染等都会影响后天颌骨、牙及牙槽骨的发育,导致牙列拥挤畸形。牙齿大小、形态异常,通常有遗传背景。过大牙、多生牙常造成牙列拥挤。

(三)环境因素

乳恒牙替换障碍在牙列拥挤的发生中起着很重要的作用。

1.乳牙早失

乳牙因龋齿、外伤等原因过早丧失或拔除,后继恒牙尚未萌出,可造成邻牙移位,导致缺隙缩小,以致恒牙错位萌出或阻生埋伏,形成牙列拥挤。特别是第二乳磨牙早失造成第一恒磨牙前移,将导致牙弓长度减小,恒牙萌出因间隙不足而发生拥挤。

2.乳牙滞留

乳牙因牙髓或牙周组织炎症继发根尖周病变时,引起牙根吸收障碍(牙根部分吸收或完全不吸收,甚至与牙槽骨发生固着性粘连形成乳牙滞留)。乳牙滞留占据牙弓位置,使后继恒牙错位萌出发生拥挤。

3.牙萌出顺序异常

牙齿萌出顺序异常是导致牙列拥挤等错𬌗的常见原因。例如,第二恒磨牙比前磨牙或尖牙早萌,第一恒磨牙近中移位,缩短了牙弓长度造成后萌的牙齿因间隙不足而发生拥挤错位。

4.咀嚼功能不足

食物结构也对牙量、骨量不调产生影响。长期食用精细柔软的食物引起咀嚼功能不足,导致牙槽、颌骨发育不足、牙齿磨耗不足而出现拥挤。

5.肌功能异常

口唇颊肌的肌功能异常,如吮唇、弄舌、下唇肌紧张等均可导致牙列拥挤,以及拥挤矫治后的复发。

二、牙列拥挤的诊断

(一)牙列拥挤分度

即牙弓应有弧形长度与牙弓现有弧形长度之差,或必需间隙与可利用间隙之差可分为以下几种。

(1)轻度拥挤(Ⅰ度拥挤):牙弓中存在 2~4 mm 的拥挤。

(2)中度拥挤(Ⅱ度拥挤):牙弓拥挤在 4~8 mm。

(3)重度拥挤(Ⅲ度拥挤):牙弓拥挤超过 8 mm。

(二)单纯性牙列拥挤的诊断

全面的口腔检查,并结合 X 线头影测量,模型分析及颜面美学(特别是面部软组织侧貌,即上下唇与审美平面的关系,鼻唇角的大小)是正确诊断的基础。通过 X 线头影测量,结合模型测量可排除骨性畸形的存在,从而区分单纯拥挤和复杂拥挤并计测出拥挤度。在模型计测中,除牙不调量(拥挤量)的计测外,还应加入 Spee 曲线曲度,切牙唇倾度等因素的评估,即牙弓内所需间隙＝拥挤度＋整平 Spee 曲线所需间隙＋矫治切牙倾斜度所需间隙等。

一般而言,牙弓整平 1 mm,需要 1 mm 间隙;切牙唇倾 1 mm,则可提供 2 mm 间隙。此外,Bolton 指数的计测可了解上下颌牙量比是否协调,明确牙量不调的部位;Howes 分析可以确定患者的根尖基骨是否能容纳所有牙齿;并以此全面预测其切牙及磨牙重新定位的可能位置及关系,预测牙弓形态改变及支抗设置时可能获得的间隙量。而头影测量结合颜面及肌功能运动分析,则可以判断肌肉及咬合功能是否异常,特别是唇的长短、形态、位置和肌张力是否能容纳牙排齐后的牙弓空间变化量,是否能达到较满意的面容,这对治疗预后是非常重要的。最后,综合分析决定是否用非拔牙或拔牙矫治。在临床中对拥挤的治疗,关键在于确定是否拔牙。

(三)复杂拥挤的诊断

复杂牙列拥挤是指合并有牙弓及颌骨发育不平衡,唇舌功能异常或咬合功能障碍失调的牙列拥挤畸形。

在这类拥挤中,除由于牙量、骨量不调可造成牙列拥挤外,颌骨生长发育异常导致的牙齿代偿移位,更加重了拥挤程度。因此,在诊断中首先应确定治疗骨骼发育异常对拥挤的影响及预测生长可能导致的进一步拥挤。结合模型使用 X 线头测量分析,特别是 Tweed-Merrifield 的间隙总量分析法、Steiner 的臂章分析和综合计测评估表,以及 Ricketts 的治疗目标直观预测(VTO),对这类拥挤的诊断和治疗设计很有帮助。

三、牙列拥挤的矫治

(一)单纯性牙列拥挤的矫治原则

牙列拥挤的病理机制是牙量、骨量(可利用牙弓长度)不调,一般表现为牙量相对较大,而骨量相对较小。因此,牙列拥挤的矫治原则是减少牙量或(及)增加骨量,使牙量与骨量基本达到平衡。

1.减少牙量的方法

(1)减少牙齿的宽度,即邻面去釉。

(2)拔牙。

(3)矫治扭转的后牙可获得一定量的间隙。

2.增加骨量的方法

(1)扩大牙弓宽度。

(2)扩展牙弓长度,如推磨牙远中。

(3)功能性矫治器如唇挡、颊屏等刺激颌骨及牙槽的生长。

(4)外科手术延长或刺激颌骨的生长,如下颌体 L 形延长术、牵张成骨术(DO)等可增加骨量。

在制订矫治计划时应对病例做出全面分析,决定采用减少牙量或增加牙弓长度或两者皆用的矫治方案。一般而言,单纯拥挤的病例,轻度拥挤采用扩大牙弓的方法,重度拥挤采用拔牙矫治,中度拥挤可拔可不拔牙的边缘病例应结合颌面部软硬组织的形态、特征及切牙最终位置的控制和家属的意见,严格掌握适应证,选择合适的方法,也可不拔牙矫治。

(二)不拔牙矫治

对轻度拥挤或一些边缘病例,甚至中度拥挤者,通过扩大牙弓长度和宽度及邻面去釉等以提供间隙解除拥挤,恢复切牙唇倾度和改善面型。但扩弓是有限的,应注意扩弓的稳定性,其横向扩弓量一般最大不超过 3 mm(图 11-4),特别是原发性拥挤(指遗传因素所致)扩弓的预后不如继发性拥挤(环境因素引起的拥挤)的效果好。

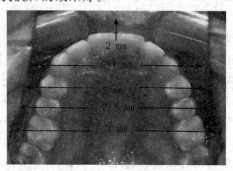

图 11-4　牙弓的扩大量

1.扩大牙弓弧形长度和宽度

(1)切牙唇向移动:适于切牙较舌倾,覆𬌗较深,上下颌骨与牙槽骨无前突、唇形平坦的病例。多采用固定矫治器,也可用活动矫治器及唇挡等。

1)固定矫治器:其方法是在牙齿上黏着托槽,用高弹性的标准弓丝(0.36 mm,0.4 mm,β-钛丝)或设计多曲弓丝,或加 Ω 曲使弓丝前部与切牙唇面部离开 1~2 mm 间隙,将弓丝结扎入托槽内;每次加力逐渐打开 Ω 曲;对内倾性深覆𬌗的病例,可用摇椅形弓丝,上颌加大 Spee 曲线,或多用途弓,将内倾的切牙长轴直立,同时增加了弓牙弓长度,达到矫治拥挤的目的。

2)活动矫治器:用活动矫治器时,在前牙放置双曲舌簧推切牙唇向移动排齐前牙。切牙切端唇向移动1 mm,可获得 2 mm 间隙,较直立的下切牙唇间移动超过 2 mm,可导致拥挤的复发。这是因为唇向移动的切牙占据了唇的空间位置,唇肌压力直接作用在下切牙的唇面的结果。临床中,下切牙的拥挤是最常见的错𬌗畸形。据报道,对 15~50 岁(白种人)研究结果表明:下切牙无拥挤及拥挤度在 2 mm 以内者占50%,中度拥挤(拥挤度在 4 mm 以上)者占23%,严重拥挤为17%。下切牙的拥挤随年龄增加而增加(有些正常𬌗也发生拥挤)且主要发生在成人早期,第三磨牙的萌出与拥挤增加是否相关尚有争议,有学者认为可能系多因素(包括种族、年龄、性别及第三磨牙的存在等)所致,但还应进一步研究。下前牙拥挤矫治后容易复发且很普遍,复发原因为多种混合因素作用的结果。尤其是下前牙区,嵴上纤维组织对矫治旋转的复发有重要作用。除口周肌肉作用外,还包括矫治计划、牙齿的生理性移动、牙周组织的健康、咬合、唇张力过大等,建议下前牙拥挤矫治后戴固位器至成年初期以保持治疗效果。

3)唇挡:传统常用于增强磨牙支抗,保持牙弓长度,矫治不良习惯等。现代正畸临床中对替牙期或恒牙列早期可用唇挡矫治轻到中度牙列拥挤,多用于下颌,也可用于上颌;既可单独作为矫治器使用,也可与固定矫治器联合使用。

唇挡常用直径为 1.14 mm(0.045 英寸)的不锈钢丝制成。两端延伸至第一恒磨牙并于带环颊面管近中形成停止曲,以便调整唇挡位置,末端插入颊面管。唇挡大致分为有屏唇挡和无屏唇挡。有屏唇挡于两侧尖牙间制作自凝塑胶屏,无屏唇挡则为不锈钢丝上套制的一塑料管,以及多曲唇挡(图 11-5)。多曲唇挡的制作方法:用直径 1 mm 的不锈钢丝从上下颌两侧尖牙间形成前牙垂直曲和前磨牙区的调节曲,上颌前牙垂直曲高 7~8 mm,宽 4~5 mm 共 4 个或 6 个曲(避开唇系带);下颌前牙区在尖牙区形成高 5~6 mm,宽 3~4 mm 的垂直曲,前牙区可形成连续波浪状;前磨牙区的调节曲高、宽均为 3~4 mm。前牙垂直曲和调节曲的底部应在一个平面上,在紧

靠颊面管前形成内收弯作为阻止点。唇挡及其延伸部分将唇颊肌与牙齿隔开，消除了唇颊部异常肌压力，而舌肌直接作用于牙齿和牙槽上，从而对切牙唇向扩展(每年切牙前移 1.4 mm，切牙不齐指数减少 2.2 mm)，牙弓宽度的扩展(有屏唇挡磨牙间宽度每年增加 4.2 mm，特别是前磨牙间宽度增加最明显：扩展 3|3 2.5 mm，4|4 4.5 mm，5|5 5.5 mm)，由于唇挡位于口腔前庭，迫使唇肌压力不再直接作用于前牙，而是通过唇挡传至磨牙。唇肌作用在唇挡上的压力为＞300 g，测得唇挡作用在下磨牙的力在休息状态下为 85 g，下唇收缩时的最大力值为 575 g，一般自然状态下 1.68 g 的力即可使牙齿移动，因此，唇挡可产生推磨牙向远中、直立或整体移动(2 mm 左右)。同时唇挡伸至前庭沟牵张黏骨膜，刺激骨膜转折处骨细胞活跃，骨质增生。用唇挡矫治牙列拥挤可获得 4～8 mm 间隙，因此，唇挡是早期解除轻到中度拥挤的一种有效方法，为牙列拥挤的早期非拔牙治疗提供了一条新思路。

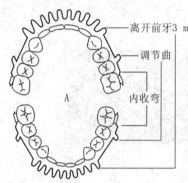
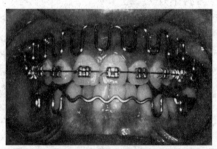

离开前牙3 mm

调节曲

内收弯

图 11-5　丝弓式唇挡

　　唇挡的形态、位置及与唇部接触面积等因素对切牙的作用影响很大。一般唇挡置于切牙的龈 1/3 且离牙面和牙槽 2～3 mm；后牙为 4～5 mm。唇挡应全天戴用，必须提醒患者经常闭唇，以便发挥唇挡之功效，1 个月复诊 1 次，并进行必要的调节。对拥挤的病例建议用有屏或多曲唇挡更为妥当。因为，有屏唇挡与唇部接触面积大，唇挡受力也大，从而对牙的作用越大，疗效更好。

　　(2)局部开展：对个别牙错位拥挤的病例，可在拥挤牙部位相邻牙齿之间用螺旋推簧进行局部间隙开拓，排齐错位牙，注意增强支抗(图 11-6)。

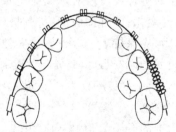

图 11-6　局部开拓间隙

　　(3)宽度的扩展：牙列拥挤的患者牙弓宽度比无拥挤者狭窄，采用扩大基骨和牙弓宽度的方法可获得一定间隙供拥挤错位的牙排齐并能保持效果的稳定。但是后牙宽度扩大超过 3 mm 效果不稳定，且可能导致牙根穿破牙槽骨侧壁的危险。牙弓宽度的扩大有以下方法。

　　1)功能性扩展：对轻度或中度牙列拥挤伴颌弓宽度不足者，可采用功能性扩展。多用功能调节器或下唇挡达到目的。牙弓外面的唇颊肌及其内面的舌体对牙弓-牙槽弓的生长发育及形态，牙齿的位置起着重要的调节和平衡作用。功能调节器（FR-Ⅰ）由于其颊屏消除了颊肌对牙弓的压力并在舌体的作用下牙弓的宽度增加。此外，唇挡、颊屏等对移行皱襞黏膜的牵张也可刺激牙槽骨的生长，建议采用此种方法通常需要从混合牙列中期开始治疗并持续到生长发育高峰期结束。

2）正畸扩展：扩弓矫治器加力使后牙颊向倾斜移动可导致牙弓宽度的增加。常用于牙弓狭窄的青少年及成人。扩弓治疗每侧可获 1～2 mm 间隙。常用唇侧固定矫治器：增加弓丝宽度、以一字形镍钛丝或等配合四眼圈簧（quad-helix，QH）（图 11-7）及其改良装置扩弓，同时排齐前牙；也可在主弓丝上配合直径 1.0 mm 不锈钢丝形成的扩大辅弓（如 Malligan 骑师弓）；还可根据患者颌弓、牙弓大小、腭盖高度、需要扩大的部位，以及牙移动的数目选用不同形状、大小、数目的扩弓簧，放置在舌侧基托一定位置的活动矫治器，舌侧螺旋扩大器及附双曲舌簧扩大矫治器（图 11-8A～D）达到治疗目的。

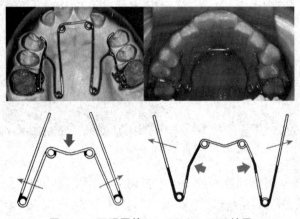

图 11-7　四眼圈簧（quad-helix，QH）扩弓

3）矫形扩展：上颌骨狭窄，生长发育期儿童（8～15 岁）通过打开腭中缝，使中缝结缔组织被牵张产生新的骨组织，增加基骨和牙弓的宽度，后牙弓宽度最多可达 12 mm（牙骨效应各占1/2），上牙弓周长增加 4 mm 以上，可保持 70％左右的效果。患者年龄越小，新骨沉积越明显，效果越稳定。成年患者必要时配合颊侧骨皮质松解术。在生长发育期儿童腭中缝开展时，产生下颌牙直立，牙弓宽度增加的适应性变化；而有些病例应同时正畸扩大下牙弓，才能与上牙弓相适应。在腭开展治疗以后，停止加力，应保持 3～6 个月，让新骨在打开的腭中缝处沉积。去除开展器后更换成活动保持器，开展后复发倾向较明显，部分患者在未拆除扩展器时就会发生骨改变的复发，建议患者戴用保持器 4～6 年。腭中缝扩展分为：①快速腭中缝开展。每天将螺旋开大 0.5～1.0 mm，每天旋转 2 次，每次旋转 1/4 圈，连续 2～3 周，所施加的力最大可达 2 000～3 000 g，使腭中缝快速打开，可获得 10 mm 以上的开展量，其中骨变化 9 mm，牙变化 1 mm。快速腭中缝开展其矫形力的大小和施力速度超过了机体反应速度，学龄前儿童一般不能用重力开展，否则并发鼻变形（呈弓形隆起），影响美观。②慢速腭中缝开展。加力慢、小，每周将螺旋打开 1 mm，（每周旋转 1～2 次，每次旋转 1/4 圈），产生 1 000～2 000 g 的力，在 2～3 个月内逐渐打开腭中缝。可获及 10 mm 的开展量（骨、牙各 5 mm）。以较慢的速度打开腭中缝，腭中缝组织能较好地适应，近似于生理性反应，且效果两者基本相同，但慢速扩展较快速扩展更稳定。最常采用的

方法是 Hyrax 扩弓矫治器(图 11-9)和 Hass 扩弓矫治器(图 11-10)。

(4)推磨牙向远中移动。适应证:①上颌牙列轻、中度拥挤。②第二乳磨牙早失导致第一磨牙近中移动,磨牙呈轻远中关系。③上颌结节发育良好,第二恒磨牙未萌,且牙根已形成 1/2,无第三磨牙或拔除的患者。临床上多通过 X 线片显示第三磨牙形态,当第三磨牙形态位置基本正常时,拔除第二磨牙,将来以第三磨牙替位。磨牙远中移动常用的方法有以下几种。

1)Pendulum 矫治器:即钟摆式矫治器,基本设计为 Nance 腭托增加支抗,以及插入远移磨牙舌侧的弹簧(图 11-11)。

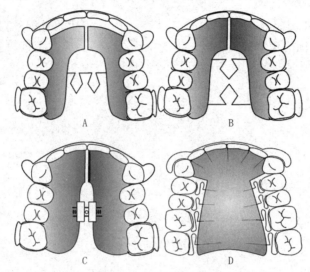

图 11-8 活动式扩弓装置

A、B.双菱形活动扩弓矫治器;C.螺簧式;D.舌簧扩弓矫治器

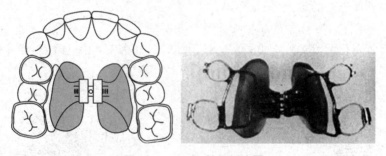

图 11-9 Hyrax 扩弓矫治器

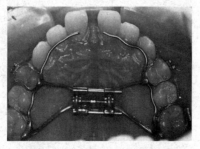

图 11-10 Hass 扩弓矫治器

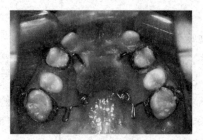

图 11-11　Pendulum 矫治器推磨牙向远中

2)Jones Jig 矫治器:Nance 腭托增强支抗,0.75 mm 颊侧活动臂钢丝,其远中附拉钩及可自由滑动的近中拉钩,中间为镍钛螺簧弹簧。滑动拉钩在向后与第二前磨牙托槽结扎时压缩螺旋弹簧,产生 70~150 g 磨牙远移的推力,每月复诊一次(图 11-12)。

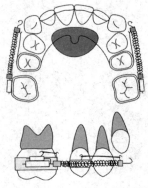

图 11-12　Jones Jig 矫治器

3)Distal Jet 矫治器:腭托管上安置滑动的固定锁,其内的滑动弓丝插入磨牙舌侧管,压缩弹簧产生磨牙远中整体移动的推力(图 11-13)。

4)Lupoli 矫治器:加力的螺钉焊接在前磨牙和磨牙带环上,压缩腭侧反折钢丝的螺旋产生推力并锁定。患者自行调节螺钉加力;方法为每天 2 次,每次 1/4 圈。优点:磨牙快速整体移动,能控制牙移动方向,基本无支抗丧失,效果稳定(图 11-14)。

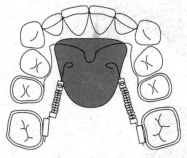

图 11-13　Distal Jet 矫治器

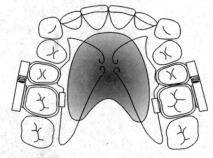

图 11-14　Lupoli 矫治器

5)磁斥力远移磨牙:用改良 Nance 腭托增加支抗,1.14 mm(0.045 英寸)不锈钢丝形成蛇形曲,曲的近中焊接在第一前磨牙带环唇侧,远中抵住磨牙带环颊面管近中,磁铁被分别用0.014 英寸结扎丝紧扎固定在磨牙带环牵引钩近中和蛇形曲上,此时磁铁应相互接触产生 225 g

起始推力,形成蛇形曲的目的在于随着牙齿的移动,近中磁铁可在曲上向远中滑动,确保磁力的持续和恒定(图 11-15)。

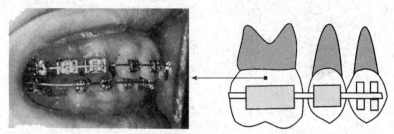

图 11-15 磁力矫治器及磁斥力远移磨牙

6)Ⅱ类牵引推磨牙向远中:上颌弓丝上的滑动钩,并用约 100 g Ⅱ类颌间牵引推上磨牙向远中移动,但下颌用与锁槽沟大小密合的方丝弓以防止下切牙唇倾并保持牙弓宽度(图 11-16)。

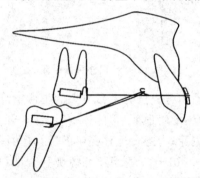

图 11-16 Ⅱ类牵引推磨牙向远中

7)螺旋弹簧推磨牙向远中:下颌磨牙因其解剖位置和下颌骨的结构特点,推磨牙向远中较难,其移动量取决于第二、第三磨牙是否存在。某些病例,可照 X 线片,如果$\overline{8}$形态、位置基本正常或$\overline{7}$不能保留,此时可拔除$\overline{7}$以减少磨牙远移阻力,将来以$\overline{8}$替位$\overline{7}$。一般采用固定矫治器的磨牙后倾弯,螺旋弹簧(图 11-17),下唇挡等配合Ⅲ类颌间牵引,远移或直立下磨牙,防止下切牙前倾;还可采用 MEAW 技术。

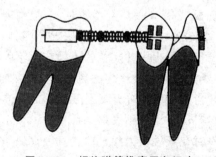

图 11-17 螺旋弹簧推磨牙向远中

8)活动矫治器:活动矫治器采用分裂簧或螺旋扩大器推磨牙向远中,其反作用力使切牙唇向移动(图 11-18A、B)。

9)口外弓推磨牙向远中:口外弓附螺旋弹簧配合口外牵引,12~14 h/d,300 g 左右的力推磨牙向远中可获得较多的间隙,但应根据患者的面部垂直向发育调整牵引方向(图 11-19)。

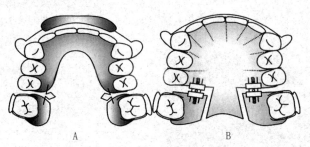

图 11-18　活动矫治器推磨牙向远中

A.分裂簧推磨牙向远中;B.扩大螺旋簧推磨牙向远中

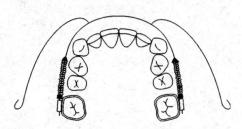

图 11-19　口外弓推磨牙

10)骨支抗推磨牙向远中:采用骨支抗力系移成人的下颌磨牙向远中,局麻下将微种植体植入下颌支前缘或下颌体(上颌颧牙槽嵴根部、腭部等)种植体与骨发生骨整合效应形成绝对骨支抗单位。如果第三磨牙存在应拔除,为磨牙远移提供间隙,采用固定矫治器平整,排齐牙齿后用硬的 0.018"×0.025"或 0.019"×0.025"不锈钢丝和螺旋弹簧推磨牙向远中,第一前磨牙与种植体紧结扎增强支抗,下颌第一磨牙向远中移动平均约 3.5 mm,最大可达 7.1 mm。

2.邻面去釉(IPR)

邻面去釉不同于传统的片磨或减径。此法一般是对第一恒磨牙之前的所有牙齿,而不是某一、两个或一组牙齿;邻面去除釉质的厚度仅为 0.25 mm,而不是 1 mm 或更多;此外,两者使用的器械和治疗的程序也有区别。牙齿邻面釉质的厚度为 0.75～1.25 mm,同时邻面釉质存在正常的生理磨耗,这是邻面去釉法的解剖生理基础。在两个第一恒磨牙之间邻面去釉最多可获得 5～6 mm 的牙弓间隙。

适应证:邻面去釉的适应证要严格掌握。主要针对:①轻中度拥挤,不宜拔牙的低角病例。②牙齿较大或上下牙弓牙齿大小比例失调。③口腔健康,少有龋坏。④成年患者。

治疗程序:邻面去釉须遵循正确的程序并规范临床操作。①固定矫治器排齐牙齿,使牙齿之间接触关系正确。②根据拥挤或前突的程度确定去釉的牙数,去釉的顺序从后向前。③使用粗分牙铜丝或开大螺旋弹簧,使牙齿的接触点分开,便于去釉操作;最先分开的牙齿多为第一恒磨牙和第二前磨牙。④使用涡轮弯机头,用细钻去除邻面 0.2～0.3 mm 釉质,再做外形修整,同时对两个牙齿的相邻面去釉;操作时在龈乳头方颊舌向置直径 0.51 mm 的钢丝,保护牙龈和颊、舌软组织,去釉面涂氟。⑤在弓丝上移动螺旋弹簧,将近中牙齿向去釉获得的间隙移动。复诊时近中牙齿的近中接触被分开,重复去釉操作(图 11-20)。⑥随着去釉的进行,牙齿逐渐后移,并与支抗牙结扎为一体。整个过程中不用拆除弓丝,当获得足够间隙后前牙能够排齐。⑦整个治疗时间 6～12 个月。

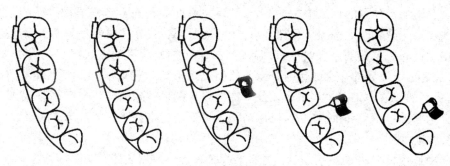

图 11-20　邻面去釉

3.无托槽隐形矫治器

此种矫治器是 20 世纪开展的一种新的正牙技术,基本原理:牙齿移动时经过若干微小阶段才能达到最终位置。在牙移动的每个微小阶段精制一个新的透明塑胶托称排牙器,患者通过戴一系列排牙器,牙齿通过若干个微小移动,则可达到排齐的目的。

排牙器采用计算机辅助技术,通过扫描患者的研究模型,获得三维图像,通过 tooth shaper 软件、treat 等系列软件处理,得到操作程序化的有效治疗方案并提供有效治疗装置,必要时可进行修改得到最终治疗方案。正畸医师可给患者及家属演示治疗过程,进展和最终治疗结果对牙齿的移动进行直观的三维观察,医患之间进行交流,达到教育,激励增强患者信心的目的。一般而言,患者每 14 天或按医嘱更换一副矫治器,1 个月复诊一次,直到牙齿排齐并进行固位。该方法最适用于轻度拥挤或拥挤的边缘病例通过扩大牙弓排齐拥挤牙。此种矫治器美观、舒适、卫生,深受患者(特别是成人)的欢迎。但是,作为一种新的治疗方法,尚在进一步研究完善中。

(三)拔牙矫治

拔牙问题在诊断设计中是一个十分重要的问题,决定每一个患者是否拔牙,拔多少牙,拔哪些牙,即拔牙设计是否正确,将直接影响矫治效果,而拔牙设计取决于矫治设计的理念。由于早期 X 线头影测量技术尚未引入正畸,对生长发育的认识不足及正畸治疗的对象主要是生长期儿童患者。正畸之父 Angle 主张不拔牙(即保留全口牙齿),以确保矫治后牙齿排列整齐、美观和良好的口腔功能。后来,Tweed 研究证明,矫治时过度扩大牙弓,追求保留全口牙齿,则矫治后导致复发。20 世纪 20 年代 Begg 研究结果表明,原始人由于食物粗糙,牙齿在咬合面及邻面均发生磨耗,与现代人比较,原始成年人的牙列在近远中面磨耗量每侧大致相当一个前磨牙的宽度。而现代人由于食物精细,导致咀嚼功能降低,表现出咀嚼器官不平衡退化,表现出牙量相对大于骨量,所以拔牙矫治逐渐为人们接受,到 20 世纪 70 年代拔牙病例占的百分比很高。20 世纪 80 年代对拔牙病例进行纵向回顾性研究发现,拔牙矫治并不能防止复发,特别是防止下前牙拥挤的复发,以及矫治技术的提高,检查诊断更加先进科学,设计更加严密;对一些有生长潜力的患者,即使有明显拥挤,也常采用不拔牙矫治达到理想的疗效。拔牙矫治还与医师的诊治水平、设计倾向及患者家属的意向有关。尽管如此,拔牙矫治应根据严谨的生理学基础,即咀嚼器官在颌骨、肌肉、牙齿等部位退化的不平衡因素,或口腔不良习惯作用下造成的骨量小于牙量,以及不良习惯引起上下牙弓形态、大小或者牙弓与基骨形态、大小失调而造成上前牙前突,并且应严格遵循拔牙的普遍原则及方法。本节就相关问题叙述如下。

1.拔牙目的

牙列拥挤是最常见的错𬌗症状,正畸拔牙的主要目的是为解除拥挤和矫治牙弓前突提供足够的间隙,此外,上下牙弓的近远中关系不调,磨牙关系的调整通常也需要用拔牙的方法提供必要的间隙才可能达到目的。单纯牙列拥挤只涉及牙和牙槽,拔牙的主要目的是解除拥挤,是否拔牙主要根据拥挤的严重程度。一般而言,轻度拥挤采用扩大牙弓的方法;中度拥挤(多数)要拔牙,其中可拔牙可不拔牙的边缘病例结合面部软硬组织形态,选择合适的手段,能不拔牙的尽可能不拔牙,重度拥挤通常采用拔牙矫治。复杂拥挤拔牙的目的除消除牙列拥挤外,还要改善上下牙弓之间近远中关系不调和垂直不调,以掩饰颌骨畸形达到全面矫治牙颌畸形的目的。

2.考虑拔牙的因素

在诊断中通过模型和 X 线头颅侧位片进行全面分析。在决定拔牙方案时应考虑以下因素。

(1)牙齿拥挤度:每 1 mm 的拥挤,需要 1 mm 间隙消除。拥挤度越大,拔牙的可能性越大。

(2)牙弓突度:前突的切牙向舌(腭)侧移动,每内收 1 mm,需要 2 mm 的牙弓间隙。

(3)Spee 曲线的曲度:前牙深覆𬌗常伴有过大的 Spee 曲线,为了矫治前牙深覆𬌗,需使 Spee 曲线变小或整平需要额外间隙。

(4)支抗设计:拔牙病例必须考虑的首要问题。在矫治时应根据前牙数量、牙列拥挤量及磨牙关系调整等情况,严格控制磨牙前移量,采用强支抗(即后牙前移应控制在拔牙间隙的 1/4 以内),中度支抗(即矫治中允许后牙前移的距离为拔牙间隙的 1/4~1/2,弱支抗至少 1/2)。

(5)牙弓间宽度不调:上下牙弓间牙量不调或 Bolton 指数不调。在决定拔牙矫治时,除了考虑上述牙-牙槽因素外,面部软硬组织结构,特别是上下颌骨的形态,相互关系及其与牙槽间的协调关系等重要因素也需考虑。因为拔牙矫治既影响牙槽结构,也通过牙槽、牙弓变化影响面颌部的形态及其相互关系。这包括垂直不调和前后不调的程度。

垂直不调:垂直发育过度即高角病例拔牙标准可适当放宽,而垂直发育不足即低角病例拔牙应从严。其原因有三点:①下颌平面与下切牙间的补偿关系。多数高角病例颏部显后缩,治疗时切牙宜直立,使鼻-唇-颏关系协调,轻直立的切牙还可代偿骨骼垂直不调,同时建立合适的切牙间形态和功能关系;反之,多数低角病例颏部前突,切牙应进行代偿性唇倾有利于面型和切牙功能。②拔牙间隙关闭的难易。高角病例咀嚼肌不发达,颌骨的骨密度低,咀嚼力弱;支抗磨牙易前移、伸长,关闭拔牙间隙较容易且磨牙的前移有利于高角病例伴有前牙开𬌗倾向患者的矫治。相反低角病例咀嚼肌发达,咀嚼力强,骨致密,支抗磨牙不易前移、伸长。主要由前牙远中移动完成拔牙间隙的关闭,而前牙的过度内收不利于前牙深覆𬌗的矫治。③磨牙位置改变对下颌平面的影响:采用远移磨牙或扩大牙弓的方法排齐牙列时,可造成下颌平面角的开大,这对高角病例的面型和前牙覆𬌗均产生不利影响,但对低角病例有利。

前后不调:面颌部前后不调的程度,对上下颌骨基本正常时常采用对称性拔牙以保持上下颌骨关系的协调。但 Bolton 指数明显不调则可进行非对称性拔牙;当上颌前突或正常,下颌后缩恒牙列早期病例,首先采用功能性矫治器协调上下颌骨关系,然后根据上前牙前突程度,牙列拥挤度及磨牙关系的调整等决定上下颌对称性或非对称拔牙或只拔上颌牙齿;当上颌正常或发育不足(后缩),下颌前突治疗时,可轻度前倾上切牙和舌倾下切牙以代偿Ⅲ类骨骼不调,此时可考虑下颌拔牙,但上颌拔牙要慎重,必要时可拔除第二前磨牙有利于磨牙关系的调整。当上下颌及牙弓均前突可采用上下颌对称性拔除前磨牙以利于内收前牙。此外,拔牙矫治还要考虑上下唇的突度和中线的对称性等。

利用 Kim 拔牙指数即垂直向异常指数(ODI)与前后异常指数(APDI)之和结合上下中切牙间夹角及上下唇的突度的指标决定患者是否拔牙。

$$拔牙指数＝ODI＋APDI＋\frac{|上下中切牙夹角-130|}{5}-(上下唇突度之和)$$

其中(中｜上下)切牙夹角－130｜:表示上下中切牙夹角与130之差的绝对值。上唇突度:上唇突点位于审美平面之前为"＋",之后为"－";下唇突度:下唇突点位于审美平面之前为"＋",之后为"－",单位为 mm。当拔牙指数＞155 时,不拔牙的可能性大(尽可能避免拔牙);当拔牙指数＜155 时,拔牙的可能性较大。

3.拔牙部位的选择

对确定需要拔牙的患者,重要的是拔牙部位的选择。此选择主要是从牙齿的健康状况,拔牙后是否有利于牙齿的迅速排齐,间隙的关闭和侧貌观唇是否前突及错𬌗的类型等考虑。拔牙越靠前,更有利于前牙拥挤、前突的矫治;拔牙越靠后、后牙前移越多,有利于后牙拥挤的解除和前牙开𬌗的矫治。一般而言,临床中常采用的拔牙部位首先拔除患牙,然后为第一前磨牙、第二前磨牙、第二磨牙及第三磨牙等。

(1)拔除$\frac{4}{4}\bigg|\frac{4}{4}$或$\frac{4|4}{}$:最适于前牙拥挤或前突,鼻唇角小,唇前突的患者。当拔除第一前磨牙后可提供最大限度的可利用间隙,明显地简化前牙排齐的第一阶段的治疗过程,改善唇部美容效果。同时还能最小量地改变后牙咬合,从而有利于维持后牙弓形的稳定和后牙的正常关系。在矫治设计时,拔牙间隙的利用的预测,估计非常重要,应严格根据患者的牙弓形态,充分考虑选择不同的支抗设计才能达到理想的治疗目标。此外,在关闭拔牙间隙应注意保持牙弓宽度及尖牙,第二前磨牙的接触和牙根平行,以获得永久稳定的效果。

(2)拔除$\frac{5}{5}\bigg|\frac{5}{5}$:对前牙区拥挤或牙弓前突较轻,颜面及唇形较好,不需要改变前牙倾斜度及唇位,但后牙拥挤或磨牙关系需要调整,特别是下颌平面角大的前牙开𬌗或开𬌗趋势的患者。此外,第二前磨牙常在形态表现出畸形及阻生错位等必须首先拔除。但是如果牙列拥挤主要表现在前牙区或分布较广泛时,会给治疗带来很大困难,延长疗程。此时必须十分谨慎地设计支抗以防止磨牙前移,间隙丧失。

(3)拔除$\frac{4}{5}\bigg|\frac{4}{5}$:适于上前牙拥挤或前突明显,下切牙轻度拥挤或前倾,磨牙呈远中关系,需要调整磨牙关系的患者。

(4)拔除$\frac{5}{4}\bigg|\frac{5}{4}$:适于上前牙区拥挤或前突较轻,不需改变上切牙倾斜度和唇倾度,下颌平面角较大的Ⅲ类患者。

(5)拔除第二恒磨牙:对单纯拥挤的患者很少选择拔除第二恒磨牙。但是,有时为了简化疗程和达到更好的治疗效果也可选择拔除该牙。如上牙唇倾前突,但侧貌正常或上颌及上牙弓前突,但下颌基本正常,或因第二乳磨牙早失,造成第一磨牙近中移位导致磨牙关系异常,而第二磨牙已经建𬌗,或前牙轻度拥挤伴开𬌗及开𬌗趋势高角病例可以选择拔除该牙矫治开𬌗。但一般而言,由于拔除第二磨牙间隙远离需矫治的拥挤部位,同时,也使第三磨牙的萌出变得复杂,造成在第三磨牙萌出后还需进行再次矫治,因此使疗程延长。但对后牙弓发育差,第三磨牙严重阻生的患者,由于拔除第二磨牙后,有助于第三磨牙的替位萌出,因此可选择拔除二磨牙。但此时第三磨牙形态,位置正常,以便将来替位萌出。如果第三磨牙先天缺失,原则禁忌拔除第二恒磨牙。

(6)拔除下切牙:适于单纯下切牙拥挤,拔 1 个下切牙可达到迅速排齐和稳定的结果。也适于上下前牙 Bolton 指数不调,如上颌侧切牙过小,下前牙量过大,拔除 1 个下切牙,有利于建立前牙覆𬌗覆盖关系并保持稳定结果。

（7）其他：在拔牙矫治的病例中，临床上大多采用对称性拔牙，但也可由于一些牙的畸形、严重错位、龋坏、牙周病、咬合障碍等必须首先拔除丧失功能的病牙。此外，在单纯拥挤治疗中除非第一恒磨牙严重龋坏外，通常严禁拔除第一恒磨牙，特别是决不能考虑对称性拔牙而拔除对侧第一恒磨牙，因为从生理功能、疗程和治疗难度、结果都不能这样选择。上颌中切牙严重弯根，骨内横位阻生压迫邻牙根或外伤折断线在龈下 1/3 以上无法保留者可拔除，上中切牙拔除后，可利用拔牙间隙解除拥挤，或以侧切牙近中移位并修复为中切牙外形，同时应以尖牙前移代替侧切牙并改形；对于侧切牙完全腭侧错位，尖牙与中切牙相邻已无间隙，或侧切牙呈锥形、严重错位，且上中线可接受者，可拔除锥形侧切牙，以尖牙近中移动代替侧切牙，可以简化疗程；第三磨牙与下切牙的拥挤有无关系尚存争议，所以第三磨牙的拔除与否，不应它是否引起牙列拥挤而决定，而应以它是否成为"病原牙"为依据。

（四）复杂拥挤的矫治

此时拔牙的目的除解除牙列拥挤外，还要改善上下牙弓之间前后向关系、横向关系和垂直关系不调，以掩饰颌骨畸形，因此正确选择拔牙部位特别重要，除上述单纯拥挤中拔牙考虑外，还必须结合对其他畸形的矫治设计。例如，对伴 Ⅱ 类上颌前突的拥挤病例，当仅在下牙弓存在拥挤时，可拔除上颌第二磨牙和下颌第一前磨牙（但此时必须有形态及位置正常的上颌第三磨牙牙胚存在），这样既有利于推上颌牙列向远中，也有利于下颌拥挤的矫治；而当下颌无拥挤，仅上颌前突伴拥挤时，则考虑只拔除上颌第一前磨牙，可在矫治上颌拥挤的同时，则上切牙代偿后移，以解除上颌前突畸形。在伴有其他牙颌畸形的复杂拥挤中，牙列拥挤的矫治，应在治疗第一阶段进行。与常规正畸步骤一样，随着拥挤的解除，应进一步精确地控制间隙的关闭，平行牙根，转矩牙轴，建立稳定的咬合关系，最后达到全面矫治牙颌畸形的目的。

（耿　华）

第四节　牙列间隙的矫治

牙列间隙是指牙与牙之间有空隙为特征的一类错𬌗畸形。由于除先天性多数牙缺失及一些先天综合征外，大多数牙列间隙患者多表现为后牙 Ⅰ 类磨牙关系，故归入本节讨论。牙列间隙的机制多为牙齿的大小与牙弓及颌骨大小不调，即牙齿的总宽度小于牙弓的总长度，牙排列稀疏、牙间形成间隙，间隙的位置、数目、大小，视形成因素而异。

一、牙列间隙的病因

（一）遗传因素

遗传因素导致的牙间隙，常见于颌骨发育过大或牙体过小畸形，个别牙过小如上侧切牙锥形，形成局部间隙（多数牙过小形成全牙列间隙），个别患者造成骨量明显大于牙量，表现为全牙列间隙。此外，由于肢端肥大症等全身疾病所致的颌骨发育过度，也可形成散在性小间隙。

（二）不良习惯

因舔牙、吮吸拇指、咬唇等所致的牙间隙多表现为前牙唇倾，前牙间散在间隙，前牙深覆𬌗、深覆盖。

(三)舌体过大和功能异常

舌体过大(如巨舌症)和功能异常,作用于牙弓内侧的舌肌力大于牙弓外侧的口周肌的功能作用力,从而形成牙列间隙。

(四)先天性缺牙

因缺牙部位不同,临床表现也不同。先天性缺牙部位以上颌侧切牙、下切牙、前磨牙多见。切牙先天缺失导致邻牙移位,可见中线偏斜。如果上切牙先天缺失,前牙可出现浅覆盖或对刃殆关系。下切牙先天缺失时,常见局部邻牙移位,出现局部较大间隙,前牙深覆殆、深覆盖。

(五)拔牙后未及时修复

因龋齿、外伤、牙周病等原因拔除后,未及时修复,则出现邻牙移位,倾斜及对殆牙伸长,从而出现间隙及殆紊乱。

(六)牙周组织疾病

因牙周病所致间隙表现为前牙唇倾,前牙散在间隙。此外,唇系带异常、多生牙拔除、恒牙阻生等也可出现间隙。牙列间隙影响美观,是造成食物嵌塞、损伤牙周组织引起牙周病。

二、牙列间隙的诊断

一般而言,临床上可以把牙列间隙分为中切牙间间隙和牙列间隙,以便于在矫治中制订正确矫治计划。

诊断时,首先要注意牙齿的数目,其次是牙齿的大小、形态、先天性缺牙、阻生牙、多生牙,颌骨发育过大,判明造成牙间隙的不良习惯等,计测出牙列间隙的总量对矫治的设计和预后估计是十分重要的。其方法如下。

(一)直接测量法

间隙较大或集中时,可用双脚规或游标卡尺直接测量各间隙的大小,并求其总和。

(二)间接测量法

间隙小或分散,例如,$\underline{3|3}$ 散在牙间隙,可用软铜丝,从尖牙的远中触点开始,沿尖牙尖及切牙切嵴,至对侧尖牙远中触点止,弯成一弧形,然后拉直此丝,测量其长度,即 $\underline{3|3}$ 牙弓的长度。再分别测量 $\underline{3|3}$ 各牙牙冠宽度总量,两者之差即牙间隙总量。

三、牙列间隙的矫治

矫治原则:去除病因,即破除不良习惯,舌体过大导致的间隙,必要时做舌部分切除术。增加牙量或减小骨量:增加牙量是指集中间隙修复,但应遵循美观、咬合接触好的原则;减少骨量是指减小牙弓长度关闭间隙。在临床矫治设计中究竟是采用集中间隙修复或关闭间隙,要根据缺牙数患者的年龄,形成间隙的原因,间隙所在部位与殆关系和患者及家属协商决定。

(一)中切牙间间隙的关闭

临床中,因中切牙间多生牙,唇系带纤维组织粗壮,附丽纤维过多嵌入切牙间而导致中切牙间隙的患者多见。一般在混合牙列进行治疗,但恒牙列早期就诊者也较多。对系带异常所致的中切牙间隙则必须适时结合外科系带矫治术。应当注意,仅通过手术使中切牙间隙自动关闭的观点是错误的。相反,由于手术后瘢痕的形成,将使中切牙间隙关闭更难。

最好的方法,是在系带矫治手术前(或手术后立即进行)排齐牙齿及关闭间隙治疗。常采用中切牙托槽间弹簧关闭法、局部弓丝加橡皮圈牵引滑动关闭法及磁力关闭法(图11-21～图11-22)。一般而言,若中切牙间隙小,在手术前就可以将间隙完全关闭;如果间隙大,而且系带粗壮附着位置低,间隙关闭困难,则应在正畸治疗中(剩小量间隙时)施行手术,术后立即继续进行正畸关闭间隙,这样完全关闭剩余间隙与伤口愈合同时完成,将能使不可避免的手术瘢痕稳定在牙齿的正确位置内,才不会产生关闭障碍和复发。

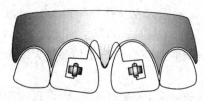

图 11-21　弹簧关闭中切牙间隙

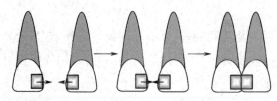

图 11-22　磁力关闭中切牙间隙

应当注意,系带矫治手术的关键是牙间纤维组织的切除,并不需要将系带本身组织大量切除,只需做一简单切口,并深入中切牙间隙区,仔细切除与骨连接的纤维,然后精细地缝合,就完全能达到预定的治疗目的。此外,中切牙间隙关闭后大多有复发趋势,因此建议用嵴上韧带环切术(circumferential supracrestal fibretomy,CSF),或嵴间韧带切断术,以及舌侧丝黏着固定进行长期的保持。

(二)牙列间隙的矫治

1.缩小牙弓关闭间隙

若前牙间隙,牙弓又需要缩短的患者,可内收前牙关闭间隙。若同时存在深覆𬌗,深覆盖应在内收前牙间隙时打开咬合。内收前牙可用活动矫治器的双曲唇弓加力,若存在深覆𬌗,可在活动矫治器舌侧加平面导板,先矫治深覆𬌗,然后再内收前牙关闭间隙。如需要矫治不良习惯,可在活动矫治器上附舌屏,舌刺或唇挡丝。若关闭间隙需要牙齿进行整体移动或需要调整磨牙关系,采用固定矫治器通过间隙关闭曲或牙齿沿弓丝滑动缩小牙弓,关闭间隙并配合颌间牵引矫治后牙关系。

对上下前牙散在间隙需关闭的病例,一般应先关闭下颌间隙后,再关闭上颌间隙,同时应充分估计间隙关闭后的覆𬌗、覆盖关系,必要时压低切牙。此处,还应随时注意保持磨牙的正常关系。当间隙关闭后,保持十分重要,应按保持的要求戴用,调改咬合,才能防止畸形的复发(图11-23)。

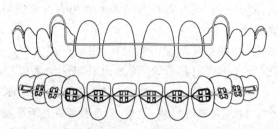

图 11-23　上颌用活动矫治器唇弓和下颌用固定矫治器橡皮圈关闭间隙

2.集中间隙修复或自体牙移植

当牙弓长度正常牙齿总宽度不足(如先天性缺牙、拔牙后及牙体过小)导致的牙间隙,则应集中间隙采用修复(如义齿、冠桥、种植)或自体牙移植的方法。在进行矫治设计时,应根据间隙分布、牙体形状、咬合关系等决定修复或自体移植的部位和牙齿移动的方向,应尽可能不影响上牙弓中线,并保持对称关系。在下牙弓可不必考虑中线,主要考虑有利于咬合关系和修复或自体移植。临床上集中间隙多采用固定矫治器,因为多数病例常见邻牙倾斜移位,对𬌗牙伸长,前牙深覆𬌗等问题。此外,邻牙应竖直,移动牙牙根应平行,正畸治疗中对缺失牙较多的病例,很难获得支抗,可采用微种植体支抗法,或者固定矫治器与活动矫治器联合应用的方法,即在活动矫治器上设计后牙义齿,使前牙深覆𬌗打开,以便在下前牙上黏着托槽。同时有义齿的活动矫治器可增加后牙支抗,防止关闭间隙时后牙近中倾斜移动,矫治结束尽快处理间隙。这样既可恢复功能和美观,又可保持矫治效果。

(耿　华)

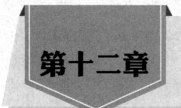

第十二章　口腔种植

第一节　口腔种植的适应证和禁忌证

一、适应证

　　口腔种植学的发展已为各类牙齿及牙列缺失患者的修复提供了可能,且具有舒适美观及咀嚼效率高的优势。牙种植修复不仅彻底更新了传统口腔修复学的内容与概念,解决了传统修复学领域里长期难以解决的难题,如游离端缺失的修复、重度牙槽突萎缩无牙颌的牙列修复,而且成功地用于肿瘤手术上下颌骨切除后的功能性颌骨重建,用于面部器官缺失后的赝复体修复……牙种植修复几乎可以满足所有类型的牙列缺损、缺失。但当患有以下疾病,未接受适当治疗前不宜做口腔种植,如糖尿病、高血压、心脏病、骨质疏松症、传染病、癌症接受头颈部放射治疗及凝血功能障碍等。口腔种植并无年龄的上限,相反对于缺牙较多的老年人是一大福音。

二、禁忌证

(一)全身禁忌证

　　(1)高龄及全身营养过差。

　　(2)代谢性疾病,如软骨病、变形性骨炎等。

　　(3)血液病,如白血病及其他出血性疾病。

　　(4)结缔组织疾病,如病理性免疫功能缺陷及胶原组织的炎性变、硬皮病、舍格伦综合征、类风湿关节炎等。

　　(5)种植义齿可能成为感染病灶者,如有细菌性心内膜炎病史者、心脏等器官移植者不宜种植。

　　(6)急性炎症感染期患者,如流感、气管炎、胃肠炎、泌尿系统感染,在感染未彻底控制期间不宜种植。

　　(7)妇女怀孕期及服用某些药物期间,如服用抗凝血制剂等。

　　(8)智力障碍患者。

　　(9)神经及精神疾病患者。

　　(10)严重心理障碍患者,精神、情绪极不稳定者。

(11)过度嗜烟、酒者及吸毒者。

(二)局部禁忌证

(1)牙槽骨存在病理性改变,如局部的残根、异物、肉芽肿、囊肿及炎症反应,应在消除上述病理性改变后再行种植。

(2)经过放射治疗的颌骨:由于此类颌骨内的骨细胞及血管经过放疗后都已损伤,易导致种植失败。

(3)口腔黏膜病变:如白斑、红斑、扁平苔癣及各类口炎。

(4)口干综合征:因年龄、自身免疫性疾病或长期服用药物所引起的口干、唾液流量减少等,不利于种植义齿的自洁,易导致种植体周围炎的发生。

(5)口腔卫生太差者。

(6)咬合关系异常:上下颌骨位置关系异常者,在行种植外科手术时或手术前,应先行通过正颌外科手术矫正异常的咬合关系及颌骨位置关系。

(耿　华)

第二节　口腔种植外科步骤

口腔种植成功的重要因素是口腔外科医师正确地施行口腔种植手术,为口腔修复医师与技工后期的义齿修复创造好的条件。因此口腔外科医师的重要职责是:①选择好种植手术的适应证;②选用适合于不同患者、不同缺失部位的高质量的种植体;③保证种植体植入的位置与方向正确,为后期合理的修复提供保障;④对各类骨量不足难以进行常规种植的患者,通过各类植骨技术、上颌窦底提升技术、下牙槽神经游离技术、生物膜技术等创造良好的种植条件;⑤确保种植体植入后的初期稳定性,为良好骨结合创造条件。口腔外科医师必须清醒地认识到,种植外科只是口腔种植修复治疗中的一个重要环节,而不是其全部工作。

一、种植体的选择

目前国际上应用于临床的种植体系统达数百种之多。为患者选择一个设计合理,加工精度符合要求,有较长期临床应用良好记录,适合于患者牙齿缺失部位的高质量种植体是成功种植的基本保证。

早期应用于临床的种植体可因其放置部位、所用材料、形状、表面形态的不同,分成不同类型。进入 20 世纪 90 年代以来,随着一系列基础研究和大量样本临床应用研究成果的出现,上述争论渐趋一致。目前国际上已公认以纯钛金属制成的骨内种植体是能够产生良好骨结合的种植体,其形状可为圆柱形、锥形,可带螺纹,也可不带螺纹。目前国际上主流的种植体表面为非喷涂粗糙表面,因为这样的表面处理为种植体与骨组织之间最大面积的骨结合创造了条件,不仅提高了近期种植成功率,而且可延长种植体的使用寿命(图 12-1、图 12-2)。

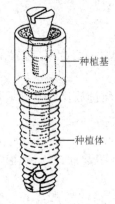

图 12-1　有螺纹柱状种植体

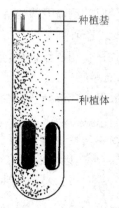

图 12-2　无螺纹柱状种植体

二、种植外科手术的基本程序

种植外科需在严格的无菌条件下进行,操作需轻柔、准确与精细,手术应避免损伤鼻底、上颌窦黏膜及下牙槽神经管等重要结构,而且必须保证种植体安放的位置与方向正确。

为此,手术前要在排除 X 线放大率的前提下对颌骨的高度、宽度进行精确的测量。目前国际上已有专为种植修复设计的头颅 CT 软件,可精确测量上下颌骨每一部位的颌骨高度与宽度,可以用于复杂牙列缺损、缺失的诊断测量。临床上大多采用全口牙位曲面体层 X 线片来测量,但需排除 X 线片的放大率。具体做法是在每一需作种植的缺失牙部位用蜡片粘固一直径大小确定的钢球然后拍片,再测量 X 线片上钢球的垂直向、水平向高度与宽度及该部位颌骨 X 线片上的高度与宽度,使用计算公式,计算颌骨该部位的实际高度与宽度,其计算公式如下。

$$颌骨实际高度(宽度) = \frac{X 线片上颌骨测量高度(宽度)}{X 线片上钢球测量高度(宽度)} \times 钢球实际直径$$

这一测量对在靠近鼻底、上颌窦及可能累及下牙槽神经管的部位十分重要。精确测量一方面可精确选用适当长度的种植体,合理利用颌骨高度,同时可为避免这些重要结构损伤提供精确数据。

在多个牙缺失的情况下,特别是上前牙缺失需行种植修复的情况下,为保证种植体植入的位置与方向准确,应事先由修复医师设计制作种植引导模板。手术时,外科医师严格按照模板确定的位置与方向植入种植体。此类模板可分为用透明塑料压制的简单模板,用原可摘式义齿改制的模板,或用专用金属套筒制作的精确模板。

种植外科采用两期手术完成。Ⅰ期手术为植入种植体后,用黏骨膜瓣完全覆盖种植创面,并使种植体在无负重条件下于颌骨内顺利产生骨结合(上颌一般需 5～6 个月,下颌需 3～4 个月),然后行Ⅱ期手术,暴露种植体顶端,并安装愈合基台(图 12-3)。

种植手术的基本操作程序因不同种植体系统而不同,大体上可因冷却系统设计的不同分为内冷却系统和外冷却系统,冷却的目的是为了保证种植外科手术操作中的钻孔、扩洞、预备螺纹、旋入种植钉等过程中局部温度不超过 42 ℃,从而保证骨细胞的活性不受损伤,有利于骨结合。内冷却系统即喷水装置与各种种植床预备钻头中心部位相通,操作过程中冷却水流可从钻头中心喷出,冷却效果好,可提高钻速,节省时间。目前的种植系统多采用内冷却系统。现将常规种植外科的基本程序介绍如下。

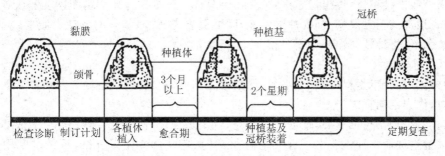

图 12-3　二次手术种植系统的治疗过程

(一)第一次手术(种植体植入术)

1.手术步骤与方法(图 12-4)

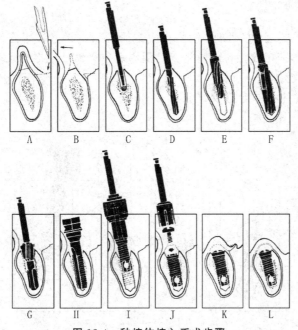

图 12-4　种植体植入手术步骤

A.切口;B.翻瓣;C~G.预备种植窝(用系列钻逐步扩大种植窝并扩大上口);
H.制备螺纹;I.植入种植体;J.旋入覆盖螺帽;K.缝合;L.黏膜创愈合后状况

(1)切口:局麻下,于两侧尖牙区剩余牙槽嵴高度一半处唇侧做一横切口,切开黏骨膜。

(2)翻瓣:用骨膜剥离子紧贴骨面小心翻起黏骨膜瓣,注意避免损伤黏骨膜造成穿孔,充分暴露牙槽嵴顶,外侧达颏孔(或上颌窦前部),用咬骨钳修整骨面,去除锐利的骨嵴,注意不要过多暴露牙槽骨,以免因过分剥离黏骨膜而破坏血运,同时要保护颏神经血管束。

(3)预备种植窝:按预先设计(一般下颌双侧颏孔之间、上颌双侧上颌窦前壁之间的牙槽突可种植 4~6 个种植体),根据牙槽骨的骨量选择适宜的种植体及相应的系列钻头。使用种植用的高速钻(最大转速 3 000 r/min)及用大量生理盐水冲洗,先用圆钻定位钻孔,再用导航钻、裂钻逐步扩孔,而后预备洞口处肩台。

(4)预备螺纹:改用慢速钻(15~20 r/min),同样用大量生理盐水冲洗,用丝锥预备螺纹。

(5)植入种植体:将种植体缓缓植入并小心加力旋紧,避免用力过度造成骨折或破坏螺纹。

255

用金属剥离子叩击种植体,发出清脆声响,表示种植体与其周围骨床紧密相连。确认种植体就位良好后,拧入顶部的覆盖螺帽,彻底冲洗术区,间断缝合黏骨膜,缝合时务使骨膜层包括在内,并在无张力情况下,将种植体顶部完全覆盖。

2.术中注意事项

(1)种植体之间要尽量保持相互平行,尽量避免向唇、舌侧偏斜,可用方向指示器置入已备好的种植窝内,作为定向标志杆。

(2)减少组织损伤至关重要,根据有关研究,骨组织在 47 ℃时仅 1 分钟即可造成坏死,因此,术中要用大量生理盐水冲洗降温。在预备种植窝时,应使用专用系列钻,不要过度用力下压钻头,以减少骨组织的热损伤。术中要注意保护颏神经血管束,勿穿入上颌窦、鼻底。分离黏骨膜时要适度,以免破坏血运。

(3)预备好螺纹后,种植窝底的血块不要去除,待植入种植体后再用生理盐水冲洗手术区域,以免生理盐水被压入骨髓腔内。

3.术后处理

术后嘱患者咬纱布卷至少 1 小时,使用抗生素 10 天,给予漱口水含漱,保持口腔卫生,2 周内暂不戴义齿,术后 7 天拆除缝线,定期复查。两周后重新戴入义齿,相应种植骨床部位应作适当磨改缓冲,以免使种植体过早负重。

(二)第二次手术(种植基台连接术)

手术步骤与方法见图 12-5。

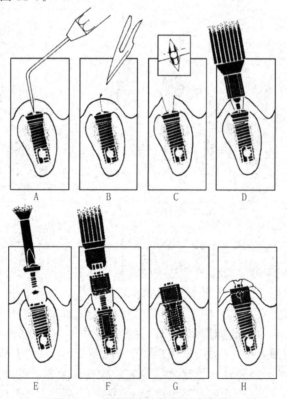

图 12-5　种植基台连接术手术步骤

A.用探针探得覆盖螺帽的位置;B、C.切开黏膜暴露覆盖螺帽;D.环形切除覆盖螺帽表面的龈组织;E.旋下覆盖螺帽;F.旋入种植基;G.种植基与种植体连为一体;H.缝合创口、使用愈合帽

（1）根据第一次手术记录、X线片及触诊，用探针探得覆盖螺丝帽的部位。

（2）局麻下，在螺帽上方近远中向切开牙龈，切口应尽可能位于螺帽中心。切口要小，长度不要超过螺帽区。

（3）用旋转切孔刀多次旋转，环形切除螺帽表面的软硬组织。

（4）用螺丝刀小心旋拧，卸下覆盖螺帽，在覆盖螺丝与种植体之间常有薄层结缔组织长入，应予以彻底清除，以免影响种植基台固位。

（5）依黏骨膜的厚度，选择适宜长度的种植基台，在固位钳的配合下，拧入种植基台，种植基台顶部应高出其周围牙龈1～2 mm，以利于保持口腔卫生。旋紧种植基台，以金属剥离子叩击种植基台，听到清脆的声响，表示种植体与其周围骨床已紧密结合为一体。

（6）严密缝合种植基台之间的切口。

三、种植外科的植骨技术

实际上，在种植临床中大约50%的患者需采用多种植骨技术，进行骨增量术同期或二期行种植手术。

在许多上颌后牙区牙齿缺失的患者，因上颌窦的存在加之牙槽骨的吸收，使牙槽嵴顶距上颌窦底的距离小于10 mm，加之上颌后区骨质较疏松，更为种植带来不利，远期的成功率一直较低。近年来，上颌窦底提升技术的成功应用解决了这一临床难题，使这一部位种植修复的成功率大大提高。

（一）植骨类型

种植骨可分为三种不同类型，即外置法植骨、夹心面包式植骨和碎骨块植骨。外置法植骨用于较大骨缺损部位；碎骨块植骨则用于范围较小的骨缺损区，或种植过程中种植体穿出等情况；而夹心面包式植骨常与骨劈开技术同时应用。根据大量临床研究，对种植骨床的基本要求是：牙槽嵴顶的宽度至少5 mm，种植体唇腭（舌）侧至少要保留1.5 mm的骨壁厚度，才能保证种植体长期的成功率。当牙槽嵴顶的宽度小于5 mm，大于3 mm时，可采用骨劈开技术在牙槽嵴顶中央将其裂开（保证唇侧骨板不完全断裂），然后于中央裂隙处植入种植体，并在种植体周围间隙内植入碎骨块。无论是碎骨块移植，还是夹心面包式植骨，移植骨表面都应覆盖固定防止结缔组织长入移植骨块之间的生物屏障膜。生物屏障膜可分为可吸收性生物膜及不可吸收性生物膜，其作用是阻止快速生成的纤维结缔组织长入移植骨块而对成骨质量产生不良影响，因为骨细胞的生成速度远较纤维结缔组织细胞慢，生物膜的覆盖可为缓慢生成的骨细胞的生长提供良好条件。

（二）骨移植成功的基本条件

移植骨块的稳定与植骨床密切贴合是移植骨块愈合的基本条件，因此，外置法植骨，必须使用螺钉坚固内固定以保证其稳定并与植骨床密切贴合。

软组织黏骨膜瓣的充分覆盖并在无张力条件下缝合是保证骨移植成功的另一重要条件，因此，在植骨病例中，合理设计黏骨膜切口、缝合时松解软组织瓣等都是必要的。

（三）供骨源的选择

大的骨缺损常需切取自体髂骨以供移植，如严重吸收萎缩的牙槽嵴的重建等。

大多数情况下，自体下颌骨常常是种植骨移植最为方便的供骨区，即使是双侧上颌窦底提升、多个牙缺失的局部块状植骨、下颌骨都可提供足量的供骨，且膜内成骨的下颌骨易成活，不易吸收，骨密度高等都利于种植修复。因此，种植骨移植最好的供骨区是下颌骨。

下颌骨供骨区通常为颏部及升支外斜线部位。颏部因预备方便,视野好,更为大多数学者所首选。切取颏部骨块可使用微型骨锯、骨钻或直径 1 cm 左右的空心钻。一般仅切取骨皮质及部分骨松质。但应注意:①保留正中联合部的完整性不被破坏,否则将影响患者的颏部外形;②保证取骨部位位于下前牙根下方 5 mm 之下,不损伤颏神经血管;③遗留骨缺损部位于植入 HA 或其他人工骨,以避免术后愈合过程中粗大的局部瘢痕给患者带来不适的感觉。

(四)上颌窦底提升植骨技术

在上颌后部牙槽嵴顶与上颌窦底距离小于 10 mm 的情况下,需行上颌窦底提升植骨技术。也就是使用一系列特殊手术器械,遵照上颌窦底提升植骨技术手术操作程序,首先用圆钻在上颌窦外侧骨壁开窗,暴露其深面的黏骨膜,然后将上颌窦底的黏骨膜连同开窗面上的骨壁完整地向上颌窦顶方向掀起,以开窗面上的骨壁作为新的上颌窦底,新的上颌窦底与原窦底之间的间隙内植骨,从而增加上颌后区牙槽骨高度。

上颌窦底植骨材料最好选用自体骨。如果混合人工骨移植,人工骨的比例也不宜过大(一般不超过 50%),以免影响成骨质量。

在上颌后部骨高度大于 5 mm,小于 10 mm 的情况下,可同期行种植体植入,在其高度不足 5 mm 时,可先期行上颌窦底提升,Ⅱ期行种植手术。

上颌窦底提升植骨手术成功的保证是不损伤上颌窦黏膜。上颌窦黏膜任何小的破损都将导致这一手术的失败,因此,操作需精确仔细,术者应具有较多经验及良好外科操作技巧。如果出现上颌窦黏膜破损或撕裂,应采用生物胶粘堵或停止植骨。植骨后的创面最好覆盖生物屏障膜,以保证成骨质量。

植骨的高度取决于在完成种植后,种植体的根端至少有 2 mm 的骨组织,切不可使种植体紧贴于上颌窦底,以免种植体负重后向上颌窦内移位。

四、种植外科技术的新进展

(一)骨劈开及骨挤压

针对种植骨床局部骨量不足或骨密度较低影响种植体初期稳定性的情况,学者们开发研制了骨劈开及骨挤压技术,以及相配套的专用工具。骨劈开技术主要应用于上颌前牙区,骨挤压技术主要应用于上颌后牙区。它们共同的优点是保留了种植骨床的骨组织不丢失,又改善了种植骨床的骨质量,减少了植骨量,保证种植体良好的初期稳定性。

(二)即刻种植技术

种植修复周期较长,即刻种植大大缩短了疗程。即刻种植也就是在拔除无法保留的牙齿的同时即行种植外科手术,于拔牙窝内植入种植体。在患牙有慢性炎症或无法保证其拔牙窝处于无菌状况的情况下,也可先拔除患牙,然后翻瓣,封闭牙槽窝,1~2 个月后待牙槽窝骨壁尚未吸收,而牙槽窝已成为无菌环境时,再植入种植体。这一技术被称之为延期即刻种植。

成功的即刻种植,一方面要求拔牙操作务必不破坏牙槽骨壁,还需选择形状类似于自然牙根的锥体状种植体;此外,在种植体与牙槽窝之间的间隙内植骨,表面覆盖生物屏障膜。

即刻种植的优点:①缩短疗程;②减少了植骨;③种植体的位置方向更接近于自然牙列;④牙龈形态自然、逼真、美学效果更佳。

(三)正颌外科与种植修复

利用正颌外科技术可为那些错𬌗、颌骨位置关系不良者提供种植修复的必要条件,而且在正颌外科手术的同时,可以同期进行种植体植入手术。

(四)功能性颌骨重建修复

因外伤、肿瘤切除等诸多原因造成的颌骨缺损与缺失,已往的重建与修复无法恢复患者良好的咀嚼功能。种植修复为这类患者提供了功能性重建的可能。也就是说,不仅恢复其颌骨的连续性,改善其容貌,而且从恢复咀嚼功能的意义上完成其重建,从而极大地提高了这类患者的生活质量。

(五)种植体固位的颌面器官赝复体修复

颌面部器官,如眼、耳、鼻、唇、颊缺损缺失,传统的修复方法,一是整形外科手术,二是依靠眼镜架携带的赝复体修复。前者疗程长,最终效果并不理想,后者则容易脱落,常难以被患者接受。

近年来,使用种植体固位的赝复体修复为这类临床难题的解决提供了新的途径,它具有疗程短、手术简单、固位效果好、形态色泽逼真等优点,越来越多地受到患者的欢迎。

(六)牙槽骨垂直牵引技术

骨牵引成骨技术最早被用于骨科的矫治长管骨长度不足的畸形。1996 年,M.Chen Hidding 等报告用于牙槽骨垂直骨量不足的牵引成骨。尽管该项技术是一项正在发展中的技术,其牵引器的设计,临床应用技术都在不断地改进,但初步的临床效果显示,牙槽骨垂直牵引技术对于矫治重度牙槽骨骨缺损,对增加颌骨重建后牙槽突的垂直高度,提供了一种新的有效的手段,且具有以下优点:①在短期内形成自体新生骨;②避免取骨手术;③软组织包括神经亦随骨组织延长而延长;④减小植骨手术的创伤;⑤新生骨的高度可达 20 mm 以上;⑥并发症发生率低。

目前,牙槽骨垂直骨牵引术的不足:①牵引器成本较高;②牵引器需二次手术取出。

(七)即刻负重技术

Brånemark 教授经典的当代种植学理论包括骨结合理论、微创的种植外科技术、根形种植体(相对叶片状种植体而言)及一个不受干扰的愈合期(4～6 个月)。由于现代医学模式的发展,为满足患者的需求,缩短患者的缺牙时间,长期以来,众多学者都在探讨能否在植入种植体之后立即进行修复这一热点课题。然而,效果均不理想,导致高失败率。直至 20 世纪 90 年代末期,即刻修复技术趋于成熟,其基本时间定义为在种植手术后一个月内完成上部结构修复的均可称为即刻修复。即刻修复技术的原则亦臻于成熟:①非吸烟患者;②微量植骨或不植骨患者;③螺纹粗糙面种植体;④改良的外科技术;⑤极好的初期稳定性;⑥专用于即刻修复的上部结构;⑦功能性殆接触。

现就即刻修复的几个关键技术介绍如下。

改良的外科技术,即级差技术。它不同于传统的逐级备洞技术,而是备洞较植入的种植体小一个级别,然后利用特殊设计的螺纹种植体的自攻性,将种植体植入受植床,以取得良好的初期稳定性。这就要求选择即刻修复的种植体从设计上要有良好的自攻性能。否则,植入时就会产热过大,造成骨结合失败。目前,欧洲已有多个适用于即刻修复的种植系统,如 Camlog 系统、Frialit-2 系统。

其次,即刻修复需要专用的上部基台,其既要有一定的强度,又要有可调磨性,欧洲 Camlog 和 Frialit-2 系统均有专用基台提供。

(薛立伟)

第三节 并发症及其处理

一、种植体松动

种植体松动现象的本质为种植体与其周围骨床之间未形成骨性结合,取而代之的是纤维组织包裹种植体。纤维组织无力承受负荷,且易招致感染,最终将使种植体松动。

(一)产生原因

(1)未严格遵循种植外科原则进行种植手术,手术创伤过大导致种植体和种植窝不吻合,或在愈合阶段黏骨膜穿孔,造成骨愈合不良。

(2)因修复体设计制作问题,局部负荷过重,造成种植体周围的骨质发生细微骨折和吸收。

(3)由于持续性种植体周围炎、种植体超负荷等原因,导致种植部位发生进行性骨吸收。

(二)处理

因为已松动的种植体无法行使支持功能,故应予去除。去除之后,若剩余的其他种植体足以支持义齿,可不必再次种植。否则,可于一年后,新骨已经形成时,在原种植部位重新种植。重新种植的具体处理步骤:①去除已松动的种植体,彻底刮除其周围的纤维结缔组织;②在无张力的情况下,用黏骨膜瓣完全覆盖种植区;③检查并调整修复体,使其力学分布达到均匀合理;④若种植区骨量不足,可考虑进行植骨。

在种植区骨量充足的条件下,可采用大直径种植体即刻原地植入。

二、牙龈并发症

(一)穿孔

在愈合阶段,覆盖种植体的黏骨膜发生穿孔。其原因为修复体压迫产生压疮性溃疡或缝线残留刺激肉芽组织增生。

处理:手术切除穿孔部位的牙龈,用滑行瓣修复,重新缝合,消除创面;还应注意去除造成穿孔的原因,如调整不良修复体、缓冲基托对黏膜的压迫、去除残留的缝线等。

(二)种植体周围炎

由于口腔卫生不良、菌斑刺激所致,牙龈组织尚无明显增生。

处理:在医师指导下强化口腔卫生,给予氯己定液漱口。

(三)增生性种植体周围炎

据认为是由于种植体周围缺少附着牙龈组织,牙龈袖口封闭不良,患者口腔卫生差,产生龈组织增生性炎症。

处理:选择较长的种植基台予以更换,切除多余的牙龈,注意保持口腔卫生,必要时行前庭沟成形术。

(四)瘘管形成

黏膜上的瘘口与种植基台或种植体周围的肉芽组织相通,这种情况多发生在龈组织覆盖种植基台与桥接合部的病例中。

处理:拆除桥及可疑的种植基台,梭形切除瘘管,刮除肉芽组织,仔细清洗消毒桥及种植基台,检查种植基台的密封圈,必要时予以更换,然后重新拧紧螺丝;注意保持口腔卫生。

三、机械并发症

(一)种植体折断

均为横断。若折断发生于种植体下 1/3 处,应弃用该种植体,关闭软组织,但种植体不必取出;若折断发生在种植体最上端,则可用中空钻取出剩余种植体,重新植入较大直径的种植体,或先植骨,二期种植。

(二)其他机械附件的折断

如桥体折断、锁定桥体和/或种植基台的螺丝折断等。是因种植体附件内部金相结构缺陷,负荷分布不均所致。应依照具体情况,设法取下折断物并予以修整更换,检查并去除造成负荷分布不均匀的原因。

四、其他副损伤

因种植手术前准备不完善或种植手术操作不当造成副损伤,如下牙槽神经的损伤,或种植体穿入上颌窦、鼻底等。

（薛立伟）

第四节　种植义齿的预后

一、种植成功的评价标准

尽管种植义齿有着悠久的发展历史,然而它真正被人们所认识、接受,并在临床上较大量地开展起来,却是近几十年,特别是近 20 年的事情。目前国际上公认的种植修复的成功标准为 1986 年 Albrektsson 和 Zarb 提出的标准,有以下几点。

(1)临床检查:单个的种植体无动度。

(2)放射学检查 X 线片上种植体周围无透影区。

(3)种植体承受负荷 1 年后:在垂直方向上的骨吸收小于 0.2 毫米/年。

(4)种植后:无持续性和/或不可逆的症状及体征,如疼痛、感染、神经疾病、麻木或下颌管的损伤等。

(5)按上述标准,5 年的成功率要达到 85%,10 年成功率要达到 80%。

二、种植成功的几个要素

种植义齿长期功能的维持,有赖于种植体坚实可靠的支持。这就要求种植体不仅能被人体组织所接受,而且要与其周围的软硬组织结合为一个整体。为保证种植成功,要注意如下几个方面的问题。

（一）种植材料的选择及种植体的表面形态

种植材料应具有良好的生物相容性及生物力学适应性，材料本身应无毒、无刺激性、非抗原、不致癌，在体内稳定，不发生物理、化学变化，而且有良好的物理性能。种植体要有合理的几何形状，其表面要有合理的微观结构，以利于与其周围组织产生生物性结合。

（二）选择好适应证和制订好术前修复计划

通过种植前对患者局部及全身情况的细致检查，对患者做出综合评定，选择适宜的病例进行种植。

手术前应根据具体情况制订未来的修复方案。种植体的数量、植入部位，植入方向、角度等，均取决于修复体支持方式、人工牙排列位置等修复方案的内容。为方便手术操作，多将修复方案体现为立体直观的手术模板，使外科医师在术中能方便地观察到未来种植义齿的占位，从而将种植体植入在正确的位置上。

（三）精细的外科手术操作

种植手术直接关系到种植的成败，术者应经过严格训练，把手术所造成的创伤减小到最低程度。研究表明，骨组织对热损伤敏感性很高，造成骨坏死的临界温度为 42 ℃；种植体与种植窝形成纤维组织，从而使种植体不能处于长期稳定的功能状态。手术操作的失误，是种植早期失败最常见的原因。

（四）要给予足够的愈合时间

研究表明，任何使种植体不稳定的因素，均会影响种植体与其周围组织的直接结合。因此，在愈合期内（上颌 5～6 个月，下颌 3～4 个月），应避免种植体承受负荷。

（五）高质量的修复体设计制作

修复体的设计与制作都应注意与种植体达到"消极吻合"的要求，并作到使其所承受的𬌗力均匀分布。

（六）保持口腔卫生

为避免炎症和感染的发生，要在医师的指导下，强化口腔卫生，特别是注意保持种植基台周围的清洁。

（七）多学科密切协作

口腔外科、修复科、牙周科、放射科等多学科医师的密切合作，是保证种植成功的重要因素。此外，还应注意定期随访检查，发现问题及早处理。

（薛立伟）

第五节　种植体周围病

种植体周围病为种植体周围组织的病理改变的统称。它包括种植体周围黏膜炎：炎症仅累及种植体周围软组织；种植体周围炎：除软组织炎症外尚有深袋形成及牙槽骨丧失。如不及时治疗，就会导致种植失败。

一、种植体与周围组织的界面结构特点

(一)黏骨膜-种植体界面

黏骨膜的成功愈合是种植成功的关键因素之一。与其他种植体不同,牙种植体需要穿透上皮组织,建立一个良好的结缔组织封闭,为种植体提供防止口腔细菌及其毒素进入内环境的一道屏障。

种植体周围的上皮组织类似于自然牙周围的龈组织,也有口腔上皮、沟内上皮和结合上皮,无角化的沟内上皮与角化的口腔上皮相连续,与种植体之间形成种植体龈沟,在健康的位点,龈沟深一般为 3~4 mm。种植体的沟内上皮和结合上皮的细胞层次较真牙少,沟内上皮没有角化,由 5~15 层基底细胞和基底上细胞组成,结合上皮有 2~5 层细胞,与种植体表面黏附。对这一附着的超微结构研究显示,结合上皮细胞与种植体表面的附着为基底板和半桥粒,类似自然牙。基底板-半桥粒复合体与种植体表面是化学结合,两者间有 10~20 nm 无定形糖蛋白层。

种植牙周围结缔组织的排列方向与自然牙不同。由于种植体表面无牙骨质,因此,胶原纤维平行于种植体表面。对牙和种植体结缔组织成分的分析结果表明,种植体周围结缔组织较牙龈组织的胶原纤维多,成纤维细胞少。换言之,种植体牙槽嵴上部分的钛表面的结缔组织是一种瘢痕组织,胶原丰富,血管很少。沟内上皮与牙槽嵴顶之间是由基本无血管的致密的环形纤维包绕种植体,宽 50~100 μm,高 1 mm,这些胶原纤维与种植体之间经超微结构研究发现,约有 20 nm 厚的无定形层将种植体表面与胶原纤维和细胞突起分隔开。结缔组织似乎是粘在种植体表面,这种黏附可能阻挡结合上皮向牙槽嵴顶的根向增殖。但是,与牙齿相比,这层相对无血管的软组织防御机制很弱。

(二)骨-种植体界面

对界面区的超微结构研究有许多技术难点,界面的本质仍不完全明确。超微研究发现,在骨整合区域,骨与种植体之间有一层无定形物质,用组织化学染色发现这一物质由蛋白多糖和糖胺多糖(glycosamin oglycan,GAG)组成,它们的厚度因种植材料的不同在 100~3 000 μm。这一无定形层与金属种植体表面的连结仍不清楚,可能是直接的化学连结(如离子键),也可能是弱范德华连结或两者的结合,种植材料是决定这一界面性质的最重要因素,这一无定形层将牙槽骨中突出的胶原和细胞与种植体表面分隔。

(三)种植体周围组织的生物学宽度

种植体周围黏膜的生物学宽度:临床健康的种植体周围黏膜颜色粉红、致密。显微镜下可见角化良好的口腔上皮与约 2 mm 长的结合上皮相延续,结合上皮与骨之间有一层高约 1 mm 的结缔组织相隔,不论是一阶段式还是二阶段种植体,与真牙一样有一恒定的生物学宽度,即包括 2 mm 长的结合上皮和 1 mm 高的结缔组织,这种附着保护了骨结合种植体免受菌斑及其他刺激因素的损害作用。

Beerglundh 和 Lindhe 为了进一步证实黏膜、种植体附着宽度,在狗的模型上进行研究,拔除所有下颌前磨牙,并植入骨结合种植体。一侧保持原有牙槽嵴黏膜高度,另一侧降低其高度约 2 mm,经 6 个月的菌斑控制后,双侧临床健康的种植体周围均有 2 mm 长的结合上皮和 1 mm 高的结缔组织。这样,尽管在基台两侧黏膜高度不一致,但最终形成的黏膜、种植体附着是相同的,即生物学宽度是恒定的(图 12-6)。

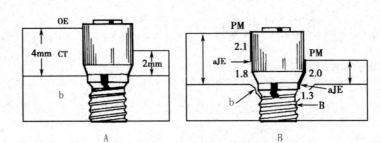

图 12-6　种植体周围黏膜生物学宽度

A.实验侧黏膜降低 2 mm。B.半年后双侧均有 2 mm 长的结合上皮和 1.3～1.8 mm 高的结缔组织

带。OE:口腔上皮;CT:结缔组织;B:牙槽骨 aJE:结合上皮的底部;PM:种植体周围黏膜

(四)种植体周围黏膜的血液供给

牙龈的血供有两个不同来源。首先来源于大的牙槽嵴骨膜上血管,它的分支形成:①口腔上皮下结缔组织乳头的毛细血管;②结合上皮旁的血管丛。第二个来源是牙周膜血管丛,由此分支向冠方,经过牙槽骨嵴,终止于牙槽嵴上方的游离龈。种植体周围无牙周膜,也因而没有牙周膜血管丛。其血供来源于牙槽嵴外侧的大的骨膜上血管,它发出分支形成口腔上皮下结缔组织乳头的毛细血管和结合上皮下方的毛细血管丛及小静脉。由于没有牙周膜血管丛,结合上皮的根方至牙槽嵴上方的结缔组织几乎没有血液供应。

二、病因

(一)种植体表面菌斑中细菌及其产物

虽然菌斑附着于钛表面的速率小于自然牙,但一旦开始堆积,其菌群的致病性是一样的,牙种植体和自然牙一样需要良好的黏膜封闭以保护无细菌的种植体根面。如果这一封闭被破坏,致病菌便获得到达种植体根面的通道,造成牙槽骨吸收,种植体松动以致失败。通过对一系列种植体的口腔微生物的研究得出以下结论:①健康种植体周围的菌群与健康自然牙相似;②因感染而失败或患病的种植体周围的菌群与患牙周病的自然牙相似;③部分缺牙患者的种植体周围的菌群与余留牙相似;④全口无牙患者种植体周围菌群与部分无牙患者的种植体周围的菌群大不相同;⑤种植体周围组织对菌斑引起的炎症防御能力及修复作用较真牙弱;⑥牙列缺损患者种植体周围的牙周致病菌比例明显高于无牙颌患者。

1.细菌的黏附

在自然的生态系统中,细菌通过短链弱键,主要是疏水作用黏附到物体表面。种植体及其修复体与自然牙一样,表面都覆盖着一层源于唾液糖蛋白的获得性膜。获得性膜上的受体就是细菌细胞黏附的特异结合位点。首先移居在获得性膜上的是血链球菌,并与获得性膜形成复合体。细菌的移居受黏附素介导,并能被细菌细胞表面的蛋白酶所阻断,或被直接抗黏附素蛋白的抗体与细菌细胞共孵而抑制细菌的移居。

影响细菌在种植体表面黏附的因素包括:①获得性膜表面受体与细菌表面黏附之间的特异反应;②非特异反应包括疏水性、Zeta 电位、表面粗糙度及表面自由能。后两者对种植体的细菌黏附的影响更为重要。粗糙面则有利于细菌的黏附,粗糙面的菌斑堆积是光滑面的 2～4 倍。上部结构修复体粗糙度(Ra)可有 0.1～2.0 μm 的不同。表面粗糙度比表面自由能对菌斑形成的影响更大,因此,应避免对种植体进行刮、擦、磨。

2.种植体基台的菌斑堆积

动物模型研究及种植体患者的观察都表明,种植体基台的菌斑堆积,会使结合上皮的半桥粒和细胞间桥粒减少,黏膜封闭遭到破坏,上皮的结缔组织有炎性细胞浸润,上皮细胞层附着松散出现溃疡,与牙相比菌斑导致的病损在种植体周围更为明显,累及的组织更广泛。如果菌斑向根方迁移,炎症浸润层可扩散至骨膜上的结缔组织层,并可达骨髓腔。炎症细胞的产物可以导致破骨作用,形成临床及 X 线片上可见的支持骨丧失。如果仔细、经常地去除基台表面菌斑能显著减少袋内细菌总数,增加革兰阳性菌的比例,减少螺旋体、牙龈卟啉单胞菌、中间型普氏菌的比例,因此,种植体基台是种植体周围细菌的来源,应强调菌斑控制和口腔卫生对种植体患者的重要性。

3.牙种植体的龈下微生物

与自然牙一样,健康位点主要为革兰阳性球菌和杆菌,优势菌多为链球菌和放线菌。炎症位点以革兰阴性厌氧菌为主,如牙龈卟啉单胞菌、中间型普氏菌、直肠韦荣菌、微小消化链球菌、核梭杆菌属、螺旋体,也能发现少量的伴放线共生放线杆菌。失败种植体龈下有大量螺旋体、丝状菌、能动菌、弯曲菌、核梭杆菌属和产黑色素普雷沃菌属,螺旋体在活动病损中占较高的比例(可达 50%)。总之,感染失败种植体的龈下细菌与成人牙周炎相似。

4.无牙颌种植体与部分无牙颌种植体

通过相差显微镜、暗视野显微镜及厌氧培养,对无牙颌和部分无牙颌种植体龈下菌斑的研究已确认:部分无牙颌的种植牙和自然牙的龈下细菌种类几乎无差异,但与无牙颌患者种植体的龈下细菌却明显不同,产黑色素普雷沃菌和嗜二氧化碳嗜细胞菌占较高比例,球菌较少,能动杆菌较多,余留牙上的菌落可作为种植体接种或移居细菌的来源。所以要反复强调严格的口腔卫生的重要性,尤其对部分无牙患者。

5.菌斑导致种植体失败的可能机制

导致种植体失败的机制仍未明确。由于失败种植体的龈下菌群与牙周炎相似,因此认为种植体周围组织的破坏亦是内毒素、细胞因子、周围组织内各种细胞相互作用的结果。内毒素是革兰阴性菌细胞壁普遍具有的成分,与种植体失败有关的革兰阴性菌包括伴放线共生放线杆菌、福赛类杆菌、牙龈卟啉单胞菌、中间型普氏菌、直肠韦荣菌和口腔螺旋体。内毒素首先激活巨噬细胞产生蛋白酶,降解胶原和蛋白多糖,最终降解细胞外基质。进而,被激活的巨噬细胞产生白细胞介素-1(interleukin-1,IL-1)和地诺前列酮(prostaglandin E_2,PGE_2)。

IL-1 有两类靶细胞:巨噬细胞和成纤维细胞。IL-1 刺激巨噬细胞产生更多的 IL-1。IL-1 又用两种方式激活成纤维细胞:一种是激活成纤维细胞产生能降解胶原和蛋白多糖的蛋白酶;另一种是被激活的成纤维细胞产生 PGE_2。

被内毒素激活的巨噬细胞和被 IL-1 激活的成纤维细胞产生的 PGE_2 的靶细胞是破骨细胞。PGE_2 激活破骨细胞,而导致牙槽骨吸收和支持组织丧失。这一完整的循环反应使种植体周围软硬组织遭到破坏。

(二)吸烟在种植体周围病中的作用

长期的纵向研究已证明,吸烟是种植体周围骨丧失有关因素中最为重要的因素之一。其主要依据是:吸烟者每年种植体边缘骨丧失为非吸烟者的 2 倍;如果吸烟者同时伴有口腔卫生不良,其骨丧失量是不吸烟者的 3 倍;吸烟量与骨吸收的高度呈正相关关系;种植术前后戒烟者可减少牙槽骨的吸收。

吸烟危害的可能机制：大多数的研究资料证实，吸烟者与非吸烟者的龈下致病菌的水平无显著差异，但为什么吸烟者中种植体失败率明显高于非吸烟者？最一致的观点是吸烟对免疫系统的作用。关于吸烟降低免疫功能的机制，可能是尼古丁及其代谢产物-cotinine，能使中性核白细胞氧化破裂，抑制原发性中性脱颗粒和增加继发性中性脱颗粒。无烟性烟草能刺激单核细胞分泌 PGE_2 和 IL-1β，PGE_2 和 IL-1β 与破骨及骨吸收有关。

体外研究发现，尼古丁能改变成纤维细胞的排列，细胞内空泡随尼古丁水平增加而增加，核仁的数目亦增加，以致影响胶原的合成和伤口的愈合。尼古丁还可减少血浆中维生素 C 的水平，维生素 C 是牙周组织更新和愈合过程中的重要营养物质。另外，吸烟者组织中毛细血管直径变小，形状不规则，血流量有可能减少，不利于伤口的愈合。

总之，吸烟是种植体周围病的主要危险因素，随烟草用量增加，发病的相对危险性增加。当同时有菌斑、牙石存在时，更加重了对种植体周围组织的损害。无烟性烟草能引起与种植体周围组织破坏有关的炎症介质水平升高。对早期种植体周围炎进行治疗并配合戒烟能明显改善预后，曾吸烟者比继续吸烟者的种植体周围组织破坏减轻，继续吸烟者尽管接受治疗，仍可能会有进一步的周围组织破坏。

(三)殆力因素

1.负载过早

是造成种植体松动的早期因素。手术创伤所造成的骨坏死区必须被吸收和被新骨取代之，才能形成骨结合。如果负载过早，种植体松动就会导致纤维包裹种植体，抑制新骨形成，血管长入坏死区，种植体的松动又刺激了巨噬细胞释放细胞因子和金属蛋白酶。松动又促使种植材料磨损，产生颗粒状的碎屑和金属离子，又进一步刺激炎症细胞释放其他细胞因子和酶，改变间质细胞的分化，导致骨吸收和纤维包裹。愈合期的骨改建速度决定于骨局部坏死的量、骨局部的生理状态及患者的全身状况。因此，推荐种植体维持无负载状态 2～8 个月，具体时间应根据种植材料、种植部位及是否植骨等而定。

2.过大的殆力

种植体骨结合后，过大的殆力是失败的原因之一。过大的殆力常见于以下情况：①种植体的位置或数量不利于殆力通过种植体表面合理地分布到牙槽骨；②上部修复体未与种植体精确就位；③修复体的外形设计不良增加了负荷；④种植体植入区骨量不足；⑤由于患者功能异常而有严重的咬合问题。

不伴感染的殆力因素引起的种植体周围病，其临床症状主要是咬合疼、骨丧失及种植体松动，龈下菌斑为球菌和非能动杆菌，以链球菌和放线菌为主。但是随着骨丧失的进展，所形成的深袋易堆积菌斑，出现菌斑和殆力共同导致的骨吸收，所以殆力过大同时伴感染者，形成继发性的微生物相关的炎症反应而导致骨丧失，此时，除了有咬合疼及松动外，还有探诊出血、溢脓等临床症状，龈下菌斑与种植体周围炎的龈下菌群基本相同。

(四)余牙的牙周状况

牙列缺损患者的余留牙的龈下菌斑中细菌可移居到种植体，引起种植体周围炎。正在患牙周炎的患者种植体的失败率高，因此，种植前须先行牙周状况检查及牙周炎治疗，待病情稳定后再决定可否行牙种植修复。

(五)其他因素

某些全身因素不利于种植后的组织愈合，如骨质疏松症、糖尿病、口服避孕药，长期使用皮质激素、抗肿瘤药物、酗酒、精神压力等。手术时创伤过大,植入手术时温度过高(>47 ℃)亦不利于种植体早期愈合。附着龈的宽度对种植体成功亦有直接影响。

三、临床检查

(一)改良菌斑指数

菌斑是种植体周围组织炎症的主要致病因素,所以几乎对所有的种植体都需进行菌斑指数评价。

Mobelli 等将常用的菌斑指数(plaque index,PLI)略作改动,提出了改良菌斑指数(modification plaque index,mPLI):①0 度,无菌斑;②1 度,探针尖轻划种植体表面可发现菌斑;③2 度,肉眼可见菌斑;④3 度,大量软垢。

Lindquist 将口腔卫生分 3 度:①0 度,无菌斑;②1 度,局部菌斑堆积(小于基台暴露面积的 25%);③2 度,普遍菌斑堆积(大于基台暴露面积的 25%)。

(二)改良出血指数(mSBI)

多数种植体可获得良好的周围组织状况,很少有牙龈炎症及探诊出血。种植体组织炎症与牙周炎一样,也有组织充血、水肿、探诊出血等典型的临床表现。一些常用的牙周指数,如龈沟出血指数(sulcus bleeding index,SBI)、出血指数(bleeding index,BI)、牙龈指数(gingival index GI)也常被用来评价种植体周围组织状况。在上述这些指数中,牙龈的外形和颜色会影响其分值,而在种植体周围,软组织多为未角化黏膜,要比角化龈明显的红,而且种植体周围软组织的外形和色泽受术前植入区的软组织状况及种植体表面性质的影响,有些学者将充血和水肿单独记录。Mobelli 等提出改良龈沟出血指数(modification sul cus bleeding index,mSBI):①0 为沿种植体龈缘探诊无出血;②1 为分散的点状出血;③2 为出血在龈沟内呈线状;④3 为重度或自发出血。

(三)牙间乳头指数(GPI)

本指数可用来评价单个种植体周围的龈乳头位置,由 Jemt 提出。牙间乳头指数分 5 度表示龈乳头的大小,以通过冠修复体和相邻恒牙唇侧牙龈缘曲度最高点的连线为参考进行测量,测定从该参考线到自然牙、冠的接触点之间的距离:①0 度,无龈乳头;②1 度,龈乳头高度不足一半;③2 度,龈乳头高度超过二分之一,但未达两牙的接触点;④3 度,龈乳头完全充满邻间隙并与相邻牙的乳头一致,软组织外形恰当;⑤4 度,龈乳头增生,覆盖单个种植修复体和/或相邻牙面过多(图 12-7)。

(四)探诊

多数有关种植体周围组织的研究都将探诊作为重要的检查手段。成功种植体的平均探诊深度(probing depth,PD)小于 4 mm,故有学者将 PD=5 mm 作为种植体周围组织健康与炎症的阈值。失败种植体的 PD 值增大,但 PD 大的并不一定都是失败种植体,因为植入时黏膜骨膜厚度对植入后的袋深有影响。

附着水平(attachment level,AL)能准确地反映组织破坏情况。种植钉与基台连接处可用作参考点。探诊力量的大小、组织的炎症状况对探诊结果有影响,在健康或仅有黏膜炎的种植体,探针尖止于结合上皮的基底,即反映了结缔组织附着水平。种植体周围炎时,探针尖止于炎症细胞浸润的基底,接近骨面。动物实验表明,当使用 0.5 N 力进行探诊时,探针尖接近或达到骨面,而使用与牙周探针相似的 0.2 N 时,可获得与牙周探诊意义相似的结果。

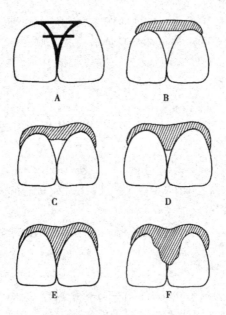

图 12-7 龈乳头指数

A.该指数以连接冠修复体和相邻恒牙唇侧曲线最高点的连线为参考线测量,从参考线到接触点间
的距离;B.0 度:无龈乳头;C.1 度:龈乳头高度不足一半;D.2 度:龈乳头高度超过二分之一,但未达
接触点;E.3 度:龈乳头完全充满邻间隙并与相邻牙的乳头一致;F.4 度:龈乳头增生

探诊检查时应注意:①为减少对钛种植体基台表面的摩擦,推荐用带刻度的塑料或尼龙探针,而不用金属探针;②由于钛种植体周围的界面结构较薄弱,探诊的力量应控制在 0.2 N 力,探针的直径≤0.5 mm;③必要时行探诊检查,切忌反复多次探查。

(五)溢脓

与牙周炎一样,种植体周围组织炎症时,龈沟中白细胞数目增多,约为健康种植体的 5 倍,当种植体周围有溢脓时,表明已有大量中性粒细胞浸润,炎症已到晚期。溢脓不能作为种植体周围炎症的早期诊断指标。

(六)松动度

与自然牙不同,即使种植体周围组织的炎症很重,但只要有部分骨结合存在,种植体也可无松动,因而种植体的临床动度不能用于检测早期病变。

牙周动度仪近年来被用于种植体动度的检测,以读数(periotest value,PTV)表示,动度越大读数越高,成功种植体的 PTV 为−8～＋5,失败种植体的 PTV 可达＋50。

(七)X 线检查

成功的种植体周围无 X 线透影区,承受骀力后第一年的骨丧失不大于 2 mm,以后每年的骨丧失不大于 0.2 mm。由于种植体有明显的肩台、螺纹等外形特征,为骨高度的测量提供了一定的参考依据。用平行定位投照根尖 X 线片及计算机数字减影技术对骨高度进行纵向测量,提高了检测的灵敏度。

种植体周围骨质情况可分 3 度:①1 度,松质骨包绕整个种植体;②2 度,边缘有致密的皮质骨包绕;③3 度,皮质骨包绕整个种植体。此指标不能定量,用平行定位投照根尖 X 线片及计算机图像密度分析仪可进行精确的定量分析。

(八)龈沟液及其成分的检测

与自然牙一样,种植体周围龈沟中也有龈沟液,其生物特性与真牙极相似。因而,龈沟液(GCF)的量及其成分进行监测亦是有价值的生化指标。对 GCF 量的检测结论不尽相同:①临床健康的种植体与自然牙的 GCF 量无明显差异;但另外的学者研究结论是真牙的 GCF 量为上部结构修复后种植体的 2 倍,因为种植体无牙周膜;②种植体的愈合期和功能改建期(大约种植体植入后一年至一年半)GCF 量增加;③种植体周围炎的 GCF 量高于健康种植体;④在有细菌聚集位点的 GCF 量明显增高。

GCF 中多种酶可作为监测种植体健康状况的生化指标。总的酶活性和浓度均与各临床指标和骨吸收程度呈正相关关系。种植体周围黏膜炎的 GCF 中胶原酶和弹性蛋白酶的活性都较健康种植体高。种植体周围炎 GCF 中的弹性蛋白酶、髓过氧化物酶(myeloperoxidase,MPO)和β-葡萄糖醛酸酶(β-glucu ronidase,BG)水平明显高于成功种植体。天门冬氨酸氨基转移酶(as-partate aminotransferase,AST)和碱性磷酸酶(alkaline phosphatase,ALP)在螺旋体阳性位点明显高于阴性位点。因此,这些 GCF 酶水平可作为种植体失败的检测指标。另外,和真牙一样,种植体 GCF 中的糖胺多糖(glycosaminoglycan,GAG,一种组织降解产物)的 2 种主要成分,即透明质酸和硫酸软骨素 4(chondroitin 4 sulphate,C4S)与炎症状况有关,失败种植体的 C4S 及透明质酸明显高于成功种植体,它能反映骨吸收的程度。

四、临床分型及临床表现

(一)种植体周围黏膜炎

种植体周围黏膜炎仅局限于种植体周围的软组织,牙龈充血发红,水肿光亮,质地松软,龈乳头圆钝或肥大。刷牙、咬物或碰触牙龈时出血,探诊有出血。种植体与基台接缝处堆积菌斑或牙石,由于牙龈的炎症肿胀,龈沟深度超过 3 mm,可达 4~5 mm。X 线片检查种植体与牙槽骨结合良好,无任何透影区及牙槽骨的吸收。种植体不松动,炎症的晚期可有溢脓,并会出现疼痛。GCF 量增加,渗出增加,主要病因是菌斑,应着重强调控制菌斑。

(二)种植体周围炎

除了种植体周围黏膜炎的症状外,临床检查附着丧失,探诊深度增加,X 线检查出现透影区,牙槽骨吸收,种植体松动,早期骨吸收仅累及牙槽嵴顶,根方仍保持骨结合状态,种植体可以无松动。龈黏膜可能出现瘘管。单纯因创伤引起的种植体周围炎,如外科创伤、义齿设计不良、负荷过重等,可以只有咬合疼痛,没有感染的相关症状,而且龈下微生物与牙周健康者相似,主要为球菌和非能动杆菌,培养的菌落主要为链球菌属和放线菌属。相反,由于感染而失败者,显微镜下可见螺旋体、能动杆菌及非能动杆菌和球菌,培养的龈下细菌包括:牙龈卟啉单胞菌、中间型普氏菌、福赛类杆菌、直肠韦荣菌、微小消化链球菌,也能发现较少的放线共生放线杆菌及较高比例的核梭杆菌属和产黑色素类杆菌属,因此,感染和失败的种植体的龈下细菌与成人牙周炎的龈下菌斑相似。螺旋体在失败种植体的龈下菌斑中占很高比例,推测螺旋体是继发入侵者而不是原发致病菌,因为龈下菌斑中有牙龈卟啉单胞菌并不一定有牙密螺旋体,但有牙密螺旋体则总是有牙龈卟啉单胞菌,认为牙龈卟啉单胞菌分泌某些物质刺激牙密螺旋体的生长。

五、种植体周围病的预防

(一)严格选择种植牙的适应证

适应证：①已决定牙种植的患者必须建立良好的口腔卫生习惯，种植前牙菌斑指数应控制到 0；②患边缘性龈炎者已治愈；③早期牙周炎者经过系统治疗后病情稳定，牙周组织健康状况已得到恢复；④吸烟者同意戒烟；⑤患者有良好的依从性。

(二)定期复查

目前普遍认为种植体的长期成功很大程度上决定于种植体周围软硬组织的健康和适当的咬合力分布。术后至少应每 3 个月复查一次，并参照种植体成功的标准：种植体无临床动度及 X 线片所示的透射区；手术后第一年骨吸收不超过 2 mm，行使功能 1 年后，每年的垂直骨丧失不大于 0.2 mm；无持久的疼痛、软组织炎症、溢脓及不适。每次复查的内容应包括：①菌斑控制状况；②用手工或自动探针细致地检查 PD 和 AL 随时间的变化；③拍摄标准根尖 X 线片进行数字减影分析，以了解种植体行使功能期的骨变化；④牙龈的颜色变化、外形及肿胀情况；⑤探诊出血及溢脓等；⑥监测种植体周围细菌成分的变化，对于评价种植体周围组织的健康状况、评价致病的病因和选择抗生素等治疗方案均有利。

(三)种植体周围菌斑的清除

1.自身维护

患者自我维护的方法有局部用 0.12%～2% 氯己定等含漱剂含漱或擦洗，含漱可以每天 2 次，每次 30 秒至 1 分钟。自我用的清洁种植体的工具有间隙刷、单束牙刷、牙线、橡皮头等。

2.定期的专业去除牙石及菌斑

应定期地到医院请专业医师去除种植体的菌斑及牙石，一般间隔三个月至半年需取下种植体上部结构，使用碳纤维洁牙头的超声洁治既省时，又对钛种植体表面无损伤。塑料洁治器对钛种植体表面亦无损伤，但效率低。橡皮杯和磨光糊剂可用来去除菌斑和抛光。

六、种植体周围病的治疗

种植体周围病的治疗应包括以下步骤：首先要找出原因，如果是菌斑所致，应取下上部结构，清除基台及种植体表面菌斑。如因上部结构的不恰当修复所致，应重新制作上部结构，进行咬合调整，在此同时进行口腔卫生指导。如果已有附着丧失，应进入第二步，拍定位平行投照 X 线片了解牙槽骨吸收的情况。经过治疗后骨丧失仍持续增加，应进入第三步，即手术治疗，包括翻瓣术、引导组织再生术、骨移植术等。

去除种植体的参考指征：①快速进展的骨破坏；②一壁骨缺损；③非手术或手术治疗无效；④种植体周围骨丧失超过种植体长度二分之一以上，且种植体松动。

(一)种植体周围黏膜炎的治疗

种植体周围黏膜炎主要表现为软组织的炎症和水肿，种植体基台周围有菌斑的堆积，探诊有出血，X 线片显示，种植体有稳固的骨支持。主要病因可能是菌斑，治疗也应着重清除菌斑。一般采取非手术治疗。

和牙龈炎的治疗一样，对种植体周围黏膜炎的患者应进行口腔卫生指导，教育患者如果不清除菌斑会导致种植体周围组织病的进展，甚至种植失败。如果牙石存在于种植体-基台表面（应取下基台和修复体进行检查），用碳纤维器械，塑料器械进行清洁，并用橡皮杯加磨光糊剂进行磨光,但不能用不锈钢器械和钛头器械,以防损伤种植体表面。

检查软组织情况,看是否有足够的角化附着龈维持种植体周围封闭,如果需增加附着龈的宽度,可行膜龈手术。

(二)种植体周围炎的治疗

种植体周围炎常因骨丧失和黏膜炎症而有进行性的深袋形成,除了有种植体周围黏膜炎的表现外,X线片上有明显的骨丧失,探诊深度大于 5 mm,常有探诊出血和溢脓。如果此时伴有种植体周围组织的增生,应先取下基台和修复体,可全身用抗生素一周,在不做药敏试验的情况下,常用的抗生素为多西环素和甲硝唑。如有条件做药敏试验,则可根据其结果选用适应的抗生素。当软组织的炎症得到控制后,探诊深度能在早期较准确地反映骨丧失的情况。此时,再拍根尖平行投照 X 线片,检查骨丧失情况。

由于过大的咬合力可造成骨的改变而导致种植体颈部骨的丧失。应全面地检查种植修复体,减少咬合干扰。如果有功能异常性的咬合力存在,应当用适当的咬合夹板或夜间导板。

在纠正咬合关系以及软组织炎症得到控制后 1~2 个月,应对患者进行复查,检查组织对治疗的反应和口腔卫生。如果黏膜表现已属正常范围,出血和渗出已消退,骨水平稳定,那么可以让患者每 3 个月复查一次,每 6 个月拍一次 X 线片检查骨水平。如果探诊深度和 X 线片上的骨丧失进一步增加,应当采取手术疗法来阻止或修复丧失的牙槽骨。如果骨丧失很严重且已扩散到根尖三分之一的种植体松动,那么就应当去除种植体,因为此时种植体几乎不可能行使正常的功能。

手术治疗目前提倡用羟基磷灰石(HA)、同种异体的脱矿冻干骨、自体骨加 GTR 技术来治疗种植体周围的骨缺损。其他一些被推荐使用的方法包括:翻瓣术后清创、牙槽骨外形修整、附着龈加宽术。研究表明种植体周围骨组织有较强的再生的能力。

(薛立伟)

第六节　影响种植美学的因素

种植美学主要体现在美学区的缺牙种植修复。客观而言,美学区是指在大笑时可以看见的牙及牙槽嵴部分;主观而言,对患者具有美学重要性的牙及牙槽嵴部分均为美学区。理想的美学种植修复应与患者的口腔及颌面部结构相协调,具体表现为种植体周软组织轮廓、颜色和质地以及修复体形状、色泽和光学特点等,需要与周围的健康牙列相协调。但是,随着缺牙后软硬组织的变化,美学种植修复面临极大的挑战。研究表明,将美学指标纳入种植成功评价标准后种植成功率将会显著降低。影响种植修复美学效果的因素众多,除了患者主观心理因素以外,主要包括种植治疗计划的制订、种植体植入的三维位置方向、软组织塑形、袖口精确印模等因素。深入理解这些因素是保障种植美学修复效果的前提。

一、美学区种植治疗计划的制订

美学区种植治疗计划的制订包括拔牙时机、种植时机、软硬组织处理方案。

(一)拔牙时机的确定

当美学因素占主导地位时,在排除常规的种植禁忌证前提下,应首先判断拔牙时机。当牙周炎患者骨严重吸收且牙周治疗效果不佳时,及时拔除患牙,清除炎性肉芽组织有利于骨量保存(图12-8)。

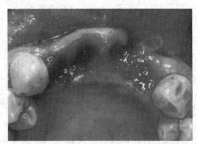

图12-8　牙槽窝内大量的肉芽组织

(二)种植时机的确定

根据种植体植入时机不同,种植手术可分为即刻种植(Ⅰ型,拔牙后同期植入)、早期种植(Ⅱ、Ⅲ型,拔牙后4~16周)及延期种植(Ⅳ型,拔牙后6个月)。植入时机是影响美学效果的重要因素。延期种植会造成软组织的塌陷、骨组织的大量吸收,治疗时间长,治疗美学效果差,一般前牙美学区应避免延期种植。即刻种植有利于软硬组织保存,能够减少失牙时间与总治疗时间,在适应证选择恰当的前提下,能够达到良好的美学效果。但是,即刻种植对病例的筛选与医师的外科技术要求较高,对于临床中大多病例并不适用。因此,早期种植成为能够最大程度缩短治疗时间,同时保存软硬组织的选择。

若患者存在慢性炎症,且唇侧软组织严重缺损,牙槽嵴高度与宽度均严重不足,不满足即刻种植与早期种植适应证,不进行骨组织扩增恢复骨量后再行延期种植,美学效果将不可预期。因此,此时计划拔牙后同期行位点保存术,在保存现有骨量的同时提供软组织修复时间,为后期植骨及种植手术做准备,尽可能保护软硬组织,提高后期治疗的美学效果(图12-9)。

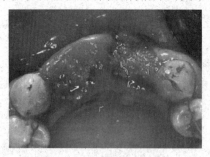

图12-9　牙槽窝位点保存

(三)骨扩增技术的选择

若患者由于侵袭性牙周炎导致种植区牙槽骨高度和宽度严重的不足。针对水平向、垂直向骨缺损,onlay自体块状植骨效果良好(图12-10)。而块状植骨存在一定吸收,此时结合GBR技术,可以在一定程度上弥补骨块吸收量(图12-11)。不同骨扩增技术的适应证不同,骨扩增潜能亦有较大差异,应根据患者与术者情况决定,只有选择了适当的扩增方法,才能达到良好的美学效果。

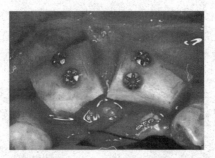

图 12-10　下颌升支取骨

下颌升支取骨,将取下骨块固定于牙槽嵴顶部,同时恢复骨高度与骨宽度

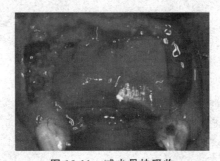

图 12-11　减少骨块吸收

在骨块周围及取骨部位植入骨粉,覆盖胶原膜,扩增唇侧轮廓,减少骨块吸收

(四)软组织处理

1.软组织的减张缝合

软组织需达到无张力缝合,以避免创口裂开移植物暴露感染(图 12-12)。因此,种植科医师的减张缝合技巧将直接影响美学效果。

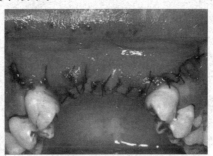

图 12-12　减张缝合

2.软组织扩增

美学区常有软组织扩增需求,而软组织扩增的时机和方式选择非常灵活,但时机与方式均可能影响美学效果。当前牙区出现软组织不足时,常需进行软组织扩增以重建软组织形态,方法包括游离龈移植、游离结缔组织移植(CTG)、深层带蒂结缔组织移植(VIPCT)和腭侧带蒂瓣半厚瓣唇侧卷入技术等。目前使用最广泛的软组织扩增方法仍为 CTG。但由于游离组织缺乏血供,CTG 效果并不稳定。

腭侧带蒂瓣唇侧卷入技术在微创的前提下实现了移植物血管化,是牙周手术应用于种植体周软组织扩增的进一步体现。在暴露种植体覆盖螺丝的同时,该技术能充分利用腭侧深层结缔组织与牙槽嵴顶角化龈,利用唇侧蒂提供血供,切口设计保护龈乳头,腭侧创面小且由腭侧表层角化瓣覆盖从而得到保护。此方法效果优于游离结缔组织移植,但对外科医师的技术要求较高。

二期手术前唇侧软组织塌陷,因此在进行二期手术同期采用腭侧带蒂瓣唇侧卷入技术进行软组织扩增(图 12-13～图 12-16)。

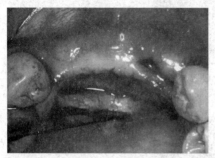

图 12-13　腭侧锐性分离浅层角化结缔组织

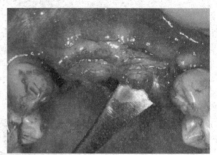

图 12-14　剥离腭侧深层结缔组织

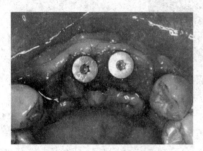

图 12-15　处理带蒂瓣

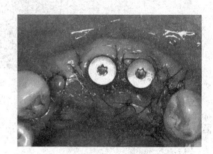

图 12-16　缝合

带蒂瓣分为种植体部分与桥体部分,种植体部分卷入唇侧,桥体部分松弛覆盖于暴露的牙槽嵴顶上

二、种植体植入的三维位置方向

正确的种植体三维植入方向和种植体周充足的骨量是同时保障前牙种植美学与功能恢复的前提条件。术前准确的种植方向设计是实现正确三维植入方向的关键步骤。术前可进行 CBCT 检查后制作种植导板精确定位,也可在诊断模型上制作蜡型后,制作简易导板确定扩孔方向。原则上,在颊舌方向上,种植体颊侧骨板厚度至少为 2 mm;在近远中方向上,与天然牙距离不低于 1.5 mm,种植体之间的距离不低于 3 mm;在冠根向上,种植体上端应位于对侧同名天然牙牙龈水平根方 3 mm。前牙缺失后,若满足即刻种植适应证,可进行即刻种植。此时为保证种植体颊面与颊侧骨壁外轮廓距离不低于 2 mm,种植体颊面与骨壁间应留有一定间隙。违背前牙种植三维植入方向原则可能导致美学并发症。对于牙缺失后已表现为不同程度骨吸收者,植体周围骨量可能不足,因此,在术前应确定骨量是否充足,设计同期或分期骨扩增手术。

三、软组织塑形

为了获得良好的穿龈轮廓和过渡带形态,需要对美学区种植体周围软组织进行引导和成形(图 12-17～图 12-20),可调整临时冠颈部形态以达到模拟邻牙牙龈形态的目的。软组织塑形效果将直接影响最终美学修复。

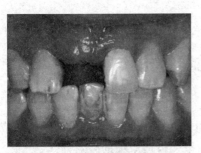

图 12-17 牙龈塑形前(正面观)

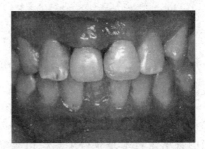

图 12-18 戴入临时冠第 1 天(正面观)

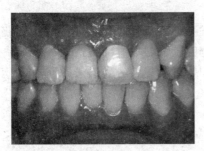

图 12-19 牙龈塑形 3 个月(正面观)

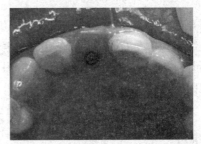

图 12-20 牙龈塑形 3 个月后袖口形态

四、精确复制牙龈形态

在通过临时修复体对软组织进行了扩增塑形后,在取模进行最终的牙冠制作阶段,需要精确地复制出软组织袖口形态。而常规转移柱颈部形态不能满足此要求,需要使用个性化转移柱。使用硅橡胶阴模或者制作具有临时修复体颈缘形态的个性化转移柱均能取得精确的复制效果。对于多颗牙缺失患者,可在临时修复体上磨出凹槽,利用临时修复体取模。

五、避免粘接剂残留

粘接剂残留会导致种植体周红肿、疼痛、探诊出血或有渗出物、探诊深度加深、X 线示种植体周围骨吸收,进而严重影响种植美学修复的长期效果。为减少粘接剂的残留,除了传统使用乙醇棉球和牙线清洁外,针对穿龈较深粘接剂不易去净的牙冠,应采用一些特殊的去粘接剂的方法,比如使用去粘接剂的代型,使用 ePTFE 薄膜减少颈缘粘接剂残留等。去粘接剂的代型操作简便、经济实用。

在前牙美学区,条件允许时一般建议采用螺丝固位方式,降低种植体周围炎的发生,增加美学效果。

六、早发现、早诊断、早治疗

针对美学区种植修复患者,长期随访可早期发现种植义齿问题,及时给予干预以阻断疾病进程,将危害降至最低程度,避免造成不可挽回的损失,达到"早发现、早诊断、早治疗"的目标。有必要反复对患者强调随访的重要性,提高患者主动保护的意识。

(薛立伟)

第七节　常用骨增量技术

充足的骨量是种植义齿获得成功的重要保证,骨缺损的存在限制了种植义齿的临床应用,采用恰当的骨增量技术是获得理想种植修复条件并扩大种植义齿适应证的有效方式。

一、引导骨再生技术

引导骨再生技术(GBR)是根据不同细胞迁移速度各异的特点,利用屏障膜阻挡迁移速度较快的结缔组织和上皮细胞,允许有潜在生长能力、迁移速度较慢的成骨细胞优先进入骨缺损区,实现新骨再生。屏障膜和骨移植材料(图 12-21)的使用是 GBR 的两个关键影响因素,对于维持骨再生的稳定空间发挥着重要作用。

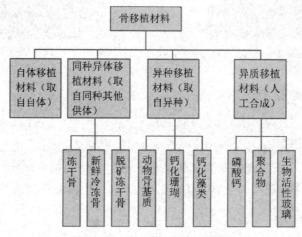

图 12-21　常用骨移植材料类型

(一)适应证

GBR 应用广泛,在全身条件许可前提下,局部适应证主要包括以下几种。

(1)术前增加种植区骨量。

(2)即刻种植时的骨缺损。

(3)种植手术中出现的骨裂开或骨壁穿孔。

(4)种植体周围炎造成的骨吸收。

(5)配合其他骨增量手术。

(二)局部风险因素

(1)未控制的牙周病。

(2)术区急、慢性感染。

(3)未控制的口腔局部病变。

（三）临床操作步骤

1.瓣的设计

植骨材料在黏膜下的无干扰愈合和软组织创口的无张力关闭是 GBR 获得成功的关键所在。骨缺损区局部增量后,牙槽嵴体积增加,通常需在唇/颊侧做骨膜松弛切口以利于创面关闭。

切口和瓣的设计应遵循口腔外科已有原则,其中包括创造一个宽基底的瓣以保证良好血供。含有两个垂直松弛切口的梯形瓣和只有一个松弛切口的角形瓣是常用的设计形式(图 12-22、图 12-23)。

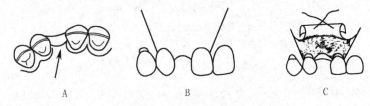

A   B   C

图 12-22　梯形切口设计示意图

A.偏腭侧水平切口;B.垂直松弛切口;C.梯形瓣

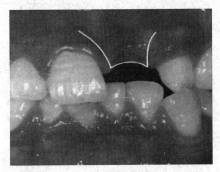

图 12-23　保留龈乳头的梯形瓣设计

2.切口设计

包括缺牙区牙槽嵴顶水平切口和垂直向松弛切口。

(1)牙槽嵴顶切口设计。①上颌:牙槽嵴顶略偏腭侧切口。②下颌:牙槽嵴顶正中切口。

(2)垂直松弛切口设计。①下颌:牙槽嵴顶切口延伸至邻牙龈沟内,转向前庭区做垂直松弛切口。②上颌:上颌前牙区是美学敏感区,是否需要增加垂直松弛切口及切口是否需要包括龈乳头尚存争论。

由于轮廓扩增后软组织创口的无张力关闭至关重要,因此,增加垂直松弛切口常不可避免,此时,可将其设计在尖牙的远中,以免瘢痕线显露或术后通过激光手术予以去除。

保留龈乳头的切口设计,可减少邻面牙槽嵴的吸收,但是瓣太小,垂直线样瘢痕处于美学关键部位。累及龈乳头的瓣基底宽,视野清晰,血供好,但可能引起较多的邻面牙槽嵴吸收。

因此,在遵守 GBR 原则的基础上,切口设计可以是个性化的。

3.植入植骨材料

理想的植骨材料应具备骨传导作用、骨诱导作用和骨生成作用。但迄今尚无任何一种材料能同时满足两种以上的特性,因此有学者建议将不同的材料混合应用,自体骨屑直接覆盖于暴露的种植体表面,然后在其外侧覆盖低替代率的植骨材料(图 12-24)。种植体植入并同期 GBR 时,覆盖于种植体表面的植骨材料厚度应不小于 2 mm。

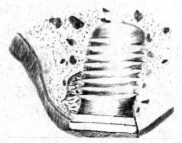

图 12-24　轮廓扩增的三层技术概念
二层骨移植材料(种植体表面为自体骨屑,外层为人工植骨材料)

4.屏障膜的放置与固定

屏障膜的覆盖范围应超过缺损边缘至少 2 mm,其中胶原膜放置时应平整无皱褶(图 12-25)。

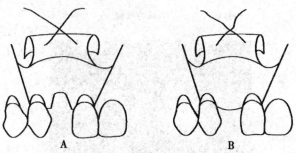

图 12-25　GBR
A.植骨材料覆盖缺损区 B.覆盖屏障膜(双层膜技术)

胶原膜的固定方法:一是将膜边缘嵌入黏骨膜下方,直抵骨壁,靠黏骨膜瓣的挤压固位;二是在膜的中央穿一小孔,用种植体覆盖螺丝固定;三是用膜钉固定于邻近骨壁上。缝合时应避免膜发生移动。

5.创口关闭

(1)创缘无张力对合。通常用 15 号刀片在唇/颊侧瓣内进行减张缝合。

(2)避免太多缝线,缝线之间的最佳距离是 2~3 mm。

(3)牙槽嵴顶切口多用 5-0 缝线间断单线缝合;松弛切口多用 6-0 缝线间断单线缝合(图 12-26)。连续多颗牙的缺牙间隙等预计会显著肿胀的区域,应用 4-0 缝线。

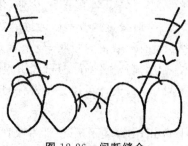

图 12-26　间断缝合

(四)同期 GBR 手术的决策标准

针对不同骨缺损类型,制订恰当的治疗方案。当满足以下条件时,GBR 可与种植体植入同期进行。

(1)符合功能和美学需求的种植体的三维植入位置。

(2)种植体有一定的初期稳定性。

(3)种植体周骨缺损形态为成骨效果好的有利型骨缺损。

骨缺损的分类有多种,VandenBogaerde 将种植体周骨缺损分为闭合性和开放性骨缺损,是临床判断骨缺损严重程度的一种简易方法,缺损区的剩余骨壁数越多,骨愈合能力越强(图 12-27)。

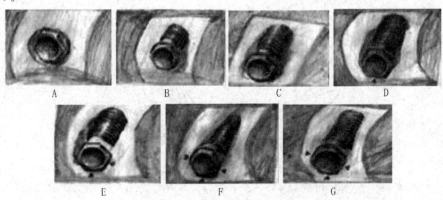

图 12-27　种植体周骨缺损分类
A.闭合性缺损;B.开放性骨缺损,种植体在骨面上方;C.开放性骨缺损,种植体在骨面下方;D.开放性骨缺损,种植体与一壁骨接触;E.开放性骨缺损,种植体与二壁骨接触;F.开放性骨缺损,种植体与三壁骨接触,位于牙槽嵴内;G.开放性骨缺损,种植体与三壁骨接触,位于牙槽嵴外

(五)并发症及处理

GBR 的并发症主要发生在使用不可吸收膜时,其分类如下。

1.膜的暴露和感染

(1)Ⅰ类:不足 3 mm 的膜暴露,无脓性渗出。

处理:使用 0.2％氯己定液局部抗炎,暴露的膜可暂不做处理,但需每周随访,3～4 周后,将膜取出。

(2)Ⅱ类:大于 3 mm 的膜暴露,无脓性渗出。

处理:必须立即将膜取出,关闭软组织创面,并局部应用阿莫西林或头孢类抗生素。

(3)Ⅲ类:膜暴露伴脓性渗出。

处理:立即取出膜,局部清创去除感染组织,全身应用抗生素。

(4)Ⅳ类:脓肿形成,但膜未暴露。

处理:立即切开,并将膜取出,彻底清创去除感染组织,局部抗生素冲洗并配合全身用药。

2.与骨膜松弛切口相关的损伤

如眶下神经或颏孔损伤、舌下血肿等。这些损伤一旦发生,后果严重。应熟悉相关解剖结构,细心操作以充分规避。

二、上颌窦底提升术

(一)概述

上颌窦底提升术是针对上颌窦腔气化增大导致的骨高度不足所采取的骨增量技术,通过将上颌窦黏膜从窦底骨壁剥离并抬升后,创造新骨再生空间以获得所需骨量。

健康的上颌窦黏膜较薄,0.3～0.8 mm,易与上颌窦内壁剥离。当长期吸烟或患有慢性上颌窦炎时,窦黏膜性状发生改变,变薄或增厚、质地变脆、与下方骨壁粘连,增加了黏膜穿孔风险。约31.7%的上颌窦内存在骨性分隔,增加了手术操作难度和黏膜撕裂风险。

上颌窦的动脉血供来自上颌动脉(MA)发出的若干分支,其中上牙槽后动脉(PSAA)和眶下动脉(IOA)是血供的主要来源(图12-28)。当牙槽嵴严重吸收时,血管分支距离牙槽嵴顶的距离变小(表12-1),术中注意避免对其造成损伤。

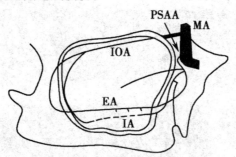

图12-28　上颌窦区血供(侧面观)

MA.上颌动脉;PSAA.上牙槽后动脉;IOA.眶下动脉;EA.骨外血管吻合支;IA.骨内血管吻合支

表12-1　血管距牙槽嵴顶距离与剩余牙槽骨高度之间的关系

项目	A+B	C	D	E
牙槽嵴至血管距离(mm)				
平均值	21.5	16	11.08	9.6
数值范围	17～27	15～18	8～15	7～12
剩余牙槽骨高度(mm)				
平均值	12.56	8.4	8	2.1
数值范围	9～20	5～10	3～7	1～4

注:A～E代表LEKHOLM和ZARB牙槽嵴分类。A.大部分牙槽嵴尚存;B.发生中等程度的牙槽嵴吸收;C.发生明显的牙槽嵴吸收,仅基底骨尚存;D.基底骨已开始吸收;E.基底骨已发生重度吸收。

临床中常采用的术式为侧壁开窗上颌窦底提升术和经牙槽嵴顶上颌窦底提升术。

(二)适应证

1.局部适应证

垂直骨高度不足(通常指小于10 mm)或颌间距离过小。

2.局部风险因素

(1)上颌窦内感染(积脓症)。

(2)慢性上颌窦炎。

(3)牙源性感染。

(4)炎症或其他病理性损伤。

(5)严重的过敏性鼻炎。

(三)侧壁开窗上颌窦底提升术临床操作步骤

操作步骤如下(图12-29)。

1.切口和瓣设计

切口设计时需考虑:翻瓣后能充分暴露术区,视野清晰;方便颊侧骨壁开窗操作;减小对局部血供的影响。

常用切口:牙槽嵴顶偏腭侧做水平切口,距骨窗边缘至少一颗牙处做垂直松弛切口,可设计为角形(图 12-29A)或梯形瓣。当垂直松弛切口位于尖牙区时,要注意不能超过前庭沟,以免损伤眶下神经分支。

2.骨窗设计

(1)骨窗形态和范围:骨窗形态可分为边缘圆滑的矩形或椭圆形(图 12-29B)。以往开窗范围均较大,通常设计为:下缘在窦底上方 2～5 mm,近中缘距上颌窦前壁约 3 mm,上缘距下缘 8～10 mm,长度约 15 mm。优点在于可使术者清楚观察到窦腔内情况,易于剥离黏膜和放置植骨材料;缺点是手术创伤大、术后反应重。在熟练操作的基础上应尽量减小开窗范围,减少损伤,缩短骨窗愈合时间。

(2)开窗骨块的处理:开窗骨块可有两种处理方式。一种是形成一个上部铰链状的骨瓣(图 12-29C),将其翻入窦腔作为新的上颌窦底。优点在于同期植入植体时,翻入窦腔的皮质骨块可成为通向上颌窦腔的屏障,防止骨屑或植骨材料进入窦腔;缺点是翻入骨瓣时,锐利的骨边缘可能会损伤窦黏膜。另一种是将开窗骨块完全取下,黏膜提升后复位或粉碎后与植骨材料混合,置入提升空间内。优点是安全、易操作。

3.窦底黏膜的提升

将窦黏膜从窦壁小心剥离并松解后,向上、向内推起,术中可通过鼻通气试验检查黏膜的完整性(图 12-29D)。当黏膜与窦壁完全分离后,可看到其随呼吸节律而上下运动。窦内置入植骨材料,并根据剩余牙槽骨的条件决定是否同期植入种植体(图 12-29E)。

4.关闭骨窗

可将开窗的游离骨块复位后覆盖屏障膜或直接行 GBR 以关闭骨窗(图 12-29F)。

5.创面关闭

单线间断缝合(图 12-29G)。

(四)经牙槽嵴顶上颌窦底提升术临床操作步骤

该术式的手术路径是从牙槽嵴顶进入,使上颌窦底产生微小骨折或缺损后,向上推起窦黏膜,使之与窦底骨壁分离后,置入植骨材料,或直接植入种植体。

1.切口设计

通常无需翻瓣,常用切口为牙槽嵴顶正中或偏腭侧水平切口。

2.窦底黏膜的提升

(1)Summers 骨凿冲顶技术:采用 Summers 骨凿,敲击上颌窦底骨壁致其骨折,利用骨折骨块将窦底黏膜顶起,直至达到提升高度(图 12-30)。

缺点:冲顶过程中产生的振荡会给患者带来不适,操作不当易导致窦黏膜穿孔。

(2)超声骨刀技术:根据超声骨刀可有效切割硬组织,但不损伤软组织的特性,利用其钻透骨壁时产生的振荡及水流的冲击力,使窦黏膜与窦底骨壁分离(图 12-31)。

优点:减轻患者术中不适感;手术安全性和可靠性高;初学者易于掌握。

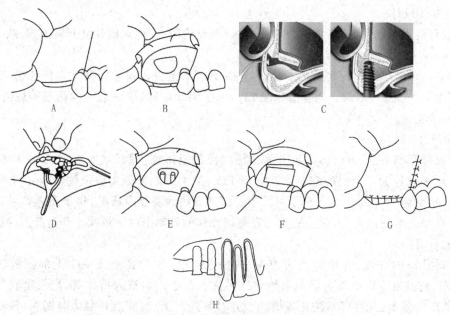

图 12-29 侧壁开窗上颌窦底提升术临床步骤

A.角形切口；B.侧壁开窗；C.铰链状骨瓣，提升黏膜；D.鼻通气试验；E.填入植骨
材料，同期植入种植体；F.胶原膜覆盖骨窗；G.间断缝合；H.术后放射线影像表现

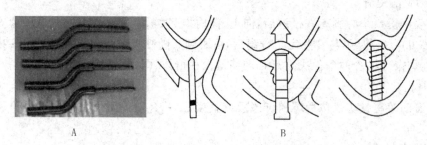

图 12-30 Summers 骨凿及上颌窦底冲顶

A.Summers 骨凿；B.上颌窦底冲顶示意图

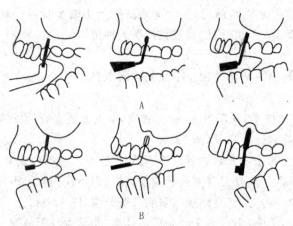

图 12-31 超声骨刀经牙槽嵴顶上颌窦底提升术

A.种植窝制备，超声骨刀逐步钻透上颌窦底壁止于其下方约 2 mm；B.提升窦底黏膜，同期植入种植体

（五）并发症及处理

常见并发症分为术中并发症和术后并发症。

1.术中并发症

（1）出血：可采用加压止血或等待自然凝血。

（2）黏膜穿孔：直径小于 3 mm 时，无需处理，小心剥离穿孔周围的黏膜使其折叠即可关闭穿孔；直径在 5～10 mm 时，须将穿孔周围的黏膜剥离起来以防止裂口继续扩大，然后用屏障膜覆盖穿孔处以免植骨材料进入窦腔；直径大于 10 mm 时，穿孔则难以修复，通常需要终止手术。

（3）污染：注意术中无菌操作，去除口腔内病灶。

2.术后即刻并发症

主要表现为出血。口腔出血最有效的处理方法是压迫止血，鼻腔出血施以冷凝加压。

3.术后远期并发症

包括：①窦内未成骨；②种植失败；③上颌窦炎；④口腔-上颌窦瘘。此时，需取出种植体，清除病灶后择期修复。

三、上置式植骨术(onlay 植骨术)

上置式植骨术(onlay 植骨术)是将从自体获取的游离骨块固定于骨缺损区，使之与原有牙槽骨愈合以增加骨宽度或高度的骨增量方法，其骨改建和新骨形成是一个包含骨生成、骨诱导及骨传导的复杂过程。移植骨块的来源和受植区不同，骨块吸收率也不相同，由于骨吸收常无法避免，因此适当过量植骨是必要的。

（一）适应证

1.局部适应证

对于严重的颌骨吸收和大面积骨缺损，onlay 植骨是首选方案。通常当剩余骨高度小于 5 mm，水平骨宽度小于 4 mm 时，可考虑 onlay 植骨。

2.局部风险因素

（1）尚未控制的牙周病患者或口腔卫生极差者。

（2）颌骨病理性改变，如术区颌骨囊肿、异物或感染性病灶。

（3）病理性黏膜病变，如白斑、红斑、扁平苔藓等。

（二）临床操作步骤

1.切口和瓣设计

切口设计既要保证受植床的完全显露，又要防止植骨后软组织裂开。常用切口与 GBR 相似，垂直松弛切口需至少远离植骨区 5 mm。

2.受植床的制备

修整受植床骨表面，并在骨皮质上钻孔，增加可游离出的成骨细胞数，加速骨愈合。

3.游离骨块的获取

供骨区的选择取决于骨缺损的外形和范围。缺损范围小，可选口内供骨区，如颏部、下颌升支、下颌骨外斜线等（图 12-32）。缺损范围大，则需选择口外供区，如髂骨、腓骨等。

4.移植骨块的贴合和固定

修整游离骨块，使之与受植骨床适合并贴合。用钛钉或直接用种植体将骨块固定于受植区。在受植区与移植骨块的间隙内填塞植骨材料，表面覆盖屏障膜。

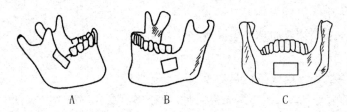

图 12-32 常用的口内供骨区

A.下颌升支;B.下颌骨外斜线;C.颏部

5.软组织的处理

onlay 植骨成功与否,软组织的处理至关重要。常用方法如下。

(1)充分松弛黏骨膜瓣后减张缝合。

(2)利用转瓣技术或结缔组织移植。

(3)应用异体组织补片。

(三)并发症及处理

并发症分别来自供骨区和受植区。

1.供骨区并发症主要是对邻近组织产生的影响

如术后疼痛、局部血肿、敏感度变化、感染、取骨区局部骨折等。口内供骨区中,颏部取骨的并发症发生率最高。

处理:供区并发症应以预防为主,术前给予布洛芬等止痛剂有助于缓解术后疼痛和肿胀。

2.受植区并发症及处理

(1)移植骨块污染:浸泡在碘伏中或重新取骨。

(2)伤口裂开:磨除骨块暴露部分,去除死骨,局部及全身使用抗生素抗感染,并重新关闭创面。

(3)骨块吸收:改用较短、较细的种植体或重新植骨。

四、牵张成骨术

牵张成骨(DO)是通过对骨切开后仍保留骨膜和软组织附着及血供的骨段,施加特定的牵张力,促使牵张间隙内新骨形成,以增加垂直或水平骨量的方法。其生物学基础为 Ilizarov 提出的张力-拉力法则,即对生物活体组织逐渐施加牵张力时产生的刺激可促使一些组织结构再生与生长,不仅可以发生在骨组织,皮肤、筋膜、肌肉、血管、周围神经等也均相应得以延长。骨折断端的距离,移动骨块的坚固固定及良好的血供是保证其成骨效果的重要因素。

(一)适应证

(1)垂直骨缺损在 10 mm 及以上者。

(2)牙槽嵴节段性缺损,尤其位于美学区时。

(3)狭窄牙槽嵴需行水平牙槽嵴牵张。

(4)骨性粘连牙或种植体的垂直向位置改变,无法通过正畸解决时。

(二)临床操作要点

1.切口设计

切口位置要考虑避免影响软组织扩张并保护血供。颊侧黏骨膜要充分剥离,避免损伤舌侧骨膜。常用切口为前庭切口。

2.骨切开及牵张器的安放

在预计牵引的部位行骨切开术或骨皮质切开术,并安放牵张器。前者有利于暴露术野和关闭创口;后者有利于保证移动骨块牙槽嵴顶的血供。

3.间歇期

从骨切开术后到开始施加牵张力的 5～7 天内为间歇期,目的是使切骨间隙内形成初期的骨痂组织。

4.牵张期

从牵张开始到结束,需持续 1～2 周。影响新骨形成的主要因素是牵张的速度和频率。目前临床上最常用的牵张速度为 0.8～1.0 mm/d,分 1～2 次进行。

5.固定期

上颌 4～6 个月,下颌 3～4 个月,目的是防止新生骨组织发生塌陷,保障牵张效果。种植时机常选择在牵张结束后 8～12 周(图 12-33)。

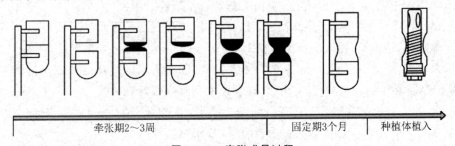

| 牵张期2～3周 | 固定期3个月 | 种植体植入 |

图 12-33 牵张成骨过程

(三)并发症及处理

1.术中并发症

牵张器安放困难;骨切开时损伤舌侧软组织;移动骨段或基骨骨折、牵张器干扰咬合等。此类并发症应以预防为主,完善的术前设计至关重要。

2.牵张过程中的并发症

常见过程中并发症:①牵张方向不正确,主要表现为向舌侧偏移;②移动骨段吸收;③创口裂开或黏膜穿孔;④牵张器折裂等。

处理:加强抗感染措施并放慢牵张速度。

3.牵张后并发症

常见牵张后并发症:①术区感染;②成骨效果欠佳。

处理:术后使用抗生素抗感染;保持良好的口腔卫生;成骨不佳时,可通过其他骨增量方法弥补纠正。

牵张成骨术的并发症相对较多,但如果做到术前设计周密,术中谨慎操作,术后护理得当,通常可有效规避并发症的产生。

(薛立伟)

参 考 文 献

［1］廖志清,蔡树玉,钟婉金.实用临床口腔诊疗技术[M].长春:吉林科学技术出版社,2020.

［2］赵文华,梁晓棠,曲千里,等.口腔科疾病诊疗与护理[M].成都:四川科学技术出版社,2021.

［3］肖水清,郭泾.口腔正畸学[M].北京:中国医药科技出版社,2019.

［4］张文,张娜,吕荟.口腔常见病诊疗[M].北京:科学出版社,2020.

［5］阴绪超,李春燕,吕海秀.临床口腔诊疗技术[M].长春:吉林科学技术出版社,2021.

［6］唐红萍,朱兰省,崔永新.现代口腔诊疗学[M].汕头:汕头大学出版社,2019.

［7］刘琦.实用口腔临床诊疗精要[M].北京:科学技术文献出版社,2020.

［8］王培军,吕智勇.口腔疾病诊疗与康复[M].北京:科学出版社,2021.

［9］商思霞.现代口腔科学精编[M].天津:天津科学技术出版社,2019.

［10］李燕.口腔内科疾病临床诊疗[M].长春:吉林科学技术出版社,2020.

［11］姜松磊.实用口腔疾病诊疗[M].北京:科学技术文献出版社,2021.

［12］刘大力.牙周病的诊疗思路与临床操作[M].上海:上海交通大学出版社,2020.

［13］闫伟军,朴松林,刘鑫.临床口腔疾病诊疗指南[M].厦门:厦门大学出版社,2021.

［14］李梅.现代口腔病诊疗进展[M].哈尔滨:黑龙江科学技术出版社,2020.

［15］杜阳.口腔多学科临床思维与实践[M].沈阳:辽宁科学技术出版社,2021.

［16］黄元清,黎祺.口腔颌面外科学[M].武汉:华中科技大学出版社,2021.

［17］武媛.新编口腔医学诊疗精要[M].南昌:江西科学技术出版社,2020.

［18］卢嘉静.口腔正畸工艺技术[M].沈阳:辽宁科学技术出版社,2022.

［19］熊均平.口腔内科学[M].北京:中国医药科技出版社,2019.

［20］刘苗.口腔疾病临床诊疗与修复[M].长沙:湖南科学技术出版社,2020.

［21］付爽,白轶昕,薛心,等.现代口腔医学基础与实践[M].北京:中国纺织出版社,2022.

［22］戴辛鹏.口腔专科诊疗技术与临床[M].北京:中国纺织出版社,2022.

［23］杨东东.临床口腔科疾病诊疗[M].上海:上海交通大学出版社,2020.

［24］谢思静,孙卫斌.口腔临床基本技术模拟训练[M].南京:东南大学出版社,2022.

［25］姜蕾.口腔科疾病诊治[M].长春:吉林科学技术出版社,2019.

［26］孙杰.口腔内科常见疾病的诊疗及预防[M].哈尔滨:黑龙江科学技术出版社,2020.

［27］管红雨,孙昌娟,梁露露.现代口腔疾病诊疗[M].广州:世界图书出版广东有限公司,2022.

［28］秦昌娟.口腔临床实用技术[M].北京:中国纺织出版社,2019.

［29］侯玉一.现代实用临床口腔疾病诊疗经验［M］.长沙：湖南科学技术出版社，2020.

［30］俞少杰，靳奉芹，吴晓雪.口腔科学基础理论与应用［M］.北京/西安：世界图书出版公司，2022.

［31］刘丽军.现代口腔疾病治疗精要［M］.长春：吉林科学技术出版社，2019.

［32］石静.口腔疾病的诊断与治疗［M］.昆明：云南科技出版社，2020.

［33］应彬彬，韦宁，俞梦飞.口腔保健与常见疾病防治［M］.杭州：浙江大学出版社，2022.

［34］陈彬，冯晔，韦明霞，等.现代口腔科诊疗精要［M］.哈尔滨：黑龙江科学技术出版社，2019.

［35］王玮.现代实用口腔医学［M］.昆明：云南科技出版社，2020.

［36］徐欣，周学东.龋病病因学研究与临床诊疗新进展［J］.中华口腔医学杂志，2021，56(1)：3-9.

［37］陈智，陈瑞甜.龋病再认识［J］.口腔医学研究，2020，36(1)：1-6.

［38］陈斌，李丽丽，张倩，等.侵袭性牙周炎、慢性牙周炎与牙周健康者龈下菌群的差异研究［J］.中华口腔医学杂志，2020，55(7)：466-474.

［39］冯向辉，路瑞芳，张立，等.机械治疗同期口服抗生素对侵袭性牙周炎龈下菌斑和唾液中牙周致病菌的影响［J］.中华口腔医学杂志，2020，55(7)：475-481.

［40］王囧珂，陈谦明.口腔黏膜病的临床辨析策略［J］.中华口腔医学杂志，2022，57(2)：206-212.